필라테스
& 골프

Original Spanish title: PILATES & GOLF
Text: Manuel Pedregal Canga
Illustrator: Miguel Díaz, Susana Rodríguez
Photographies: Marisa Campa, Luis Villa, Ana Olalde
© Copyright 2018 Editorial Paidotribo World Rights
Published by Editorial Paidotribo, Spain
© Copyright 2021 of this edition: DH MEDIA Co., Ltd.
This Korean translation edition arranged through THE AGENCY SOSA

Except for use in a review, the reproduction or utilization of this work in any form
or by any electronic, mechanical, or other means, now known or hereafter invented,
including xerography, photocopying, and recording, and in any information storage
and retrieval system, is forbidden without the written permission of the publisher.

이 책의 한국어판 저작권은 THE AGENCY SOSA를 통한 스페인 PAIDOTRIBO사와의 독점계약으로 DH미디어가 소유합니다.
저작권법에 의하여 대한민국 내에서 보호받는 저작물이므로 DH미디어의 사전 서면 허가 없이
이 도서의 일부라도 전자, 기계, 복사, 촬영, 기록 또는 다른 방법으로 복사하거나 전송할 수 없습니다.

필라테스 & 골프

Manuel Pedregal 저
김재환 · 강량호 · 박지윤 · 원희영 · 임서희 · 장영진 · 허지은 공역
윤재량 감수

초판 1쇄 발행 / 2021년 6월 25일

발 행 인 / 양원석
발 행 처 / DH미디어
등록번호 / 288-58-00294
전   화 / 02-2267-9731
팩   스 / 02-2271-1469
디 자 인 / 최연정
의상협찬 / 오즈이즈(OZ.EZ)
장소협조 / AIO필라테스, 오크밸리 컨트리클럽

ISBN 979-11-90021-13-5
정가 30,000원

※ DH미디어는 대한미디어의 취미, 실용, 스포츠 전문 브랜드입니다.
※ 잘못 만들어진 책은 구입처 및 DH미디어 본사에서 교환해 드립니다.

필라테스 원리에 기초한 골프 훈련의 결정체

필라테스 & 골프

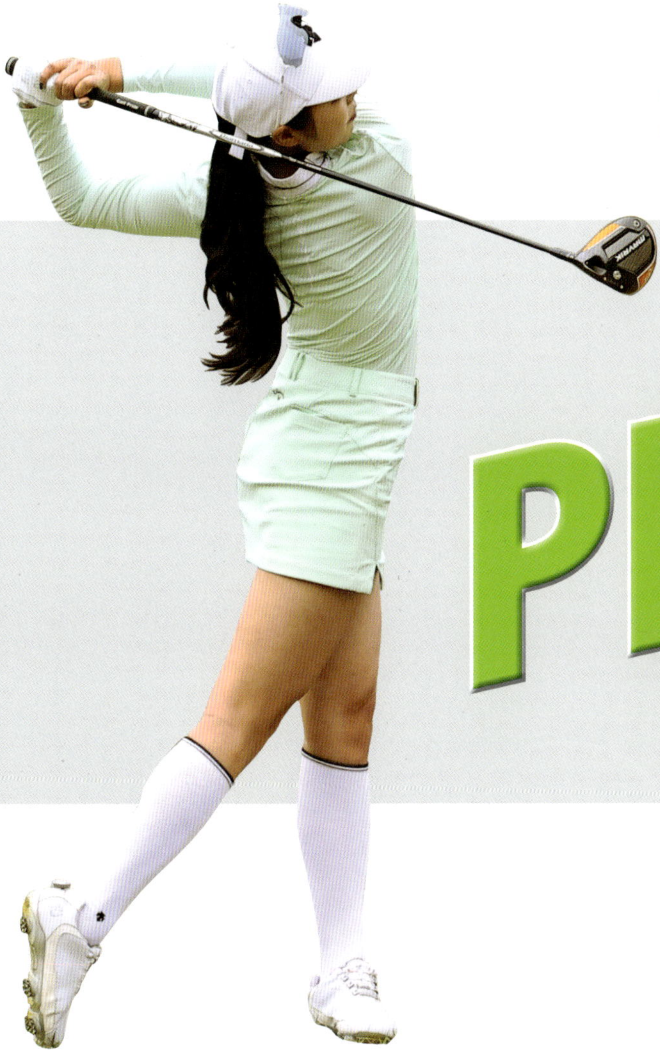

PILATES & GOLF

Manuel Pedregal Canga 저

김재환 · 강량호 · 박지윤 · 원희영 · 임서희 · 장영진 · 허지은 공역

윤재량 감수

DH미디어 Paidotribo

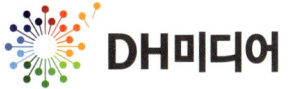

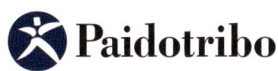

Contents

역자 서문 **6**
머리말 **7**
책 사용법 **10**
근육 해부도 **12**

1부 움직임에 대한 관찰

스윙 동작의 구성 **16**
    스탠드 **16**
    백스윙 **16**
    다운스윙 **17**
    팔로 스루 **18**
움직임에 관한 몇 가지 세부 사항 **19**
움직임 분석 **20**
척추의 여러 가지 움직임 **21**
척추 **23**
준비운동의 목적 **27**
준비운동의 필수 요소 **28**
골프 연습에 적용 가능한 필라테스 원리 **31**
견갑대의 구성 **34**
움직임에 관한 몇 가지 세부 사항 **35**
하지의 정렬과 지지 **36**
필라테스를 통해 스윙 동작 개선이 가능한가? **38**
움직임을 구성하는 데 최상의 시퀀스가 존재하는가? **40**
골반의 중요성 **42**

2부 골프와 아나토미

근육과 움직임 **48**
근육 사슬 **59**
복횡근의 중요성 **64**
다열근 **67**
골프에서 복횡근과 골반 기저근을 잘 활용한다면? **69**
보상 작용의 원리 **71**
운동면 **77**

3부 기초 프로그램

신체훈련의 일반적인 프로그램 **86**
    헌드레드 **87**
    롤업 **89**
    한쪽 다리로 원 그리기 **91**
    공처럼 구르기 **93**
    한쪽 다리 스트레칭 **95**
    양쪽 다리 스트레칭 **96**
    햄스트링 당기기 **97**
    다리 모아 균형 잡기 **99**
    크리스크로스 **100**
    척추 스트레칭 **101**
    상부 척추 들어 올리기 **102**
    골반 신전 **103**
    옆으로 누워 들어 올리기 **104**
    옆으로 누워 차기 **105**
    옆으로 구부리기 **106**
    푸시업 I **107**
    푸시업 II **108**
척추의 가동성 향상을 위한 동작 **109**
    척추의 신전과 굴곡 **110**
    흉곽의 측면 이동 **111**
    측면 굴곡 **112**
    척추 비틀기 **113**
기초 훈련 프로그램 **114**

4부 중급 레벨

특수 프로그램 **118**
    밴드를 이용하여 등 말기 **120**
    회전하며 등 말기 I **121**
    공을 이용하여 등 말기 **122**
    회전하며 등 말기 II **123**
    회전하며 등 말기 III **124**
    햄스트링 스트레칭 **125**
    해먹 자세를 위한 준비 I **126**

해먹 자세를 위한 준비 II 127
해먹 자세 128
소우 130
티저 동작을 위한 준비 131
티저 132
클라임 어 트리 회전 133
스위밍 동작을 위한 준비 134
밴드를 이용한 스위밍 동작 준비 135
스위밍 136
물개 자세 137
골반 들어 올리기 138
측면 들어 올리기 I 139
측면 들어 올리기 II 140
밴드를 이용한 측면 들어 올리기 I 141
밴드를 이용한 측면 들어 올리기 II 142
척추 비틀기 143
푸시업 준비 144
푸시업 145
옆으로 기울이기 I 146
옆으로 기울이기 II 147
옆으로 기울이기 III 148
앉아서 비틀기 준비 150
앉아서 비틀기 152
골반 사선 비틀기 156
휴식 자세 158
밴드를 이용한 외회전 159
촛대 자세에서 어깨 회전 161
밴드를 이용한 회전 I 163
밴드를 이용한 회전 II 165
손목과 전완의 강화 및 유연성 향상 166
척추 만곡 유지하기 I 169
척추 만곡 유지하기 II 171
밴드를 이용한 척추 만곡 유지하기 172
밴드를 이용한 한 다리 서서 회전하기 173
바늘 꿰기 175
엉덩이 굴곡근 스트레칭 176
엉덩이 굴곡근 신장 177
무릎 들고 엉덩이 굴곡근 신장 178

근육 사슬 스트레칭 179
흉근 스트레칭 180
폼롤러 위에서 균형 잡기 181
폼롤러 위에서 측면 굴곡하기 182
폼롤러 위에서 균형 잡고 회전하기 184
균형 잡은 상태에서 스윙 185
수건을 이용한 스윙 186
전체 동작 시퀀스 188

5부 시니어 골프

노인을 위한 골프 196
골프 수행에서의 어깨 통증 201
요추 통증 203
내측 상과염(골프엘보) 206
시니어 세대를 위한 골프 훈련 프로그램 208

6부 주니어 골프

아동을 위한 골프 212

결론 214
역자소개 215

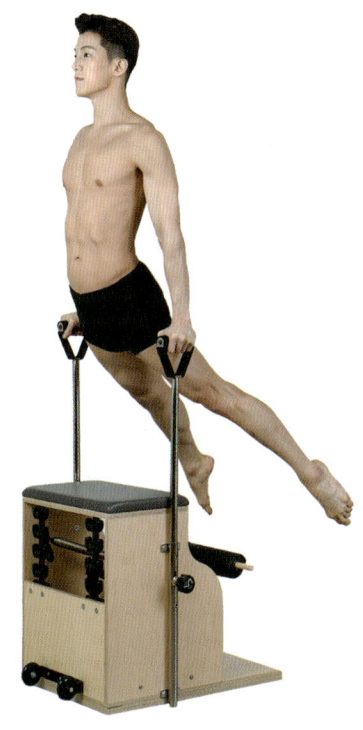

prologue 역자 서문

세상 만물이 초록을 뽐내는 계절입니다.
이런 날은 골프 라운딩에 최적이죠.

여러분은 골프를 치기 전에 어떤 준비를 하시나요?
단지 스윙 몇 번으로 워밍업을 대신하고 있지는 않으신가요?

"골프를 잘하기 위해서는 골프를 열심히 해야 한다"라는 말은 맞는 말이기도 하지만 완전히 맞는 말도 아닙니다. 왜냐하면 골프를 잘 치고 싶어도 내 몸 상태가 따르지 않으면 아무리 실전 골프를 연습해도 실력이 나아지는 걸 바라기는 어렵기 때문입니다. 철봉에 무턱대고 매달린다고 해서 풀업 개수가 늘어나는 것이 아니듯, 골프도 부수적인 훈련을 통해 전체적인 파워 및 유연성을 길러주는 것이 좋습니다.

골프는 스윙이 필수적인 스포츠입니다. 스윙을 수행하기 위한 보조적인 훈련이 꼭 필요한 것이죠. 특히나 근력이 부족한 골퍼분들이라면 이러한 훈련이 반드시 요구됩니다. 골프를 잘 치려면 기본적으로 허리와 팔, 다리의 기본적인 근력이 좋아야 하고, 단단한 보조 근육들이 필요합니다. 또 코어가 튼튼해야 하며, 유연한 신체를 만들어 가동범위를 늘려야 합니다. 또한 골프는 섬세한 운동이기 때문에 섬세함을 갖춰야 실력이 향상됩니다. 그러다 보니 부가적인 관리를 같이하는 것은 아무리 강조해도 지나치지 않습니다.

타이거 우즈나 아니타 소렌스탐 등 세계적인 골퍼들이 필드 전후 운동으로 필라테스를 하고 있다고 하죠. 이처럼 세계 톱 골프 플레이어들도 필라테스를 효과적인 트레이닝 운동으로 여기고 있답니다.

"골프를 잘 치려면 필라테스를 하라!"
이 말이 괜히 생겨난 말은 아닌 것 같네요.^^

이 매뉴얼은 골프 초보자부터 선수에 이르기까지 더 나은 실력을 원하는 누구에게나 필수적인 운동 매뉴얼입니다. 이 매뉴얼은 과학적인 연구 결과에 근거한 다양한 운동법 및 스트레칭으로 알차게 꾸며져 있습니다. 모든 운동은 사진으로 보기 좋게 수록되어 있으며, 신체 각 근육의 움직임에 대해 자세히 알 수 있도록 했습니다. 이 책에 소비하는 시간은 절대 아깝지 않은 내 몸에 대한 투자라고 확신합니다.

티샷 전에, 그리고 평소 이 매뉴얼이 제시하는 플랜을 따라 한다면 여러분의 골프 목표에 한 걸음 다가갈 수 있을 것입니다. 또한 유연한 몸을 통해 멋진 피니시 자세를 만들고 정확한 스윙 궤도를 가능하게 할 것입니다. 끝으로 여러분이 원하는 목표에 한 걸음 다가서기를 기대합니다.

역자 일동

introduction 머리말

최근 나는 필라테스의 원리에 대해 많은 호기심을 갖게 되었는데, 필라테스는 오늘날 다양한 분야에서 적용되고 있다. 필라테스의 원리는 명료하고 명확하며 그 자체로도 잠재적으로 완전하다고 할 수 있는데, 재활 및 운동 효율성에 대한 효과뿐만 아니라 뼈와 근육의 불편함들을 최소화하기 위한 치료로서의 효과까지 필라테스의 원리에 기초한 연구들이 다수 진행되어왔다.

지금까지 내 골프 수업에 참여하고 있는 학생들이 이러한 연구를 진행해주기를 바랐고, 그러한 요구가 점점 더 많아지면서 마침내 연구에 착수하게 되었다.
골프는 스윙 메커니즘뿐 아니라 신체 부상을 예방하기 위한 수단으로 필라테스 원리가 적용된 스포츠 종목 중 하나다. 골프와 필라테스 운동 훈련법에 대해 광범위하게 설명한 책은 여럿 있지만, 특수하게 골프에만 초점을 둔 연구들은 기본적으로 필라테스 원리가 널리 발전하고 성장하여 정착한 나라에서 주로 진행되었음을 알 수 있다.

개인적으로 필라테스는 골프를 치는 사람에게 훌륭한 보조 훈련이 될 수 있다고 생각한다. 무엇보다 움직임 구성 측면에서 골프와 목적이 유사하기 때문이다. 매끄러운 움직임과 제어, 동작의 정확성과 호흡은 골프의 기초 원리이며, 실전에서 스윙은 특별한 중요성을 가질 수 있다. 골프를 치는 사람에게 신체를 최적화하기 위해 특별히 제안하고 싶은 것은 운동 수행의 효율성을 높임과 동시에 체력과 건강을 증진하는 데 중점을 둔 프로그램을 설계하라는 것이다. 경기에 임할 때는 정확도가 높아질수록 더욱 즐거울 것이다. 마찬가지로, 훈련에 임할 때도 정확도가 높아질수록 트레이닝이 더욱 즐거워질 것이다. 움직임의 정확도는 높은 수준의 신체적 제어를 의미하고, 정확도와 신체 제어는 효과적인 골프 수행과 필라테스의 공통된 요소들이다.

필라테스의 다양한 동작을 하고 나면, 동작의 정확도를 훨씬 더 자유롭게 제어할 수 있을 것이다. 이 책에 나오는 모든 연습을 통해 스윙이 눈에 띄게 강해질 것이고, 각 관절을 견고하게 잡아줌과 동시에 신체가 더 넓은 가동범위를 탐색할 방법들을 다루게 될 것이다.
스윙 동작을 구성하는 다양한 구간 사이에서 힘을 정확하고 균형 있게 전달하여 스윙의 한 단계에서 다음 단계로 동작이 물 흐르듯 이어지게 하는 것이 우리의 목표이고, 이러한 방법으로 척추의 특정한 자세를 무너뜨리지 않고서도 효율적으로 움직이게 될 것이다.

결국 필라테스 원리는 신체 움직임에 요구되는 정교한 정렬에 관한 것이며, 힘을 분산하는 방법에 관한 것이다. 우리 몸의 골격을 구성하면서 각 움직임에 직간접적으로 개입하는 다양한 요소를 힘의 분산을 통해 가능한 한 균형 잡힌 방식으로 영향을 주거나 지지해줄 것이다.

introduction

따라서 우리는 신체 움직임에서 각 관절의 가동범위를 유지해주는 자동 반사 작용에 중점을 두고 살펴봄으로써 관성과 힘을 상호 동등한 방식으로 다루면서 균형과 정렬이 조화를 이루게 할 것이다. 스포츠 종목, 좀 더 정확히 말하면 각 스포츠의 특징에 맞춰 우리 몸을 적응시킬 필요성에 주의를 기울이면, 불편감과 부상을 피하고 기술 향상의 한계를 극복하는 데 결정적인 요소가 되어줄 것이다.

엄연히 스포츠적 맥락에서나 그 밖의 상황에서 우리가 누리는 건강함의 수준이 높을수록 스포츠 현장에서도 컨디션과 결과가 더 만족스러울 것은 분명하다. 이렇듯 우리의 첫 번째 목표는 적용되는 훈련 프로그램이 가능한 한 건강과 스포츠 효율성이 높은 비율로 상호 충족되는 관계여야 한다는 것이다. 이 책에서 중점을 두는 두 번째 목표는 자세 개선인데, 잘 설계된 프로그램이라면 스포츠 현장에서 운동 수행의 효율성을 조화롭게 향상시켜줄 것이다.

이 두 가지 목표를 간단하게 요약하면, 우리 몸이 필요로 하는 요소들을 더 깊이 있게 들여다본다고 할 때, 기능적인 면에서든 스포츠적인 면에서든 실제 상황에서 다방면으로 드러나는 차이에 대해 독자의 호기심을 불러일으키는 데 성공한다면 그것만으로도 충분하다.

필라테스 원리에 기초한 이 훈련 프로그램의 진정한 소명은 여타 다른 프로그램이 도달하지 못한 범위까지 결과물을 도출해내는 것이다. 이러한 사명감은 자세를 관장하는 지휘자로서 우리 몸과 스윙 동작에서 나타나는 고유의 생체역학적 요소 사이에 존재하는 명확한 연관성에 기반한다. 이 책에서 소개하는 자세 패턴을 다양화하려면, 균형 잡힌 움직임을 위해 우리 몸에서 발생 가능한 모든 보상 작용에 대해 알아야 한다.
마찬가지로 스윙 메커니즘을 다양하게 습득하려면, 자세를 주도하는 지휘자로서의 우리 몸이 스윙 동작을 수행하기 위해 취할 수 있는 보상 작용에 대해 알아야 한다. 우리가 취하는 자세는 어떤 동작이든 그 동작에 의존하기 마련이라는 사실을 인지하는 것이 불가피하며, 그 동작 중에서 스윙도 예외는 아니다. 필라테스 원리는 특히 각 동작에서 자세적인 측면을 세심하게 다룬다. 이러한 방식으로 우리는 부적절한 자세 패턴과 연관된 근육들이 더 많이 개입되지 못하도록 할 것이다.

스윙의 정역학적 측면을 개선할 수 있는 대체 방안을 알고 있으면, 스윙의 역학적 측면을 발전시킬 수 있는 효과적인 방법들을 알게 될 것이다. 따라서 고유수용감각과 직결되는 잘못된 움직임 패턴들이 제대로 기능하지 못할 모든 가능성을 반드시 인지할 필요가 있으며, 신체 자세

연구 분야에서든 스포츠 연구 분야에서든 이들을 수정하고 바로잡으려는 의도를 갖고 연구해야 할 것이다.

간략하게 머리말을 마무리하면서 필라테스 원리에 대해 다룬 나의 첫 번째 책(『당신의 필라테스 첫 걸음』)에서도 그랬듯, 이번 연구도 필라테스 원리를 연구하는 교수로서 나의 일부를 형성하는 단계일 뿐이라는 사실을 분명히 하고 싶다. 그 어떤 경우에도 나는 학생으로서의 마인드를 잃고 싶지 않을뿐더러 30년 이상의 연구와 실습을 통해 나의 지식과 연구 결과물을 지속적으로 공유하는 사람들의 다채로운 가르침을 얻도록 노력할 것이다. 그리고 끊임없이 배우고자 하는 나의 타고난 기질이 퇴색되지 않았으면 하는 바람이다. 앞선 연구자들이 하루하루 쏟은 노력과 온전한 헌신 없이는 필라테스가 널리 전파될 수 없었을 것이기에 그들에게 이 연구 결과를 상당 부분 바치고 싶다. 그들의 이름을 하나씩 나열하고 싶었으나, 나의 연구에 직접적으로 함께하지는 않았지만 필라테스 원리를 보급하는 데 분명히 중요한 역할을 한 사람들에게 불공평할 것 같다는 생각에 일일이 거론하지 않기로 했다.

저자

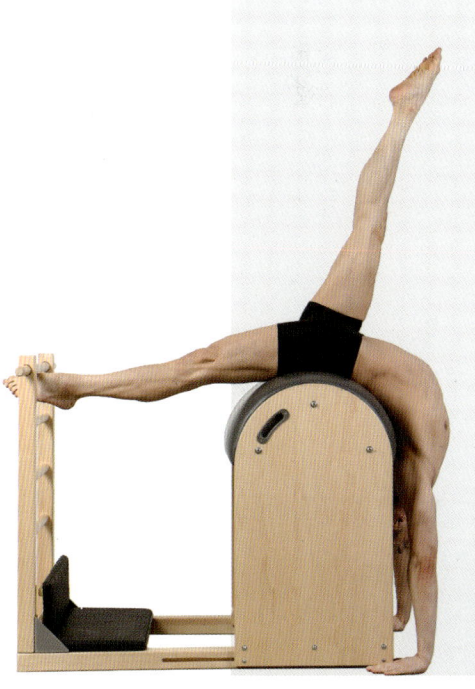

책 사용법

이 교재의 모든 동작은 사전에 충분히 이해한 뒤에 수행해야 할 것이다. 우리의 첫 목표는 무리한 자극 없이 근육 키우기, 가동범위 늘리기, 유연성 기르기다. 이러한 목표를 달성하기 위해서는 각 표에 나온 설명을 엄격하게 따르도록 노력해야 할 것이다. 초기 레벨에서는 우리 몸의 자세 패턴을 섬세하게 하기 위한 탄탄한 기반을 다지는 작업을 해볼 것이고, 후반부에서는 자세적인 측면을 스윙 동작의 측면과 연관성 있는 여러 동작에 더욱 구체적으로 적용해볼 것이다. 각 동작에 설정된 난이도가 점차 조금씩 올라가는 것을 느낄 수 있겠지만, 신체 구조의 스트레스를 최소화하면서 최대한의 발전을 보장해줄 수 있도록 난이도가 점진적으로 상승될 것이다. 그 어떤 순간에도 각 연습 동작에 연관된 척추나 관절의 가동범위를 절대 넘어서지 말아야 함을 강조한다.

목표

1. 자세 재습득하기
2. 코어 능력을 향상시키고 강화하기(골프의 기능적인 자세를 시작으로)
3. 근육의 불균형한 패턴 감소시키기(이상이 생겼을 가능성이 있는 부위를 찾아내어 짧아진 근육은 늘리고 약해진 근육은 강화하기)

이 책에는 골프 필라테스 영상 19동작이 수록되어 있습니다.
본문 상단에 QR코드를 스캔하시면 동작 영상을 보실 수 있습니다.

〈동작 영상 QR코드가 수록된 페이지〉
101, 102, 103, 125, 130, 131, 132, 133, 146, 147, 148, 150, 152, 156, 175, 176, 177, 181, 182쪽

> **QR코드 스캔 방법**
> 1. 스마트폰의 '플레이스토어' 실행(아이폰에서는 '앱스토어' 실행)
> 2. 검색어 '큐알코드' 검색하여 'QR코드 스캐너' 다운로드
> 3. 스캐너 설치 후 실행하여 QR코드 스캔

무리한 **자극** 없이 **근육**을 키우고, **가동범위**를 늘리고, **유연성** 기르기

골프 연습에 적용되는 훈련은 일반적으로 몸통의 회전 범위와 어깨의 유연성을 증가시키고 복근과 복사근을 강화하는 데 초점을 두고 있다. 골프 동작 수행 시 일반적으로 척추에서 회전, 굴곡 혹은 신전이 높은 빈도로 일어나며, 골프를 한 게임 하는 것만으로도 신체 골격에 가해지는 스트레스 지수가 높아질 수 있다.

골프를 하는 사람이 훈련에서 충분한 운동능력과 민감성을 갖추지 않는다면 이러한 스트레스는 점점 더 높아질 것이다. 이러한 나의 소견은 여러 스포츠 현장에서 무리한 자극 없이 근육을 키우고, 가동범위를 늘리고, 유연성을 기르는 준비 훈련이 얼마나 중요한지 가늠하는 목적을 갖고 있다. 또한 이러한 고찰을 통해 골프 수행 시 우리 몸의 근육과 관절에 가해지는 스트레스를 감소시키기 위해 일련의 가이드라인을 따르는 것이 얼마나 중요한지를 깊이 있게 생각하게 된다. 이 같은 맥락에서 보면, 움직임의 모든 단계에서 각각의 동작은 정교한 자세 교정 효과가 동반되어야 한다(이는 곧 관절의 스트레스를 줄여준다). 그 어떤 경우에도 연습 중에 통증을 유발해서는 안 되며(모든 동작을 부드럽고 천천히 수행할 것), 관절을 한 번 움직일 때마다 적당한 범위 안에서 움직이도록 하여 의도하는 바와 정반대 결과가 나타나지 않도록 유의한다. 각 연습 동작에서 어떤 파트가 당신의 스윙 동작에 실질적으로 도움이 될 수 있는지 찾아내는 것이 중요하며, 이 같은 방식으로 훈련의 여러 파트에서도 매 순간 당신이 필요로 하는 것이 무엇인지를 아주 정확하게 파악할 수 있을 것이다. 잘 짜인 준비 훈련은 신체 골격에 설내 스트레스를 증가시키지 않으며, 신체 각 부위의 균형을 맞출 뿐 아니라 정렬도 개선해준다.

근육 해부도

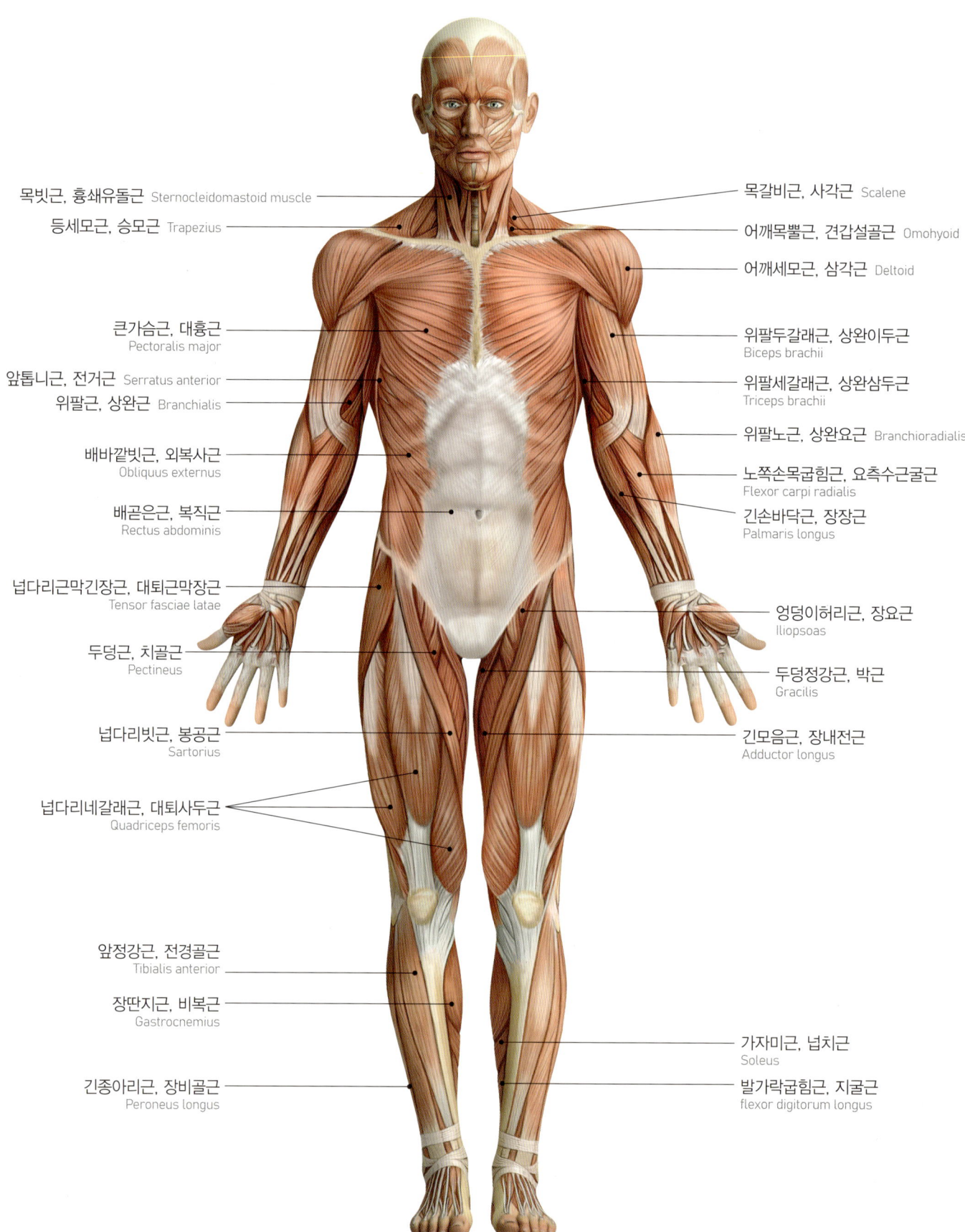

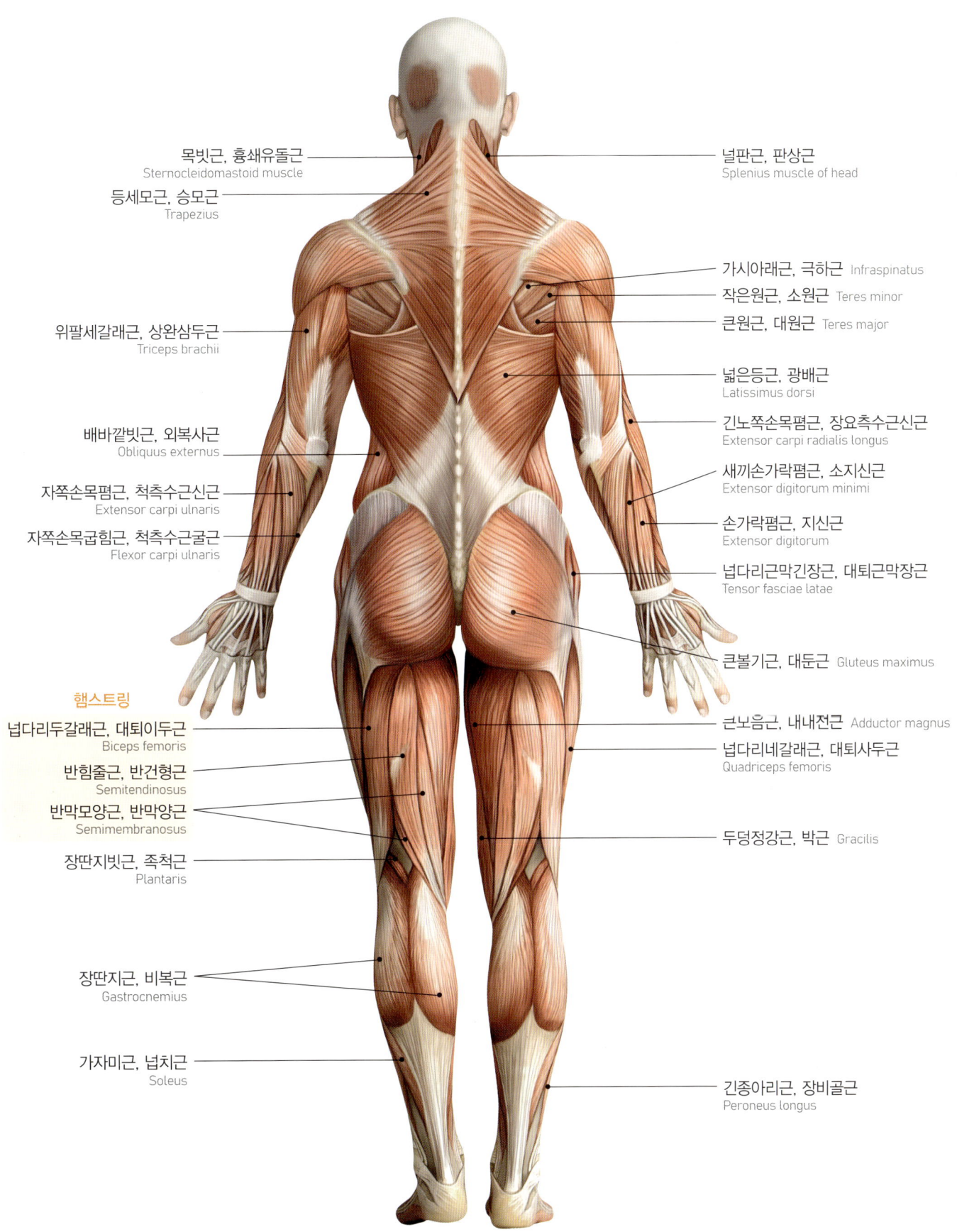

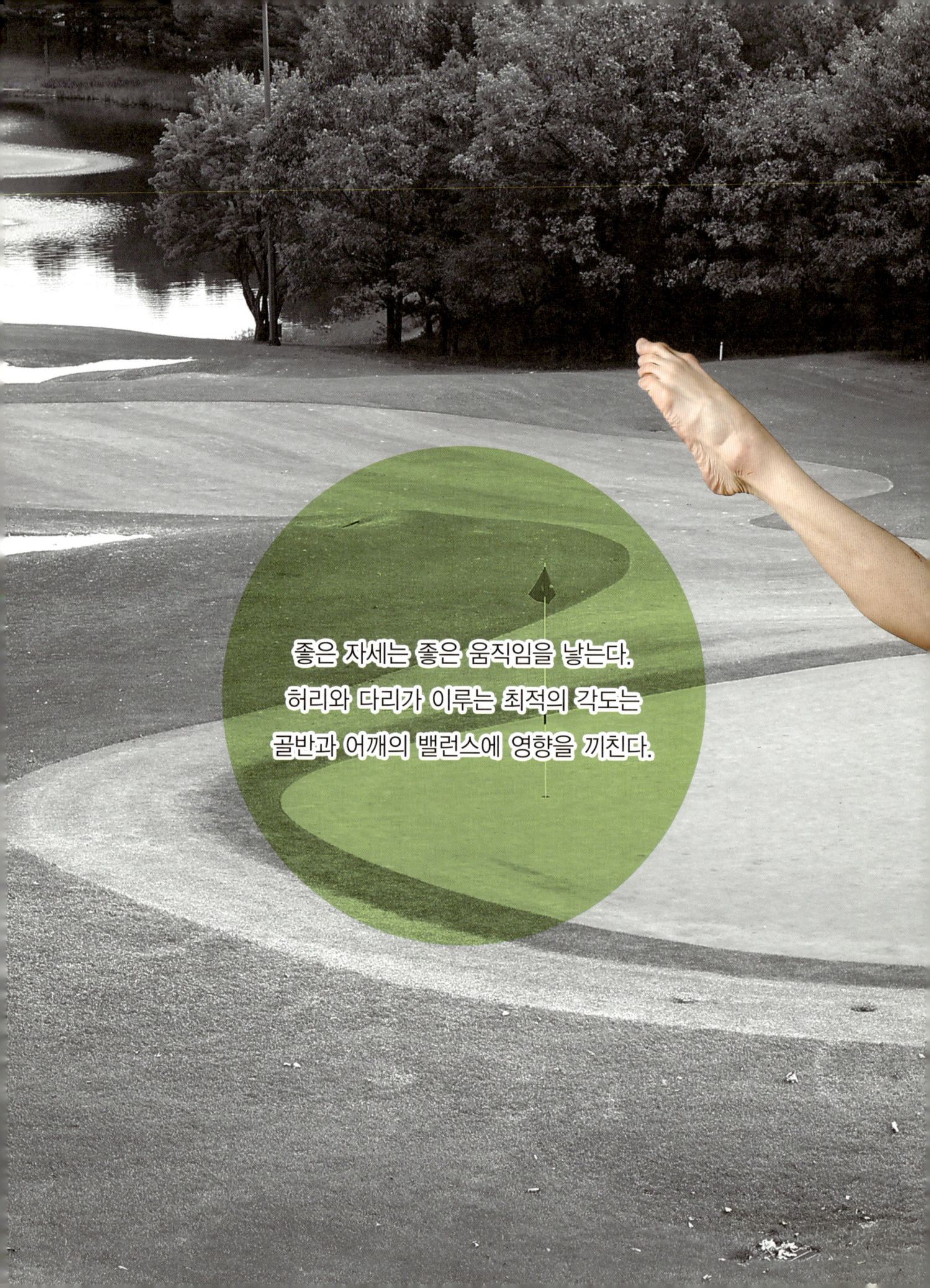

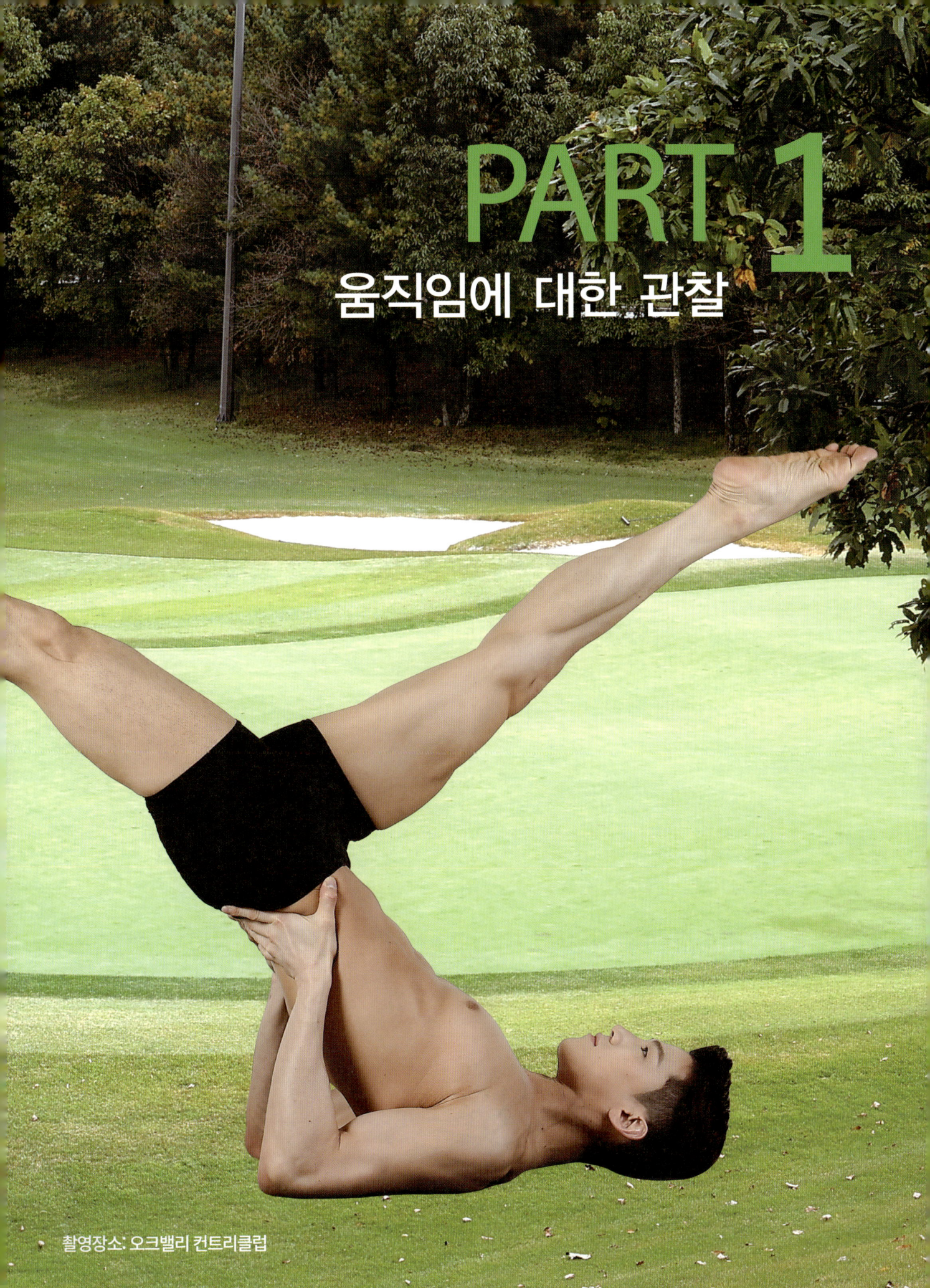

PART 1
움직임에 대한 관찰

촬영장소: 오크밸리 컨트리클럽

스윙 동작의 구성

스탠드(Stand)

발은 어깨 너비에 맞춰 벌리고 무릎은 20° 정도 구부린다.
척추는 허리보다 15° 정도 앞으로 구부림과 동시에
골반은 중립을 유지한다.
오른쪽 어깨는 왼쪽보다 살짝 아래에 위치하도록 자세를 취한다.
척추는 가능한 한 높은 정확도로 회전할 축을 자연스럽게
찾아내기 위해 중립을 유지한다. 시선은 공을 향한다.
균형 잡힌 자세로 척추는 최상의 각도로 정렬된다.
흔히 신체 전면에서 가벼운 불균형이 일어날 수 있는데,
이는 움직임이 일어나는 초기에 척추 각도를 변형시킬 수 있다.
두 발의 무게중심은 오른쪽 다리에 살짝 치우쳐 있다.
셋업하는 동안에는 이완과 평형 사이의 가장 균형 잡힌 조합을
찾아내기 위해 감각 레이더를 최대한 활성화시켜야 한다.
이러한 방식으로 불필요한 긴장 없이 하나의 스윙 단계에서
다음 단계로 자연스럽게 이어질 수 있을 것이다.

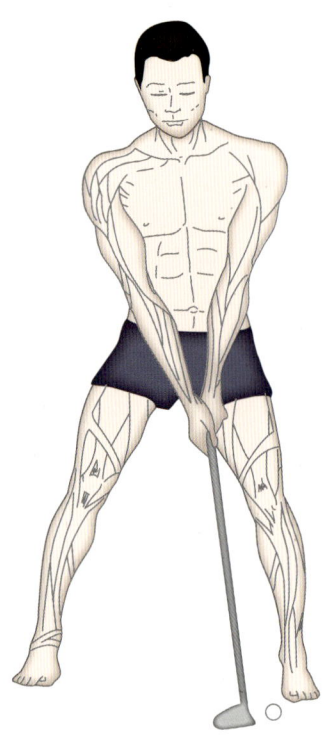

백스윙(Back Swing)

이 스윙 단계에서는 어깨에서 약 70~90° 각도로 회전이 일어나며,
엉덩이에서는 약 45° 각도로 회전이 일어난다.
체중의 80% 정도는 오른쪽 다리에 치우칠 것이다.
왼쪽 팔이 수평선에 도달할 즈음, 오른쪽 팔은 외회전하는 자세를 갖춘다.
이때 오른쪽 어깨의 회전근개가 팔의 움직임을 안정적으로
잡아주어야 몸통이 타깃을 향해 회전하기 시작할 것이다.
이 단계에서 복사근이 개입되는 것을 알 수 있는데,
왼쪽 외복사근이 수축하면서 오른쪽 내복사근의 팽팽한 장력과
길항 작용을 한다. 척추기립근과 다열근도 이 과정에 긴밀하게
개입하면서 척추를 축으로 하여 회전을 일으킨다.
백스윙에 참여하는 그 밖의 근육들은 다음과 같다.

- 햄스트링
- 내전근
- 하부 승모근
- 광배근
- 전거근

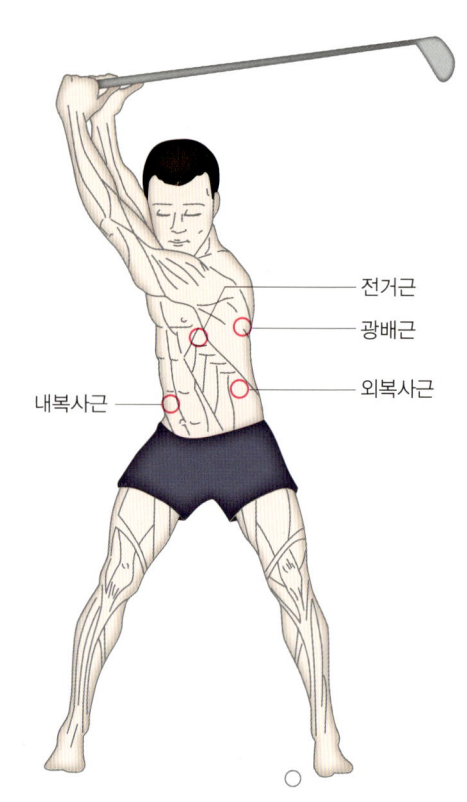

16 필라테스 & 골프 PILATES & GOLF

다운스윙(Down Swing)

이 스윙 단계에서는 팔에서 일어나는 추진력이 특징적인 요소다. 이상적인 움직임을 위해 골반이 주도적인 역할을 한다. 이 움직임에서 코어의 역할이 특히 더 많이 개입된다. 코어가 개입된 상태에서 스윙을 하면 골반과 흉곽 사이에 강한 연결감이 형성된다.
양팔이 추진력을 일으킬 때 양쪽 어깨의 회전근개는 견갑대를 안정화하는 역할을 한다.
샷을 한 후 무게중심은 왼쪽 다리에 위치하게 된다.
이 스윙 구간에서 움직임이 잘못 이루어지면 대부분 골반의 부상으로 이어진다. 다운스윙을 하는 동안 공에 타격이 가해지기 전에 요추 부위에서 어떤 식으로 과신전이 일어나게 되는지 종종 관찰할 수 있다. 이러한 실수로 요추 부위에 두드러진 손상이 일어날 수 있다. 코어를 잘 제어함으로써 이 문제점을 해결할 수 있을 것이다.

가장 많이 개입되는 근육

- 대흉근
- 복부
- 복사근
- 햄스트링
- 둔근
- 내전근
- 팔 근육

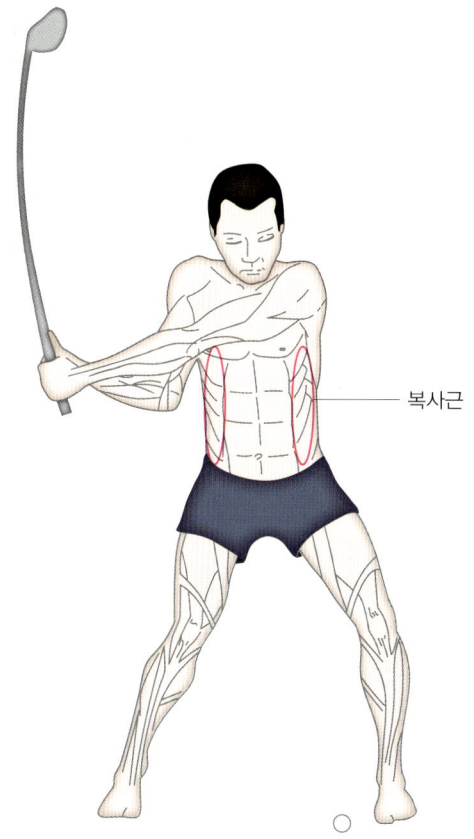

복사근

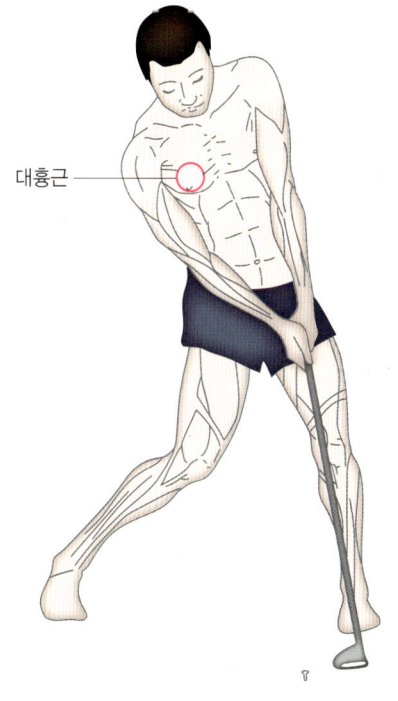

대흉근

PILATES & GOLF

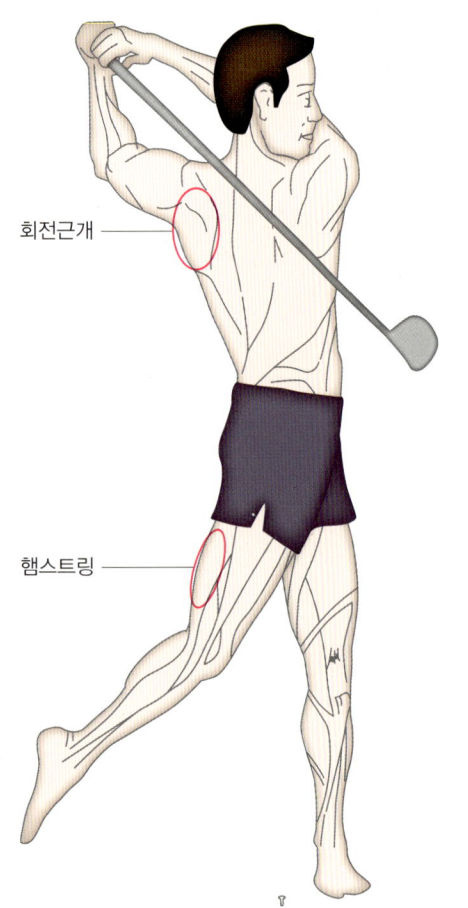

회전근개

햄스트링

팔로 스루(Follow Through)

공에 타격을 가함으로써 스윙의 마지막 움직임이
감속되는 구간을 의미한다. 관성의 힘을 집중시킴으로써
타깃이 위치한 방향과 일직선상을 이루게 되고,
무게중심이 유지되어 움직임이 감속하게 된다.
이 스윙 구간은 요추 부위에서 전형적으로 발생할 수 있는
불편함을 예방할 수 있는 시점일 뿐 아니라
테크닉적인 수행에서 정확도가 요구되는 중요한 순간이다.
이때 양팔의 움직임이 서로 교차되는데, 왼팔이 내회전에서
외회전을 하면서 지나가고, 같은 방식이지만 반대로
오른팔이 외회전에서 내회전을 하며 지나가게 된다.
척추의 신전근들은 몸통이 마지막 위치까지 움직일 수
있도록 도와준다.
햄스트링은 골반의 신장과 회전을 돕는다.
이때 회전근개는 어깨 관절의
안정성을 잘 유지해주어야 한다.

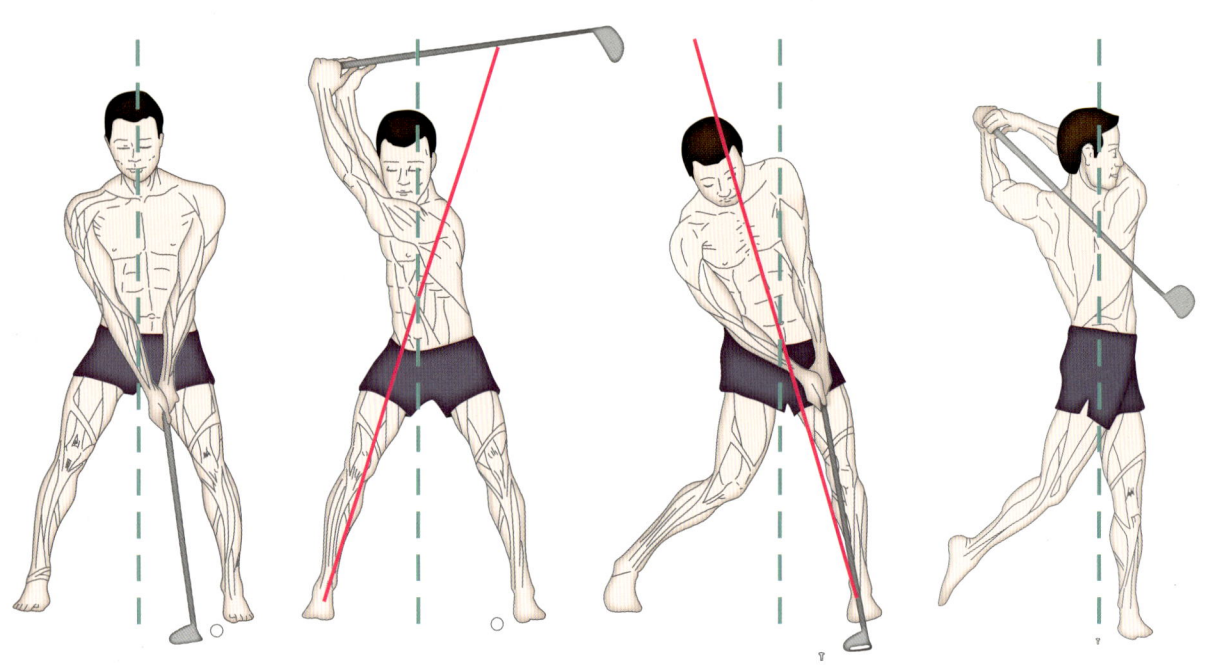

움직임에 관한 몇 가지 세부 사항

PILATES & GOLF

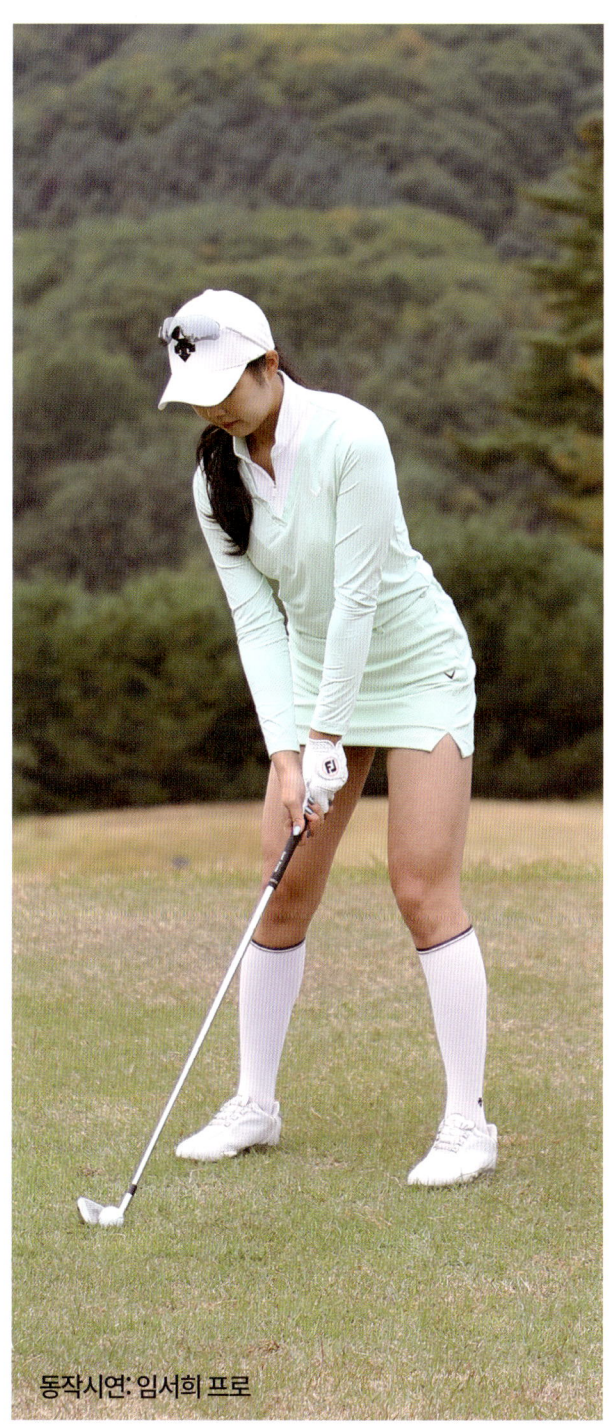

동작시연: 임서희 프로

척추는 모든 샷에 직접적으로 개입한다. 앞으로도 살펴보겠지만, 스윙 동작의 각 단계에서 척추를 바른 위치에 유지하는 것은 사실상 골프를 수행하는 사람의 건강과 완벽한 기술 발전에 아주 중요한 역할을 한다. 움직임 과정에 개입하는 근육 조직은 인체 해부학을 따라 연결된 여러 근육 사슬에 분산되는데, 이는 직선형 사슬(굴곡과 신전)뿐만 아니라 회전 혹은 측면 굴곡하며 움직이는 부분에 연관되는 교차형 사슬도 포함된다. 각각의 근육 사슬은 스윙의 여러 부분에서 고유한 기능을 가지고 있다. 바로 이어서 설명하겠지만, 그 기능에서 가장 중요한 중심축은 다이내믹한 움직임일 것이다.

회전에 의해 발생하는 관성을 제어하려면 모든 움직임에서 중립을 지키면서 신체를 움직이고, 지배하고, 안정화시키는 다른 일련의 근육들을 염두에 두어야 할 것이다. 이 근육들은 신체의 움직임에 간헐적으로 개입하는데, 이런 이유로 '중립 근육' 혹은 '안정화 근육'이라고 불린다. 이 근육들의 중립 기능은 근본적인 특징을 갖는다.

중립 근육은 우리가 수행하는 다양한 움직임에서 균형을 잡기 위해 지속적으로 긴장하고 있기에 가능한 한 에너지가 적게 소모되도록 해야 할 것이다. 이러한 분석은 실제로 단순하고 이해하기 쉬울 수 있다. 신체 골격과 건강을 위해 느리고 잘 구성된 동작이 그와 반대되는 특징을 가진 움직임보다 유익하겠지만, 이 움직임은 본질적으로 그와 반대되는 움직임의 특징에 영향을 끼칠 것이다. 우리는 당구를 치는 것과 다르게 작은 공을 타격하여 시속 수백 킬로미터의 속도로 수백 미터를 날아가게 해야 한다.

말하자면 우리는 아주 폭발적인 움직임을 다루고 있고, 이는 신체 외부와 내부 근육이나 골격에 엄청난 관성과 예기치 못한 효과를 일으킬 수 있다.

신체는 사실상 이 모든 상황을 버틸 수 있고 버텨야겠지만, 위에 언급한 관점에서 보았을 때 이 모든 논리는 다소 경고성을 띠는 것처럼 보일 수 있다. 여기서 관건은 골프 한 게임 동안 가능한 한 별 불편함 없이 경기에 임할 수 있는 효과적인 무기를 만들고, 18개의 골프 홀을 거치는 동안 최상의 신체 컨디션을 유지하는 것이다. 스윙의 모든 디테일을 연구하려면 상당히 깊은 관찰이 필요하다. 스윙 동작을 할 때, 다이내믹한 구성 요소들이 다양하게 개입하므로 연구에 생체역학적인 어려움이 가장 많은 동작 중 하나라고 정의될 수 있다. 특정한 각도에서 굴곡, 회전, 신전 움직임이 나타나고, 많은 경우 몸통에서는 측면 굴곡이 일어난다.

움직임 분석

PILATES & GOLF

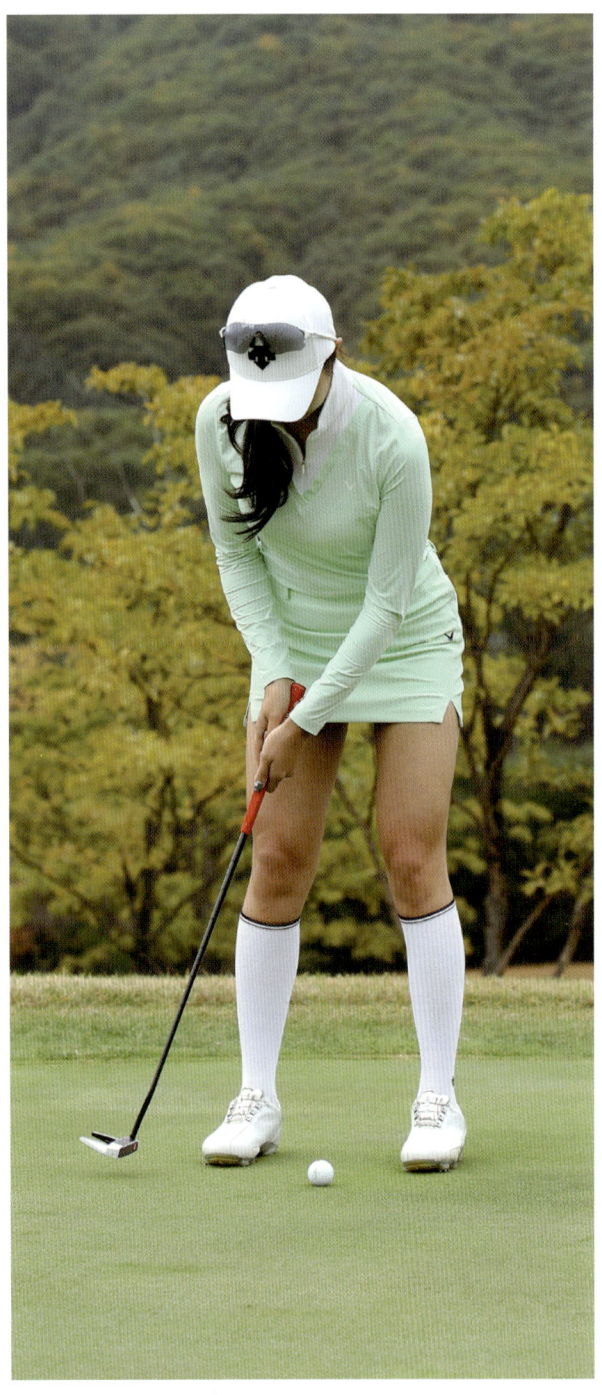

무엇보다 골반의 위치가 하지의 정렬을 판가름한다는 사실을 기억해야 할 것이다. 공에 타격을 가하는 방향에 따라 관절 사슬을 훑어보면 엉덩이를 거치게 되고, 이 시점에서 엉덩이의 위치와 골반을 구별해야 할 것이다.

효율적인 스윙에서는 엉덩이의 역할이 매우 중요하므로 엉덩이가 움직임에 어떻게 개입되는지 이해를 도울 수 있는 여러 가지 측면을 분석할 가치가 있다. 골반의 세 면을 둘러싸는 근육은 응용된 준비 동작의 연구와 발전에 높은 비중을 차지하는 주요 대상일 것이다. 골프 수행에서 이 부위의 중요성에 대해 논하기 위해 펼칠 수 있는 모든 가능한 논리를 다 떠나서 골반을 기반으로 그 위에 척추가 자리 잡고 있다는 사실을 한번 더 되짚어보는 것만으로 충분할 것이다. 이 부분에 대해서는 다음 장에서 더 확장하여 이야기해보도록 하겠다. 앞서 공을 치는 순간 엉덩이의 회전 효과와 더불어 그 순간 견갑대의 위치를 알아보기 위한 목적으로 엉덩이와 골반의 위치를 구별하여 설명했다. 그리하여 요추 위치가 곧 골반의 위치에 직접적으로 연결되어 있다는 사실을 알 수 있을 것이다. 골반에서는 요추 부위에 영향을 미치는 형태에 따라 전방 경사, 후방 경사, 중립의 세 가지 자세로 나눌 수 있다.

골프 연습에서 필라테스 원리를 적용하려면 스윙을 하기 위해 사용된 기술적인 움직임을 구간별로 차분히 분절하여 살펴보아야 할 것이다. 첫 번째로는 좋은 신체 정렬을 위해 타격을 가하기 전 견고한 기반을 필요로 하는 구간으로 나눌 수 있다.

합리적으로 생각하면, 당연히 강하고 균형 잡힌 사두근과 햄스트링이 필요하고, 두 발을 올바른 위치에 유지할 수 있는 능력도 필요하다. 이는 두 가지 요인에 달려 있는데, 첫 번째는 필요한 정도의 근 긴장과 관련된 요인이고, 두 번째이자 매우 중요한 요인은 상황별로 가장 적절한 방법으로 근육이 지탱하는 부위를 정렬하는 것이다. 이러한 측면은 고유수용 감각과 하지 제어에 직접적으로 연관이 있는데, 스윙 동작을 이루는 관절 사슬 안에서 우리가 살펴볼 다음 요소는 견갑대다. 각 움직임에서 어깨와 견갑골의 개입이 최적화된 구조를 이루기 위한 대안들을 찾아내려는 깊이 있는 연구들은 참으로 가치 있다고 볼 수 있다. 이 부위에서 언급할 만한 주요 대상 중 하나는 회전근개인데, 어깨의 회전 동작에서 최적의 회전 범위와 안정성을 담당하는 근육들이다. 마지막으로, 신체의 축에 가해진 관성을 효과적인 방법으로 전달하기 위해서는 손목과 전완근에 연결된 관절을 잘 유지하는 것의 중요성에 대해 검토해볼 것이다.

척추의 여러 가지 움직임

PILATES & GOLF

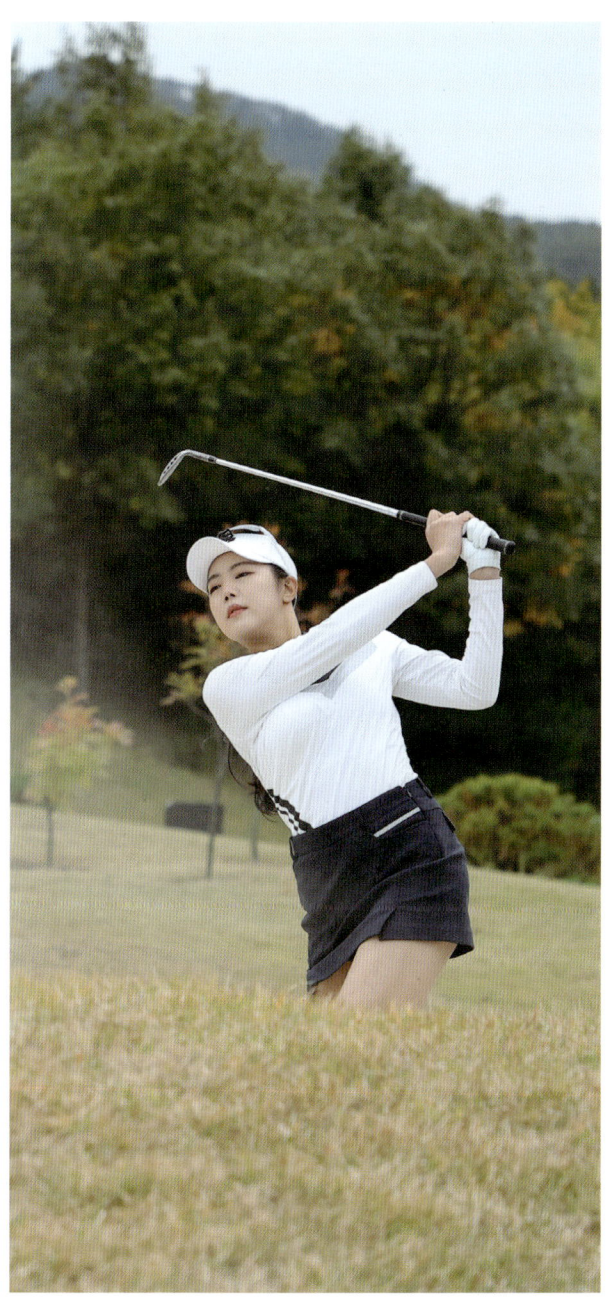

다른 한편으로, 척추에 병리적 문제를 갖고 있다면, 훈련하는 동안 신체적인 한계와 통증으로 초기에 경고 신호를 줄 것이다. 척추에서 취약해진 부분이 그리 심각한 상태가 아니라서 상대적으로 더 긴 기간 동안 훈련한다면, 우리 몸은 취약한 부분들을 보상해주기 위한 전략을 새롭게 찾아낼 것이다. 신체적인 한계로 인해 움직임을 처리하는 데 결함이 생긴 것을 감지하게 되면, 관절은 근육 사슬과 마찬가지로 골프 수행 시뿐 아니라 더 나아가 일상생활에도 실제로 문제를 드러낼 것이므로 이 점은 검토할 만한 중요한 사항이다.

이러한 측면은 짧게 몇 마디로 간추리면 다음과 같다. 스포츠를 즐기는 모든 사람은 운동 수행에 사용하는 테크닉을 면밀히 검토해보아야 하는데, 스포츠적인 면의 효과뿐만 아니라 건강 측면에서 바라보아야 한다. 이러한 관점으로 골프 인생을 추구하는 사람은 오랜 기간 골프를 즐길 수 있을 뿐만 아니라 전체적인 건강의 질과 테크닉의 올바른 발전을 보장 받을 수 있을 것이다.

앞서 설명한 것처럼 척추는 건강한 훈련을 위한 첫 번째 주요 요소다. 스윙 동작은 척추가 신체 축에 작용하는 일반적인 운동 기능에서 불가피하게 이탈하도록 한다. 따라서 스윙은 척추로 하여금 무게중심을 벗어나게 하는 자세를 취하도록 한다. 복부에서 충분히 제어해주지 못하면 등 근육의 주요 기능이 대안이 될 수 있으며, 등척성 수축을 해야 할 근육들은 등속성 수축을 하게 될 것이다.

복근은 움직임의 안정성을 유지할 뿐만 아니라, 굴곡근과 회전근으로 바뀌기도 한다. 움직임이 일어나는 동안 우리 몸의 안정성을 잡아주는 속근육들을 단련하게 되면 신체 균형을 더욱 완벽하게 잡을 수 있게 되며, 직선형과 교차형 근육 사슬이 조화롭게 기능하면 신체 구조의 올바른 가동성을 확보해주면서 테크닉의 질 향상에 직접적인 영향을 줄 것이다. 따라서 스윙 동작을 올바르게 했을 때 어떤 근육과 근육 사슬이 개입되고, 어떤 방식으로 작용하는지를 알아보기 위해 움직임을 분석해볼 필요가 있다. 이러한 분석 작업은 치료적인 목적으로 진행할 수도 있고, 신체에 내재한 잠재적인 병리 현상과 비정상적인 근 긴장 및 약점들을 파악하기 위해 혹은 근육의 작용을 제어하는 데 제한이 생겼을 때, 이를 찾아내기 위한 목적으로도 활용할 수 있다.

그렇다면 이제 건강한 척추를 위해 순전히 테크닉적이고 해가 되지 않는 움직임을 알아보겠다. 여기서 개인적 관점으로 말하고 싶은 것은 척추가 이미 몇 가지 취약한 점을 갖고 있는 경우를 제외하고는 적절한 기술 훈련으로 근육이 충분히 다져진 사람은 어깨에 부상을 일으킬 만한 그 어떤 부정적인 작용도 일으키지 않을 것이다.

PILATES & GOLF

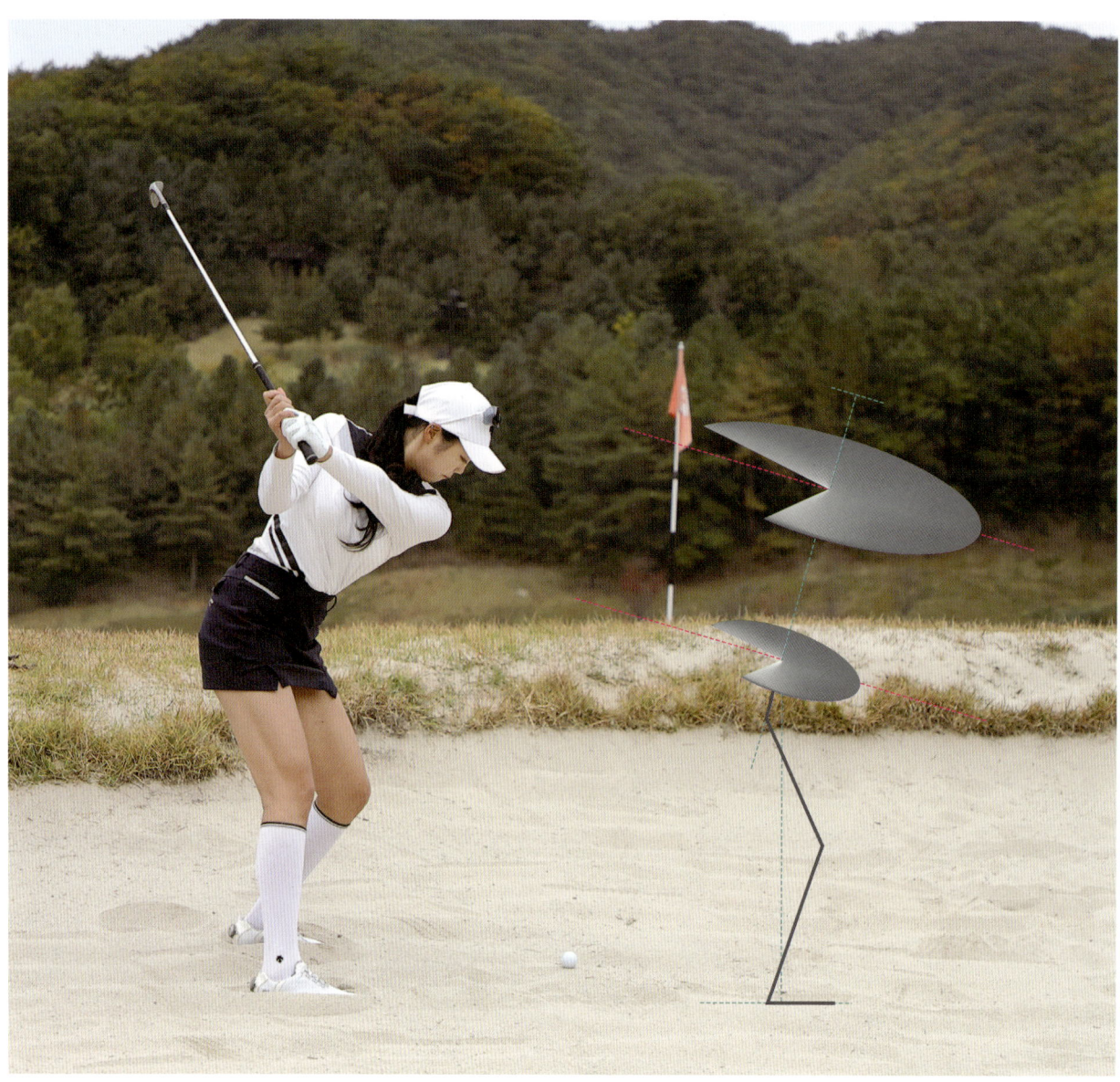

척추는 신체 축을 형성하는 역할을 한다. 움직임이 일어나는 모든 현장에서는 생체역학적인 관점에서 봤을 때, 그 움직임들을 바르게 수행하기 위한 기본 요소들을 갖는다.

- 견갑골과 귀 사이에 적당한 공간 유지(견갑골의 움직임을 개입시키면 광배근의 움직임을 더욱 수월하게 하고, 이는 둔근들과 함께 몸통의 균형과 안정을 잡아준다)
- 흉추 가동성이 원활하게 작용하는 올바르고 균형 잡힌 견갑골의 움직임
- 늑골과 골반의 연결감을 유지하면서 척추를 길게 늘리는 것은 몸통과 팔다리 움직임의 통합을 돕는다. 골프의 경우 이는 스윙의 효율성을 높이기 위한 주된 요소다.

척추

골프 분야에서 척추의 중요성에 대해 자세히 살펴보기 위해 특별히 따로 분류했는데, 그 이유는 다음과 같이 다양하다.

1. 건강한 척추는 골프 수행에 만족감을 높여주는 역할을 한다. 이 시점에서 좀 더 설명을 명확하게 하기 위해 준비 운동에 대한 이야기를 짚고 넘어가는 것이 반드시 필요하다. 골프를 수행하는 동안 혹은 하기 전에 가벼운 준비 운동을 한다면 경기를 더욱 재미있게 즐길 수 있도록 할 것이고, 특히 척추 부위가 약하다면 자잘한 불편감을 예방할 수 있도록 도울 것이다.

2. 지금까지 살펴보았듯이 골프는 신체와 정신이 결합된 스포츠다. 신체 움직임이라는 측면에서만 보았을 때는 매우 불균형한 운동이다. 이는 척추가 항상 같은 쪽으로 움직이면서 공을 치게 되기 때문이다. 게다가 테크닉적인 동작은 움직임을 바르게 수행하는가의 여부와 상관없이 척추를 이루는 모든 부분에 직접적인 영향을 준다. 신체는 회전과 비틀기 동작의 조합을 통해 일어나는 관성으로 공을 치게 된다는 사실을 잊어서는 안 된다.

이 장에서는 척추에서 허용 가능한 다양한 운동 범위를 감안했을 때 특기할 만한 여러 가지 측면을 살펴볼 것이다.

척추에서 처음으로 눈에 들어오는 부분은 3개의 잘 구분된 커브인데, 이 커브들은 서로 다른 기능적 특징을 갖는다. 요추는 척추 전체의 무게를 지지하며, 따라서 척추골은 더 강한 구조를 형성하게 된다. 이 부위에서 일어나는 가장 큰 움직임은 굴곡과 신장일 것이며, 과도한 회전 동작을 할 때는 다소 제한적이다.

흉추에서는 회전과 굴곡 움직임의 가동범위가 가장 넓다. 반면에 늑골과 견갑대로 인해 신전과 측면 굴곡의 움직임은 제한적이다.

경추는 반대로 회전과 굴곡 혹은 신전의 움직임을 모두 소화할 수 있다.

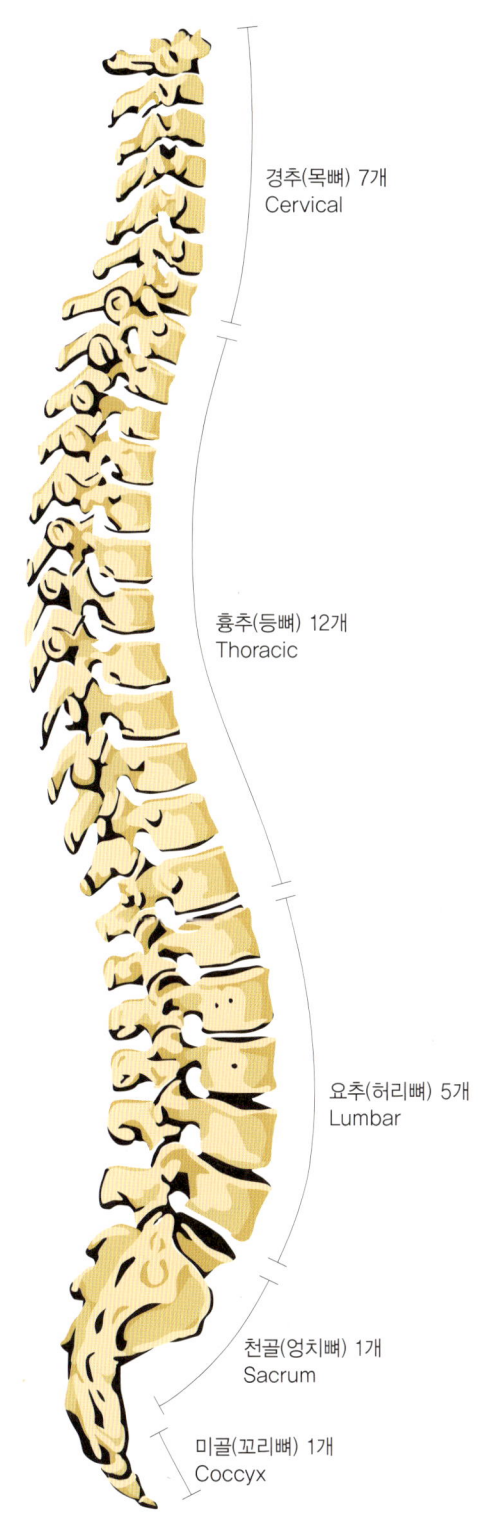

경추(목뼈) 7개
Cervical

흉추(등뼈) 12개
Thoracic

요추(허리뼈) 5개
Lumbar

천골(엉치뼈) 1개
Sacrum

미골(꼬리뼈) 1개
Coccyx

PILATES & GOLF

실제로 척추에서는 한 가지 유형의 동작만 일어나지 않는다. 우리가 일상 생활을 할 때, 이 모든 동작 유형이 조합되어 일어나는데, 골프에서도 마찬가지로 척추의 이러한 동작 유형들이 조합되어 일어난다. 척추의 기능 중 눈에 띄는 또 다른 요소는 척추의 3개 커브 중 어느 한 곳에라도 커브의 반경에 변화가 생긴다면, 보상 작용으로 다른 두 커브의 반경에도 변화가 일어난다는 점이다.

이러한 양상은 앞서 언급한 측면들과 함께 척추의 움직임을 더 복잡하게 하거나 움직임과 척추의 통합을 어렵게 만들고, 이에 따라 움직임을 이해하거나 제어하기가 어려워진다. 이 모든 고찰은 골프 수행에 있어 척추의 중요성을 이해하는 데 도움이 되는데, 이는 특수한 훈련을 하지 않는 이상 스윙 동작에서도 척추의 움직임을 효율적으로 통합하기 어려울 것이다.

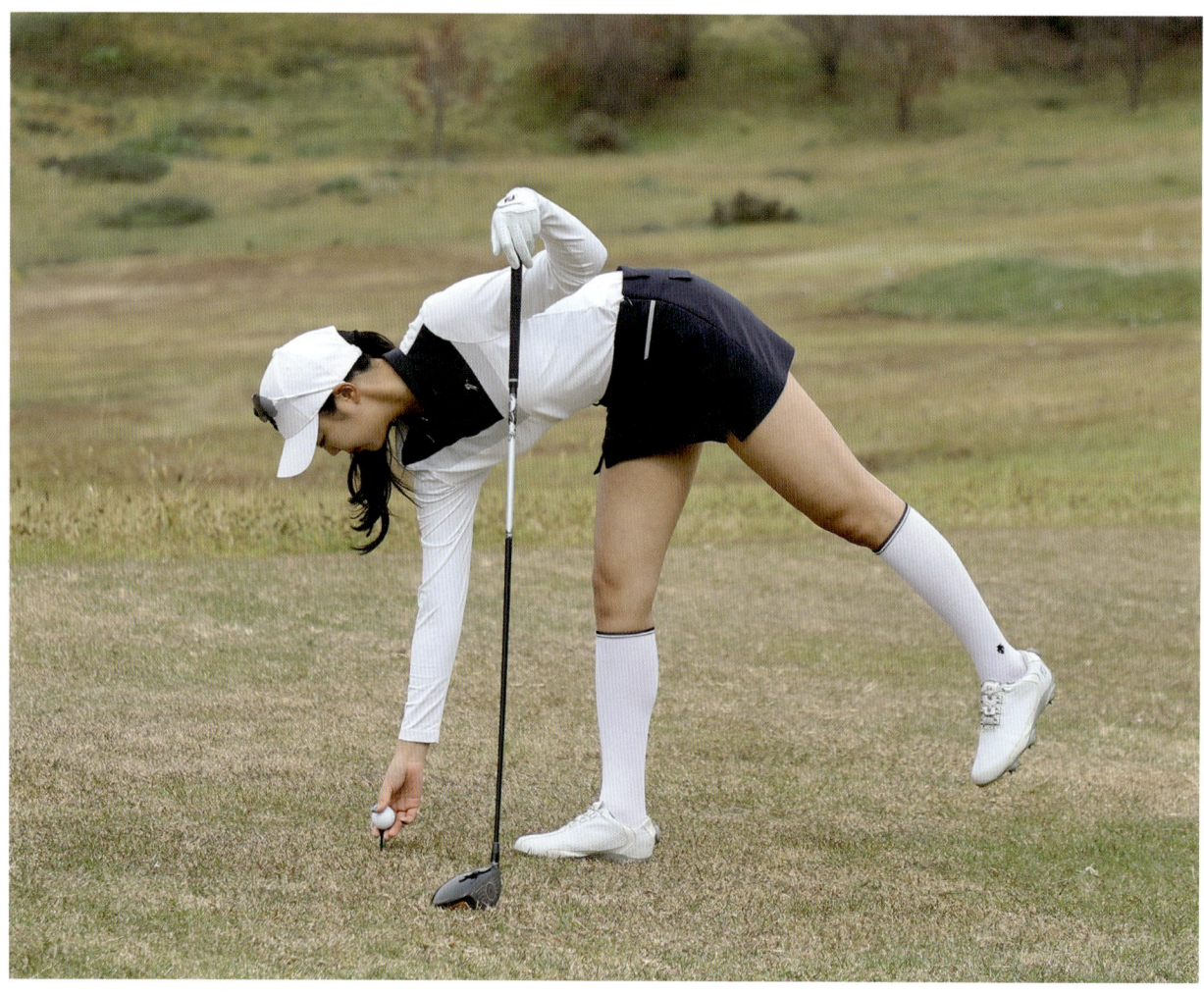

스윙을 할 때마다 우리는 척추의 세 면에서 일어나는 굴곡, 신전, 회전, 측면 굴곡의 움직임을 느낄 수 있다. 이 동작 중 하나 혹은 두 개 이상의 조합이 일으키는 효과는 척추뼈의 각 부위나 위치에서 동일하게 나타나지 않는데, 각각의 부위는 굴곡, 회전 등과 같이 제한된 종류의 동작들을 일으킬 수 있기 때문이다. 따라서 척추의 실제 특징은 부위별로 가동성이 균등하게 작용하지 않는다는 것이고, 이러한 점은 당신의 골프 생활과 척추 상태를 개선할 수 있는 발전의 열쇠가 될 수 있다.

요추

척추의 중요성에 대해 언급하면서 이번에는 골반과 견갑대의 위치에 대해 관찰한 내용을 좀 더 넓은 지면을 할애하여 이야기해보고자 한다.

정상 상태의 요추 커브는 전면을 향해 볼록한 형태, 즉 좀 더 전문적인 용어로 말하면, 전만 형태를 띤다.

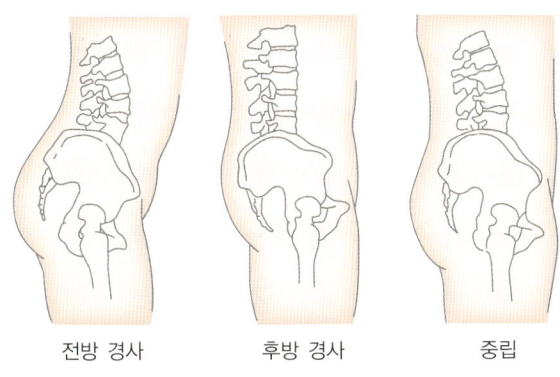

전방 경사   후방 경사   중립

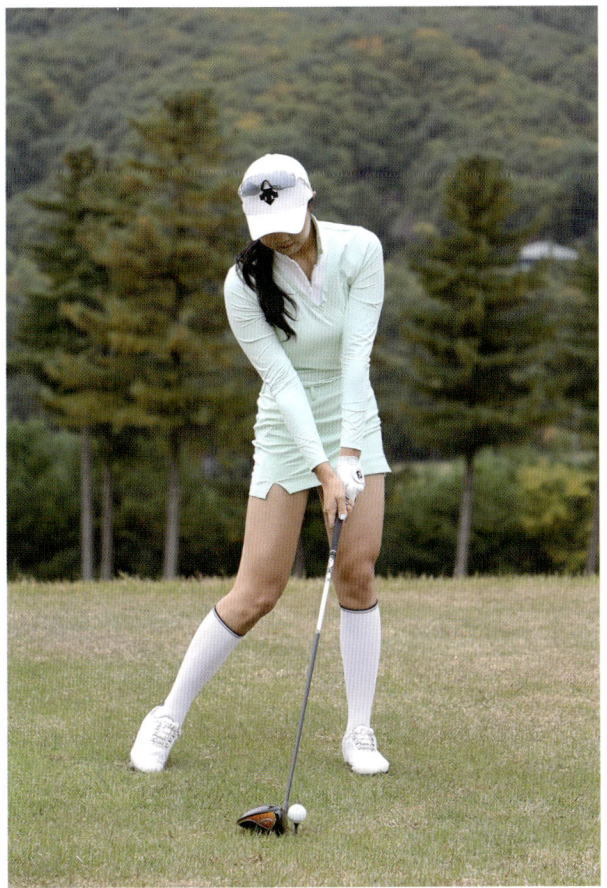

이러한 요추 형태에서 비롯된 생리적 측면은 요추에 특수한 가동성을 갖도록 한다. 척추 관절의 보상 작용 혹은 고의적인 근육의 움직임으로 전방 경사, 후방 경사 혹은 중립 같은 자세를 취하게 되는데, 이에 대해서는 나중에 설명하도록 하겠다. 골반의 다양한 자세에 대한 간략한 설명을 통해 이야기하고자 하는 것은 결국, 골반이 '중립을 유지하지 않은' 자세에서 스윙을 위한 기본 자세를 취하게 되면, 요추의 자연스러운 상태에 비해 신전이나 굴곡 상태가 더 심해질 것이라는 점이다.

이러한 현상은 다른 척추 부위의 가동범위를 자동으로 줄어들게 할 것이다. 등에서는 회전과 약간의 측면 굴곡, 제한된 후방 신전이 일어날 수 있다는 점을 감안한다면, 최상의 각도를 유지하면서 동작을 하는 것이 얼마나 중요한지 이해할 수 있을 것이다. 또한, 각도가 최상일 때 힘을 고루 분산하면서 움직이도록 도와줄 것이다. 앞에서는 엉덩이와 골반의 위치를 해부학적으로 나눌 수 없었지만, 의도적으로 구분하여 설명했다. 이렇게 구분한 목적은 스윙 동작의 원동력으로 엉덩이를 힘 있게 회전해야 한다는 사실과 더불어 최종 움직임은 3차원적인 특징을 갖는다는 사실을 강조하기 위해서다.

따라서 엉덩이의 회전은 매우 중요하다고 볼 수 있지만, 골반이 '중립'인 상태에서 회전이 이루어져야 한다는 사실을 잊어서는 안 된다.

이 파트가 중요하다고 할 수 있는 이유는 다음과 같다.

- 중립 상태의 골반은 척추에서 '안전한' 가동범위를 증가시켜준다.
- 척추의 움직임에 제약이 있을 경우, 척추의 특정 부분을 과도하게 움직이게 되면서 요추 부위나 견갑대 부위에 작은 외상들을 일으킬 수 있는데, 중립 상태의 골반은 원치 않는 이러한 보상 작용들을 예방하는 데 도움이 될 수 있다.
- 골반이 중립 상태일 때는 호흡을 더 자연스럽게 할 수 있으며, 움직임과 호흡을 효과적으로 통합할 수 있게 된다.

PILATES & GOLF

흉추

흉추는 호흡기계 움직임과 직접적으로 연관되어 있다. 호흡에 대해서는 나중에 살펴보겠지만, 좋은 호흡은 유연하고 정렬이 잘된 흉곽을 통해 이루어진다는 사실을 미리 짚고 넘어간다.

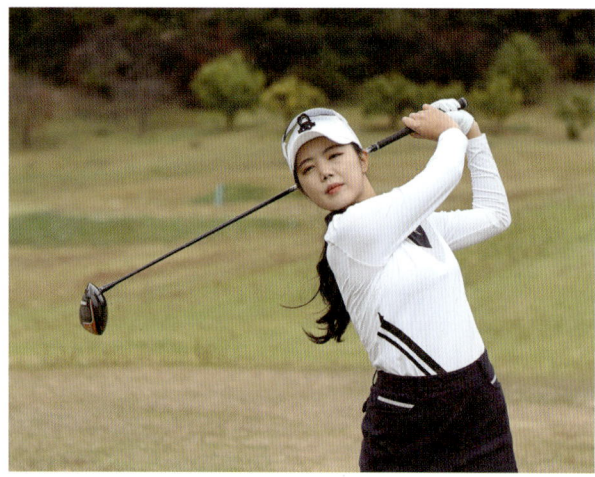

흉추는 12개의 뼈로 이루어져 있으며, 척추 부위 중 특히 회전 움직임이 가장 높은 비율로 일어나는 부위다. 흉추를 움직일 때, 올바른 자세를 유지할수록 움직임은 더욱 효과적이고 자연스러울 것이다. 스윙 시의 회전 움직임은 관성을 전달하는 축으로 척추를 기본적으로 움직인다. 흉추가 올바르게 정렬되지 않았거나 움직임이 제한적이라면 척추를 통해 사지에 관성을 전달하는 것이 유기적이지 못하거나 효율성이 떨어질 것이다. 또한 고유수용감각을 이용하여 흉추의 다양한 정렬 상태를 구별하게 되면, 축에 대한 엉덩이의 회전 효과를 증가시킬 수 있을 것이다(가상의 중앙선).

흉추에 적합한 정렬 상태를 찾아내기 위한 한 가지 적절한 방법은 호흡을 이용하여 자동으로 흉추가 늘어나게 하는 시스템을 활성화시키는 것이다(척추 늘리기).

자동으로 흉추를 늘게 되면 척추 커브의 반경을 약간씩 줄어들게 하는 근육 사슬들을 긴장시키게 되고, 결과적으로 척추 축이 길어지게 되는 유익한 효과를 준다.

경추

경추는 7개의 뼈로 이루어져 있다. 이 부위에서는 사실상 회전, 굴곡, 신전 같은 모든 종류의 움직임이 가능하다. 경추를 적절한 가동범위로 움직이는 것 또한 매우 중요한데, 회전하고 기울이고 균형을 잡는 등의 모든 동작에서 충분한 가동성과 안정성을 가지고 반응해야 하기 때문이다. 반대로, 목에서 일어날 수 있는 긴장감은 불편감을 주는 원인이 될 수 있다. 목, 특히 경추 부위의 안정성을 위한 운동은 모든 훈련 과정에서 중요한 부분을 차지할 것이다. 백스윙을 하는 동안 어깨를 들어 올리는 동작은 가동범위를 확대할 수는 있으나 그만큼 동시에 목의 과도한 긴장감을 초래할 수 있을 것이고, 경추가 최상의 정렬 상태를 유지하기 어렵게 만들 것이다.

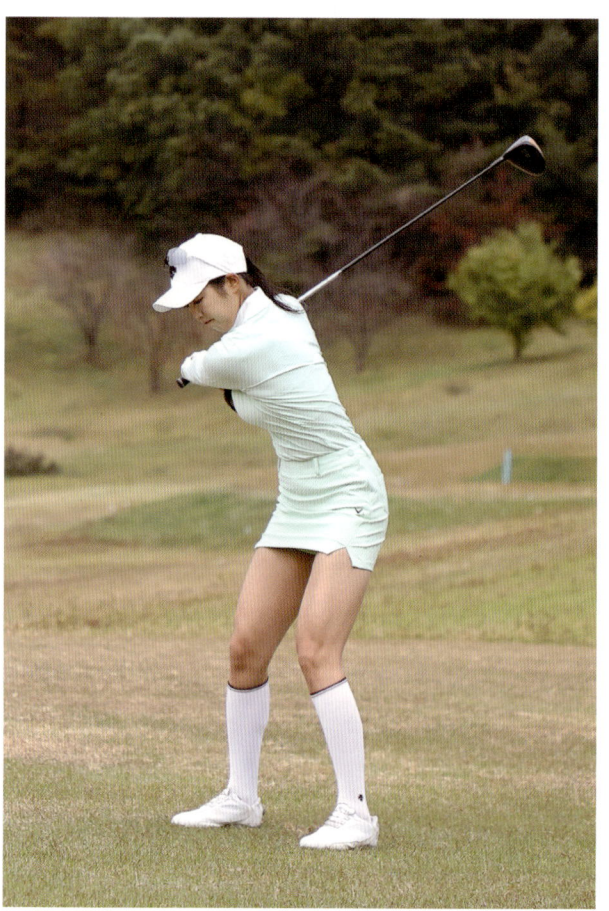

> 정상적인 척추의 움직임은 기본적으로 모든 척추 분절에서 가장 균형 잡힌 방식으로 힘을 분산하는 것을 전제로 한다.

준비운동의 목적

PILATES & GOLF

골프 수행 시 신체 능력에 기반을 둔 다양한 요소가 조합되어 나타나고, 골퍼는 높은 수준의 집중력을 발휘할 수 있어야 한다. 각 움직임을 수행할 때 정확도가 높아야 하며, 정확성은 좋은 샷과 힘들고 비효율적인 샷을 구분해줄 것이다. 공을 타격하는 과정은 기본적으로 복잡한데, 샷의 견고함과 속도, 힘 그리고 매우 넓은 가동범위를 제어함과 동시에 샷의 각도를 다양하게 조절할 수 있는 섬세함을 지녀야 하며, 골프채가 감당할 수 있는 속도도 고려해야 한다.

간단히 말하자면, 이와 같은 동작을 수행할 때 정확도를 높이는 것은 쉬운 일이 아니다. 타격에 속도감과 생동감을 불어넣어주는 근육들은 척추의 바른 움직임과 조화를 이루어야 한다. 시작점에서 척추에 제약이 적을수록 스윙이 바르고 자연스럽게 이루어질 것이다.

이러한 측면은 단순히 일반적인 움직임의 일부다. 빠르고 유기적인 움직임을 통해 여러 관절과 특히 척추에 가까운 근육들을 동원해야 하며, 척추는 이러한 관절들의 움직임에서 생리학적인 한계를 감시하는 역할을 함과 동시에 직접적인 부상을 피하도록 해준다.

이러한 이유로 더 깊은 근육들에 주의를 기울임으로써 균형을 잡고 관성을 제어할 수 있도록 해야 할 것이며, 각 관절의 가동범위를 유지함과 동시에 샷을 만들 때 심미적으로도 좋은 자세를 취할 수 있을 것이다. 이러한 이유로 힘과 견고함, 속도와 유연성은 안정성과 함께 반드시 조화를 이루면서 훈련해야 하며, 이 점은 특히 요추와 견갑상완골 부위에 더욱 중요하다.

앞서 언급한 신체의 특징적 요소들은 우리 몸이 부위별로 필요로 하는 것들을 정확히 충족해주는 방식으로 서로 조화롭게 작용해야 한다. 개개인의 신체에 적절한 요소들이 충족되지 않는다면 결코 발전은 없을 것이다. 물론 골프를 위해 특수하게 설계된 훈련을 유용하게 적용할 수 있겠으나, 개인마다 필요로 하는 요소가 서로 다른 것은 사실이다. 비록 골프 경험이 없다 하더라도 최상의 신체적 조건을 가진 25세의 건장한 남성과 주로 앉아서 생활하는 55세 장년의 남성이 똑같은 훈련을 받아서는 안 된다는 점을 명심해야 할 것이다.

우리의 전반적인 목표는 다이내믹한 근육 사슬을 강화하고 중립성 근육 혹은 균형을 다시 잡아주는 근육들을 활성화하는 것인데, 이러한 작업은 어디까지나 스포츠 능률과 스포츠가 가져다주는 건강상의 이로움 사이에 균형을 이루어야 할 것이다.

지금까지 골프에서 척추가 갖는 중요성에 대해 설명했다. 그러나 골프를 위해 설계된 특수한 목적의 신체 준비를 위해서는 다음과 같이 다른 중요한 측면들도 염두에 두어야 함을 지적할 필요가 있다.

- 요추, 골반 부위 강화하기(파워 하우스)
- 햄스트링 상태 최적화하기(잠재적인 근육 수축 예방)
- 하지의 안정성 증진시키기(강화)
- 몸통에 회전을 일으키는 주동근과 가동범위 연구하기
- 전완과 손목 관절 강화하기
- 견갑대 부위를 유연하게 하고 강화하기

견갑대는 어깨 한쪽이 주도적으로 움직일 때 불균형 상태가 된다. 이 부위 근육들의 좌우 균형을 잡는 데 초점을 둔 훈련은 스윙을 할 때 견갑대의 움직임을 눈에 띄게 개선시킬 수 있다.

일상적인 자세 습관은 좋은 스윙을 위한 훈련에 필수적인 요소다. 흔히 볼 수 있는 잘못된 움직임은 잘못된 자세 습관과 연관되어 있다. 잘 설계된 골프 훈련 프로그램은 가장 두드러진 불균형 상태를 수정해주고, 자세에 대한 자각을 증진시키며, 고유수용감각의 기능을 최대한으로 향상시켜준다.

준비운동의 필수 요소

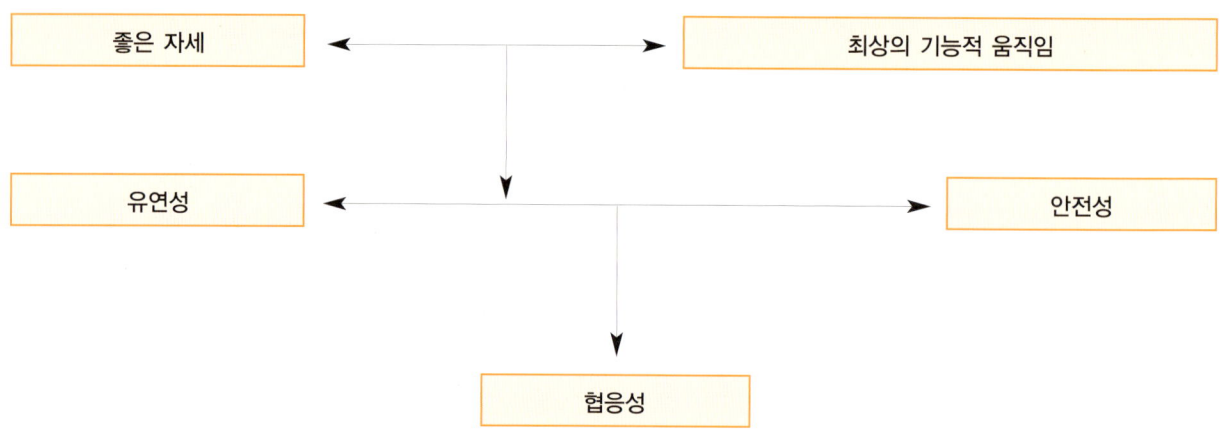

위 그림을 통해 견고한 스윙을 만들어내기 위해 신체가 발휘할 수 있는 매우 중요한 요소들을 살펴볼 수 있을 것이다. 필라테스 원리를 적용할 모든 훈련에서는 이러한 필수 요소들과 연관된 작업을 일정 부분 진행할 것이다. 필라테스가 구체적으로 골프를 위해 특수한 훈련을 구성한 바 없었음에도 고전적인 필라테스의 레퍼토리에 나오는 모든 동작은 이 책의 각 설명 파트들을 정리하는 데 매우 효과적이다. 그렇기 때문에 우리는 스윙의 구체적인 효과를 가능한 한 자세하게 다루기 위해 특정 동작들을 변형해볼 것이다. 또한, 훈련 프로그램에서는 '보조 연습'이라고 정의할 다른 파트들도 보게 될 것인데, 이는 사실상 스윙에서든 필라테스에서든 매우 중요한 역할을 수행한다.

원 리

*(고유수용감각과 신체를 분리해서 지각할 수 있는 능력은
필라테스 원리를 기반으로 한 훈련에서 비롯된 두 가지 요소다)*

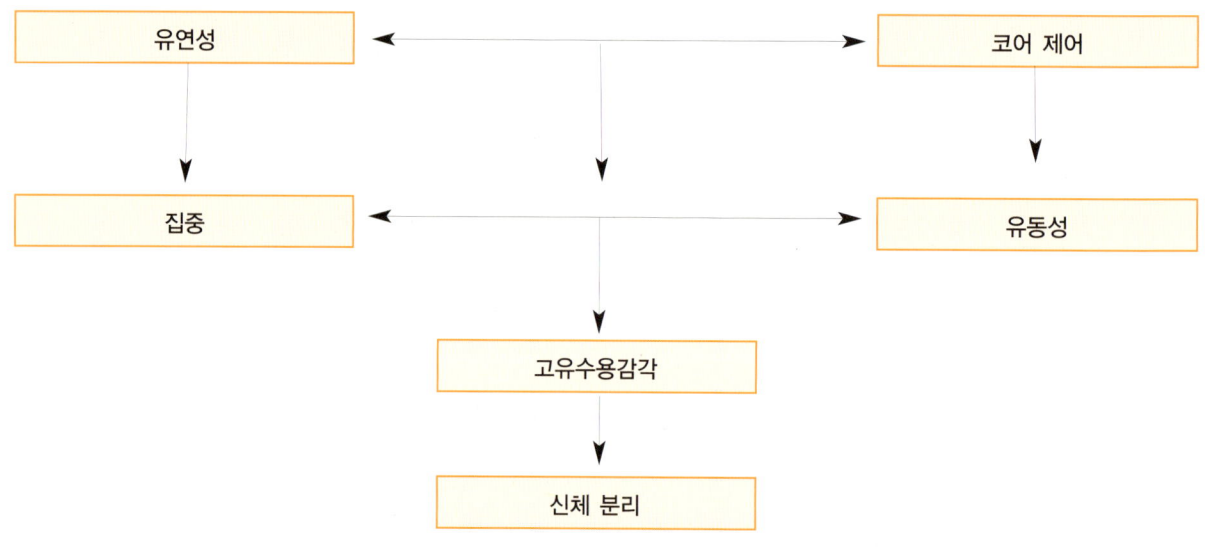

올바른 자세 습관 자세 습관의 질은 상황에 따라 신체를 바르게 정렬할 수 있는 능력과 직접적으로 연관되어 있다. 필라테스에서 정렬의 중요성은 골프 수행과도 긴밀하게 연관되어 있다. 스윙 동작에서도 힘의 분산이 시작 시의 바른 자세에서 비롯되듯이 각 연습 동작들은 바른 정렬 상태에서 출발해야 한다. 다른 한편으로는 이러한 자세적인 부분을 훈련한다면 동작을 수행하는 동안 관절들이 감내해야 할 스트레스를 줄일 수 있을 것이다. 그렇게 되면 좋은 자세 습관은 스윙 시의 바른 정렬에 도움이 될 것이고, 동시에 바른 정렬은 움직임이 진행되는 동안 관절에 가해지는 스트레스를 줄여줄 것이다.

최상의 기능적 움직임 이 파트는 올바른 자세의 제어 능력과 간접적으로 연관되어 있다. 골프의 모든 움직임은 3가지 면에서 발생하고, 따라서 이 3가지 면에서 일어나는 움직임 중 하나에 제약이 생긴다면, 스윙 동작도 직접적으로 영향을 받을 것이다. 스윙에서는 샷을 만들기 전 시점에 동작을 구성하고 움직임을 가속시키다가 샷을 통해 감속시켜야 한다. 이 모든 과정에서 관절은 정상 범위 안에서 움직여야 한다.

안정성 골프에서 안정성은 스윙 동작이 이루어지는 동안 견고한 자세를 유지하게 해주는 요소다. 신체의 몇몇 단편적인 부분을 안정화시키면 다른 부분들을 더욱 효과적으로 움직일 수 있는 것은 확실하다. 안정성이 확보되면, 신체 협응력이 증가될 것이고 부상의 위험을 줄여줄 것이다. '안정성'이란 균형, 코어 제어, 근육의 저항력이라는 세 가지 요소를 적절하게 조합한 것이라고 정의할 수 있다. 움직임이 일어나는 동안 신체 각 부위가 분리되고 다시 질서 있게 연결되면서 안정화된다.

유연성 필라테스와 연관된 동작들은 근육을 단축 및 신장시키면서 근육계를 훈련한다. 이는 근육의 단축성 수축과 신장성 수축을 일으킨다는 것을 의미한다. 이러한 점 덕분에 필라테스는 유연성을 감소시키지 않고 동시에 근육을 강화시켜준다. 적지 않은 수의 프로 골퍼들은 골프에 응용된 신체 준비 프로그램을 하면서 "단축된 근육은 최고의 스윙 동작을 하는 데 큰 지장을 초래할 수 있다"라고 말한다. 또한, 유연성은 노화와도 연관되어 있는데, 특히 50세 이후 점차적으로 유연성이 떨어진다는 사실은 충분히 연구된 바 있다.

협응력 협응력은 필라테스에서 가장 중요한 요소 중 하나다. 가동성과 안정성이 최상의 균형을 이룰 때 높은 수준의 협응력이 일어난다. 골프에서 협응력은 움직임에 참여하는 다양한 신체 부위에 최상의 방식으로 힘을 전달한다.

운동 사슬

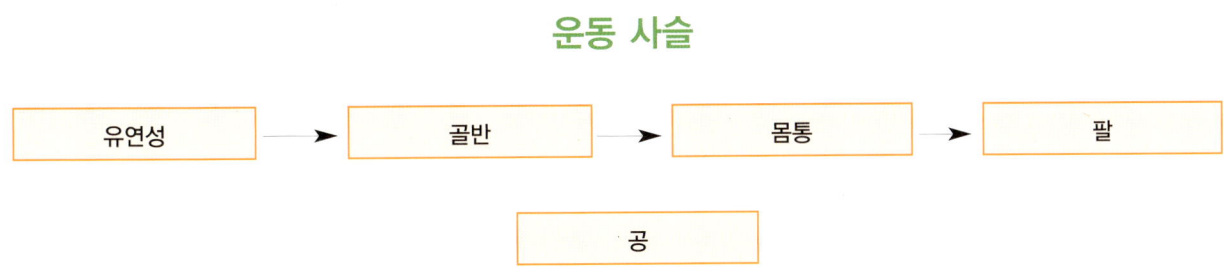

신체의 단편적인 부분들은 위와 같은 운동 사슬을 형성하고, 이 사슬을 통해 충격에 대응할 수 있는 에너지가 흐른다. 이 사슬의 각 요소에는 발목, 무릎, 어깨, 손목 같은 더 작은 사슬들이 존재한다. 이들은 서로 연결된 상태로 움직임을 효과적으로 전달한다. 이 모든 요소를 효과적으로 협응시킬 수 있는 열쇠는 고유수용감각이다. 이는 우리의 감각 레이더 안에서 운동의 질을 높여주는 묘약과 같은 요소이고, 이로써 실제로 스윙 효과도 증진시켜줄 것이다.

PILATES & GOLF

> 코어를 통해 몸통의 움직임을 주도하고, 신체 축의 안정성을 통해 복사근의 긴장감을 자각하도록 노력하라. 회전 시 복사근은 협력근 역할을 하면서 수축한다. 신체가 회전하는 방향과 같은 쪽 외복사근이 수축하면서 동시에 반대쪽 내복사근이 수축한다. 여기서 엉덩이는 스윙의 원동력이 된다. 회전이 일어나는 동안 코어가 제어되면서 가동성과 안정성 사이의 균형을 이루도록 한다.

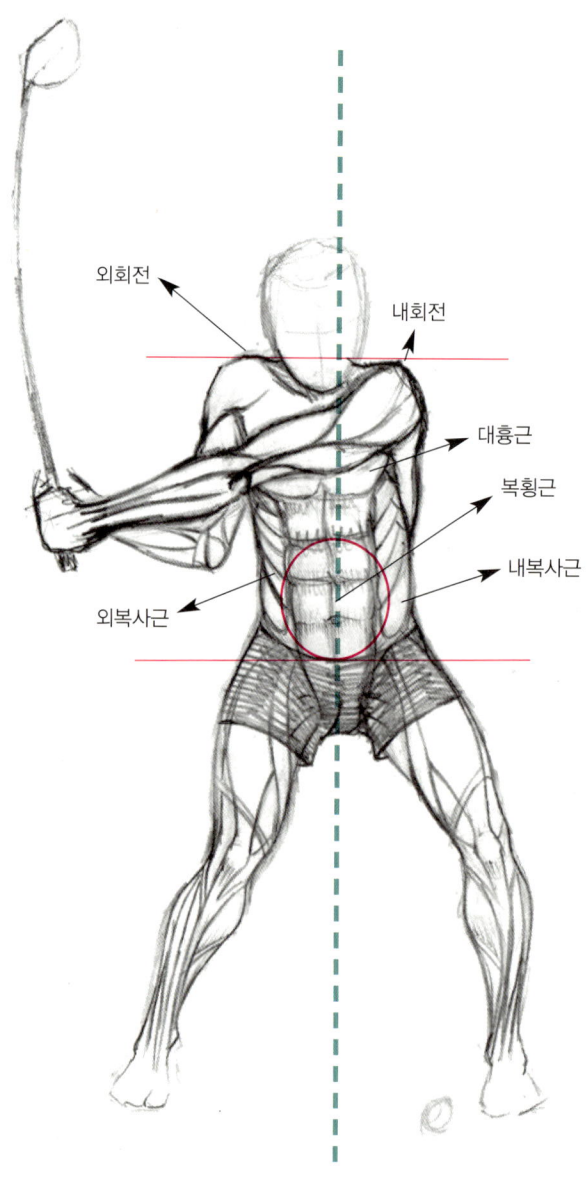

> 자세가 무너지면 이 모든 과정에 부정적인 영향을 끼치며, 이렇게 되면 골프 수행을 위한 훈련 프로그램의 목표를 설정할 때 자세를 재교육하는 것이 우선되어야 할 것이다.

골프 연습에 적용 가능한 필라테스 원리   PILATES & GOLF

조셉 필라테스는 자신의 프로그램을 디자인할 때 구체적으로 골프를 위해 설계하지는 않았다. 따라서 골프 수행에서 필라테스 원리를 직접적으로 스윙과 연관 짓기 위해서는 그 원리들을 적용하는 것이 가치 있는지 평가할 필요가 있다. 따라서 필라테스의 고전적인 레퍼토리 동작과 변형 동작들을 설명한 뒤, 유일하게 필라테스 원리가 포함되어 있으면서 스윙에 더욱 정확하게 연결할 수 있는 동작들을 따로 구체적으로 정리할 것이다. 이러한 방식으로 필라테스의 오리지널 레퍼토리 동작들과 필라테스 원리에 입각하여 디자인된 (오리지널이 아닌) 다른 동작들을 구분하여 설명할 것이다.

호 흡

평상시에 호흡은 높은 수준의 정확도를 요구하는 스포츠나 신체 활동에서 무시하기 어려운 요소다. 골프에서 호흡의 요소는 잘못 제어하면 테크닉 수행의 효과에도 지장을 줄 수 있음은 당연하다. 호흡은 자세와 긴밀한 연관성을 갖고 있고, 잘 훈련된 호흡은 신체의 균형과 리듬을 개선해주며, 늑간근과 횡격막을 함께 단련시켜준다.

호흡 활동을 자세하게 분석함으로써 호흡의 중요성이 어느 정도 비율을 차지하는지 추측할 수 있을 것이다. 흉곽과 횡격막에 호흡이 일으키는 다양한 움직임을 표면적으로만 훑어보아도 척추의 안정성에 몇 가지 영향을 끼친다는 사실을 알 수 있을 것이다.

흉곽에서의 효과

정상적인 신체는 흡기 시 흉곽이 3차원적으로 팽창하면서 흉부의 지름을 변형시키며, 이러한 흉추와의 연관성으로 인해 척추 커브의 반경에도 변형이 일어난다. 이러한 조직적인 변화들은 어깨의 올바른 안정성에 도움을 주지만, 반대로 호흡 시 흉곽의 수직 지름만 팽창시킨다면(부가적 근육을 이용한 호흡), 그 결과는 상당히 부정적일 것이다.

필라테스에서 호흡은 각 동작에 안정화 효과를 확립하는 데 필수적인 요소로 간주된다. 그것이 미적인 안정성이든, 역동적인 움직임에 대한 안정성이든, 움직임과 파워 하우스 사이의 연결고리로 호흡의 요소를 각 동작에 늘 적절하게 이용해야 할 것이다.

필라테스에서는 들숨과 날숨 시 '인위적인 횡격막 호흡'이라고 부를 수 있는 호흡 훈련을 하게 될 것이고, 이는 흉곽의 3차원 반경을 팽창 및 축소하면서 한 호흡 사이클마다 횡격막과 골반 기저를 움직이게 한다. 각 동작을 하면서 복부를 부풀리지 않은 채 흉곽을 팽창해볼 것이다. 이때 배꼽은 앞으로 내밀지 말아야 한다(그렇게 되면 복횡근이 효과적으로 수축하지 못하게 될 것이다). 동작 연습 시 갈비뼈의 움직임을 시각적인 레퍼런스로 삼아 호흡 훈련을 진행하도록 한다. 옆구리와 등을 이용해 갈비뼈를 팽창시키면서 숨을 들이마신다(시원한 돌풍이 요추 사이로 통과한다고 상상해보라). 갈비뼈를 닫으면서 숨을 내쉬고 배꼽은 척추 쪽으로 가까이 끌어당긴다(당신의 폐가 공기로 가득 찬 풍선이고, 풍선 속 공기를 완전히 비운다고 상상해보라).

> 호흡을 단련하기 위한 효과적인 훈련은 척추의 가동성을 증진시켜줄 수 있다. 호흡법이 올바르면 움직임이 이루어지는 동안 척추에 압박이 가해지는 것을 감소시킬 수 있다. 요약하자면, 호흡법이 바르지 못하면 움직임에 불필요한 근육이 동원될 수 있으며, 이는 스윙의 속도와 매끄러움에 부정적인 영향을 끼치게 된다.

PILATES & GOLF

호흡을 위한 부수적인 근육들 들숨 시 호흡량을 증가시켜주면서 상승모근의 수축을 일으키는 모든 근육이 여기에 해당한다. 어깨가 눈에 보일 정도로 올라가면서 숨을 쉴 때 이 근육들이 개입한다. 호흡과 관련된 이러한 근육을 사용하는 것은 절대적으로 금기시되는데, 기술적인 면에서든 건강 면에서든 지장을 초래하기 때문이다. 어깨 부위에 불편감이 있을 때 통증이 느껴지는 부위를 보호하기 위한 방법으로 이러한 종류의 호흡을 경험하게 되는데, 이러한 호흡 양상은 정상적으로 호흡을 주도하는 근육들이 제 역할을 하지 않아 피로감이 과해질 경우 나타날 수 있다.

스윙 시 호흡을 통합할 수 있는 방법
어느 순간 갑작스럽게 호흡법을 바꾸려고 한다면 아마도 당신은 실패할 것이다. 이는 간단히 추측할 수 있는 결과인데, 장기간 골프 수행 시 고착화된 호흡 습관은 고유수용감각 시스템에 완벽하게 인식되어 있기 때문이다. 호흡 습관을 다양하게 바꾸려면, 먼저 단순하고 쉬운 움직임에 적용해보아야 할 것이다. 스윙 동작들을 구간별로 나누어 호흡이 각 구간에 독립적으로 통합될 수 있도록 할 수도 있다. 예를 들어, 백스윙에 들어가기 전 셋업 시 안정감을 잡는 데 호흡을 이용할 수 있을 것이다. 다리 위에 위치한 몸통의 기저를 단단하게 고정한 뒤 숨을 들이마시고, 복횡근을 수축하면서 척추를 길게 늘리며 숨을 내쉬어보라. 이 첫 단계를 통해 팔을 흔들기 전에 상당한 안정감을 느끼게 될 것이다. 두 번째 단계로는 골프채를 들어 올리며 엉덩이와 어깨를 회전할 때 숨을 들이마실 수 있다. 이 동작에서 숨을 들이마시는 동안 부수적인 근육들이 사용되지 않도록 유의해야 한다(어깨를 들어 올리지 않도록 한다). 다운스윙에서는 숨을 내쉬어 몸통이 회전하는 동안 요추 부위를 안정시키도록 한다.

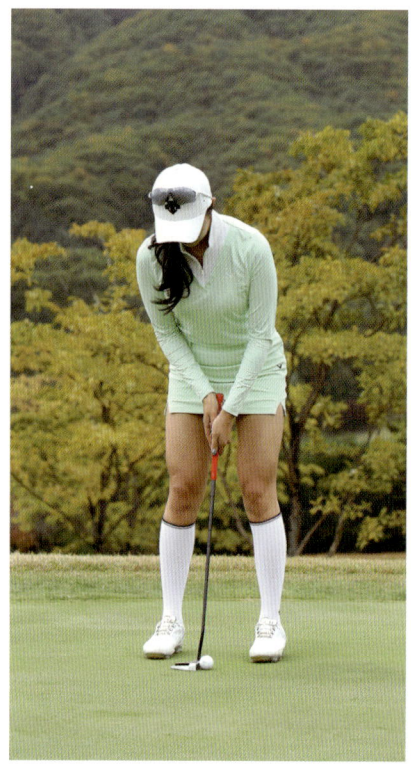 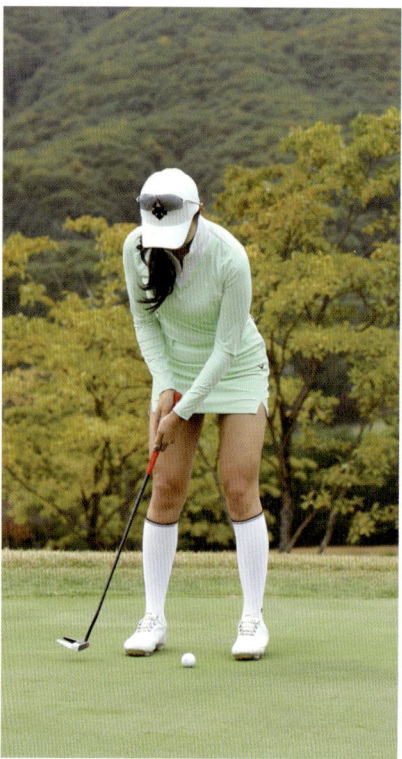 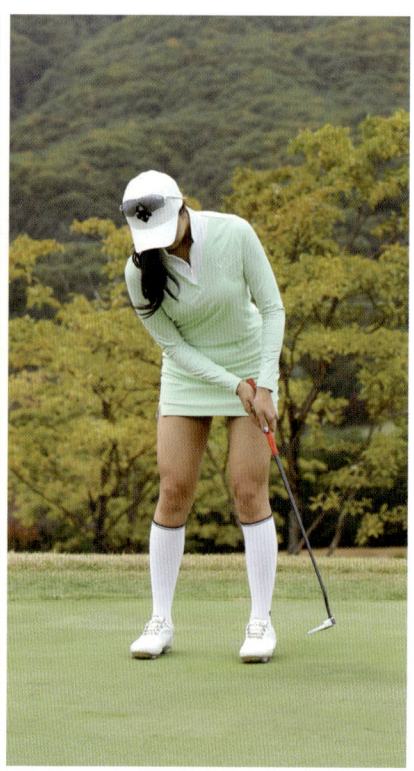

호흡의 제어는 골프 수행에 정확도를 높여줄 것이다. 움직임이 진행될 때 호흡 근육들이 올바르게 개입된다면, 근육이 올바른 시퀀스를 따라 동원되기가 더 쉬워질 것이다.

척추 늘리기

어떤 종류의 움직임에서든 척추를 가볍게 늘리게 되면 척추 마디 사이의 압박을 제한할 수 있을 뿐만 아니라 척추에서 일어날 수 있는 다양한 움직임이 수월해지도록 할 것이다. 이러한 척추 압박 방지 수단은 골프 현장에서도 적용될 수 있다.

스탠드 자세에서 척추를 길게 늘리면, 적절한 정렬 상태가 되어 회전 움직임을 용이하게 할 것이다. 척추 중립은 필라테스에서 중요하게 다루어지는 개념이며, 이 경우 또한 적용해볼 수 있을 것이다. 등 부위의 커브가 중립 위치에 가까울수록 회전 움직임 또한 더 매끄럽고 자연스러워질 것이다.

척추를 늘리게 되면 동시에 우리 몸의 자가 성장 체계를 활성화시키는데, 견갑대와 복부를 구성하면서 반사적으로 안정성을 잡아주는 근육 사슬에 장력이 발생한다. 이러한 효과를 느낄 수 있는 연습 방법은 다음과 같다. 골프채를 잡은 시작 자세에서 정수리가 목에서부터 하늘 방향으로 부드럽게 당겨진다고 상상한다. 이때 목은 나머지 척추 부위로부터 가볍게 당겨지면서 척추뼈 사이의 공간이 미세하게 증가하는 것을 느낄 수 있을 것이다.

이 순간에는 당신이 의도하지 않았어도 복사근이 완벽하게 수축되고 등 상부의 견갑골 사이가 좁아지는 것을 알아차릴 수 있을 것이다. 이는 공을 타격하기 전, 다양한 변수를 계산하고 처리하기 위한 정확도를 높이는 데 도움이 될 것이다. 마지막 자세가 척추나 엉덩이의 움직임을 저지해서는 안 된다.

이는 에너지 소모가 심하지 않은 부드러운 움직임이다. 등 상부가 어떠한 상황으로 인해 움직임에 제약이 생겼을 경우, 척추를 늘리는 연습이 척추에 또 다른 긍정적인 측면을 발휘하게 된다. 스윙 이전에 척추를 길게 늘려주면, 척추가 움직일 수 있는 모든 운동 부위 사이로 회전력이 분산될 것이고, 어느 한 부위에만 지나치게 많은 힘이 몰리는 것을 방지해줄 것이다. 이는 회전 움직임이 척추에서 가장 빈번하게 발생하는 외상 장애의 원인이라고 지적하는 연구들을 참고한다면, 상대적으로 중요한 측면이라고 할 수 있다.

마찬가지로 골프의 특수한 경우 축을 늘려주는 것은 경추와 견갑골 사이를 연결해주는 근육들을 스트레칭해줄 것이다. 척추를 늘리는 움직임이 일어나는 동안 견갑골이 미끄러지듯 움직임으로써 견갑거근의 전형적인 수축을 피할 수 있을 것이다. 이 근육이 수축될 때 견갑골의 올바른 가동성을 무너뜨리고, 그로 인해 팔은 90° 이상 바르게 들어 올리기 어렵게 된다. 요약하자면, 앞서 설명한 모든 내용은 다음과 같은 가정을 확립하기 위한 예시였을 뿐이다. 지나치게 올라간 어깨로 동작을 수행하면, 견갑거근은 다른 근육들보다 우세해질 것이고, 시간이 경과하면 근육 통증을 유발할 가능성이 있다.

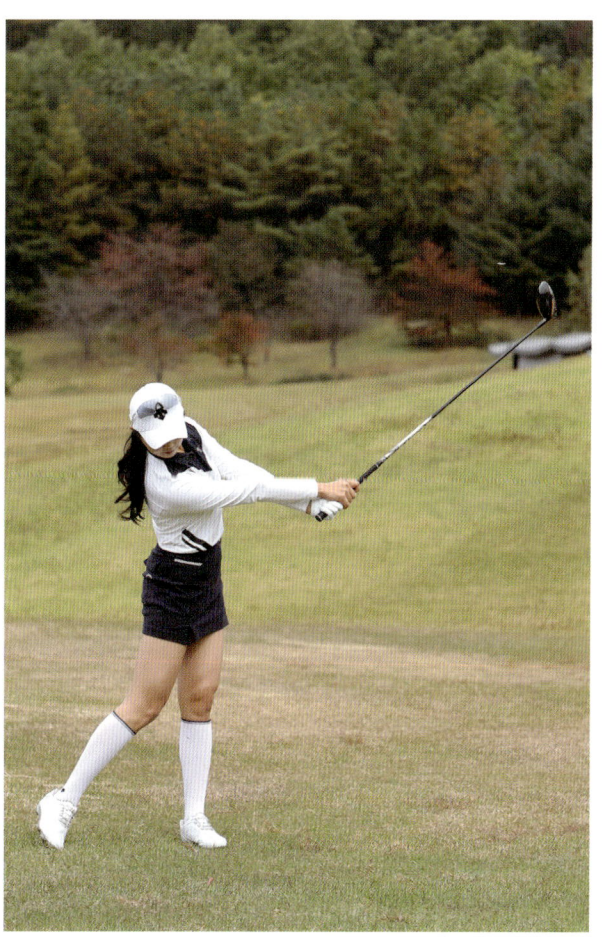

본래 자연스러운 생리적 커브를 가진 척추 정렬에서는 추간 연골에 가해지는 압박이 골고루 분산된다. 척추를 가볍게 늘려줌으로써 척추에 가해지는 압박을 제한할 수 있다.

견갑대의 구성

PILATES & GOLF

골프 연습에서는 흔히 견갑대를 움직이고 안정화시키는 근육 사슬이 개입하는 것을 관찰할 수 있다. 백스윙에서든 다운스윙에서든 견갑골을 제어할 수 있는 능력 여부에 따라 견갑골의 위치는 타격의 정확도에 다양한 영향을 미칠 수 있다. 따라서 어깨와 공 사이의 특정한 거리는 견갑골을 전인하거나 후인하는 것만으로도 현저하게 달라질 수 있다. 따라서 견갑골을 움직이고 안정화시키는 것을 배움으로써 스윙에서 정확도를 더욱 강화할 수 있다.

다른 한편으로는 이 부위를 훈련하면, 골프 수행 시 취하는 견갑대의 다양한 자세를 관찰함으로써 스윙에서 구체적으로 견갑골이 차지하는 중요성을 이해하는 데 도움이 될 것이다. 단순히 말하자면, 어깨 부위를 편하게 움직이지 않고 있다는 사실을 자각하는 것만으로도 발전할 수 있다는 뜻이다. 이는 첫 번째 순서로 관찰 연습을 해야 하는 이유이기도 한데, 이 부위에서 스윙을 하지 못하고 있을 가능성이 있기 때문이다.

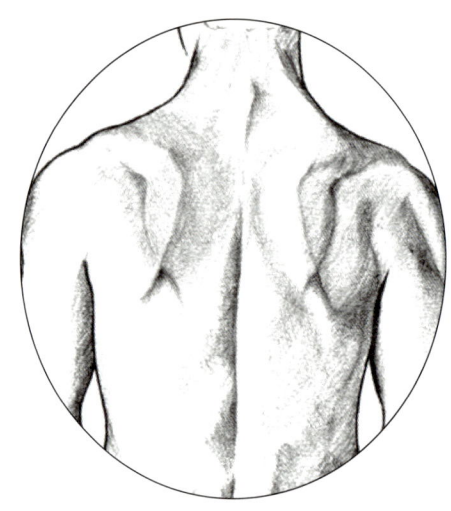

1. 평상시 호흡할 때의 자세에서 견갑대의 움직임이 개입되고 있는지 관찰할 수 있을 것이다. 숨을 쉴 때 어깨를 과도하게 들어 올리고 있다면, 호흡을 주도하는 근육보다 부속적인 근육들이 동원되고 있다는 뜻이다. 과도하게 수축된 등의 가장 위쪽 부위로 골프를 수행한다고 가정한다면, 이 부위를 다양하게 움직여보는 것이 도움이 될 수 있다. 게다가 이 문제는 당신이 장기간 골프를 수행하면서 앓고 있을 수도 있는 목의 긴장감을 일으키는 원인 중 하나일 수도 있다.

2. 견갑골이 흉곽의 바른 위치에 유지될 수 있도록 해주는 근육들은 스윙이 진행되는 동안 견갑골이 최상의 위치에 유지되도록 할 것이다. 반대로 스탠드 자세가 무너져 있거나 골프채가 공을 향하고 있는 궤도가 잘못되어 있을 경우도 있다. 견갑대를 안정화하기 위해 취할 수 있는 움직임을 이해하는 데 도움이 될 만한 모든 연습은 현재 당신이 사용하고 있는 기술 수행에 대한 자각도를 높여줄 것이다. 견갑골을 척추에서 분리하는 연습들을 먼저 수행함으로써 이후에 견갑대와 흉추를 경추와 통합하여 회전할 수 있다.

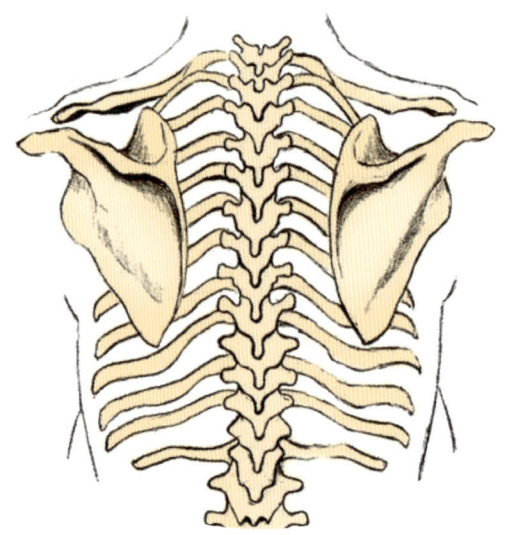

스윙의 테크닉 수준이 어느 정도인지와는 별개로 견갑대를 적절히 안정화할 수 있도록 노력해야 할 것이다. 이는 어깨 관절의 안전한 가동범위를 지키는 것과도 연관되는 이야기다. 견갑대를 제대로 제어하지 못하는 약한 어깨는 타격으로 발생한 관성에 쉽게 동요될 것이며, 그 결과 어깨(회전근개) 부상을 입을 위험을 감수해야 할 것이다.

움직임에 관한 몇 가지 세부 사항   PILATES & GOLF

척추 관절은 스포츠 현장에서든 일상생활에서든 그 어떤 현장에서도 일어날 수 있는 움직임에 거의 전반적으로 개입한다. 골프 수행에서 이 점에 주목하는 것이 흥미로운 이유는 타격이 일어날 때마다 척추의 여러 면에서 관절들이 조합된 움직임을 일으키기 때문이다. 좋은 움직임의 구성은 스윙을 하는 데 움직임의 폭과 속도에 대한 감각을 매우 다양하게 느끼게 해줄 것이다.

첫째로, 앞서 척추에 관해 구체적으로 다룬 장에서 언급했듯이, 단순한 연습을 통해 척추의 가동범위를 조심스럽게 찾아보아야 할 것이다. 이런 단순한 연습은 정확히 어떤 훈련이 더 필요한지에 대한 방향을 잡아줄 것이다. 일반적으로 척추는 특정한 면이나 커브 중 한 곳에서 어떤 움직임에 대한 크고 작은 제약 없이 거의 모든 면에서 많은 움직임을 소화할 수 있다.

스윙을 위한 척추의 움직임을 바르게 연결하고 구성하는 연습들을 실험해보기 위해서는 발생 가능성이 있는 제약들을 조사해보고, 그 제약들을 다루는 연습을 하는 것이 첫 단계일 것이다.

척추가 굴곡할 때 다른 운동면에서의 가동범위가 줄어든다는 연구가 있다. 이러한 주장에서는 척추가 중립 상태로 움직임을 시작할 경우 척추에서 회전이 일어날 수 있는 가동범위가 가장 넓어진다는 사실을 논리적으로 유추할 수 있을 것이다.

결과적으로, 척추가 소화 가능한 가동성과 안정성의 비율이 어느 정도인지는 물론, 척추를 얼마나 바른 자세로 정렬하고 있는지에 주의를 기울인다면 스윙도 더 효과적이고 자연스러워질 것이다.

스윙 같은 움직임을 신체에 해가 되지 않으면서도 신체가 감내할 수 있는 정상적인 움직임으로 변화시키려면, 척추를 통해 선날뇌는 힘이 가능한 한 균형 집힌 방식으로 분산될 수 있도록 하는 동작들을 탐구해야 할 것이다.

> 홀에서 가까운 공을 타격하기 위해서는 가동범위가 넓지 않아도 되기에 골퍼의 척추가 명백하게 굴곡된 상태임에도 스윙을 하는 데는 문제가 되지 않을 것이다. 이 경우 회전 동작은 최소 두 개의 축에서 일어나게 된다. 또한 척추에서는 움직임이 제대로 고르게 분산되지 않을 것이다. 두 축의 교차가 흉추의 회전에 기반점(받침점)이 되지만, 이러한 공을 타격할 때는 힘이 고르게 분산되지 않는 상황은 상대적으로 덜 중요하게 되고, 이는 시간이 지날수록 또 다른 불편한 점들을 초래할 가능성이 있다.

하지의 정렬과 지지

골프 수행에서 지지 기반은 분명히 정확하고 효과적인 움직임을 위한 열쇠 중 하나일 것이다. 골퍼가 필드에서 두 발 간격을 얼마나 구체적으로 설정하는지 관찰하는 것이 통상적인데, 마치 발바닥 아래의 고르지 못한 부분들마저 모두 느끼려는 듯한 인상을 준다. 이러한 의식을 진부한 것으로 치부해서는 안 된다. 실제로 하지를 통한 최적의 지지 상태는 매 순간마다 필요에 따라 몸무게를 효과적으로 분산할 수 있다는 것을 쉽게 증명할 수 있을 것이다. 이는 우리 몸 전체의 후면 구성과 회전 축에 직접적인 영향을 준다.

적지 않은 경우, 단순히 지지 기반을 개선하는 것만으로도 더 나은 결과를 얻을 수 있는데, 순전히 기술적인 움직임에만 국한된 것이 아니라 타격을 마주했을 때의 감각을 개선시키는 데도 도움이 될 수 있다. 이는 시합 중 자신감과 확신감을 북돋아주는 또 다른 무기라고 명백히 해석할 수 있다. 단단하고 확고하며 잘 구성된 지지는 타격에서 긍정적인 첫 인상을 심어줄 수 있다.

따라서 지금까지 고찰한 모든 내용을 통해 잘못된 지지 기반으로 초래될 수 있는 부정적인 면을 추론해볼 수 있다. 발의 지지는 분명히 발목과 무릎에 무게가 분산되면서 어떠한 정렬을 취하게 될지를 결정해줄 것이다. 무릎과 고관절은 최적의 정렬 상태를 유지하여 무게 분산에 변화가 생기지 않도록 해야 하며, 그보다 더 중요한 것은 골반 양쪽 면의 높이가 같거나 가능한 한 대등해야 한다는 것이다.

신체 축을 잘 정렬하기 위해서는 지속적으로 골반 양쪽 면 사이의 완벽한 균형을 추구하는 것이 필수다. 공 앞에서 자세를 취하는 순간, 등 하부 정렬이 갖는 중요성에 대해 논할 때 골반 양쪽 면의 높이는 필수적인 요소다.

마찬가지로 평지에서는 상대적으로 몸을 쉽게 지탱하고 정렬할 수 있으므로 이 경우 움직임에서 신체 축은 가장 넓은 가동범위로 회전할 수 있게 된다. 불균형한 자세를 취해야 할 필요가 있는 경우, 발목과 무릎은 골반의 균형을 잡아주는 완충 장치의 역할을 한다고 볼 수 있다.

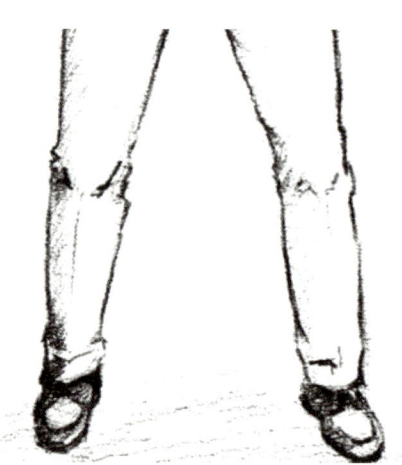 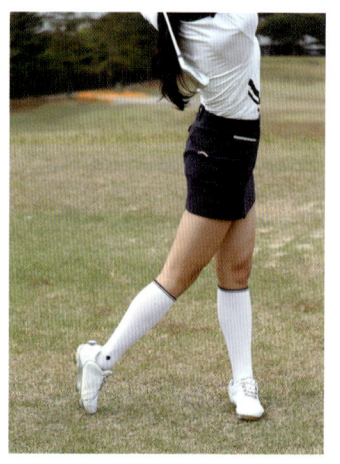 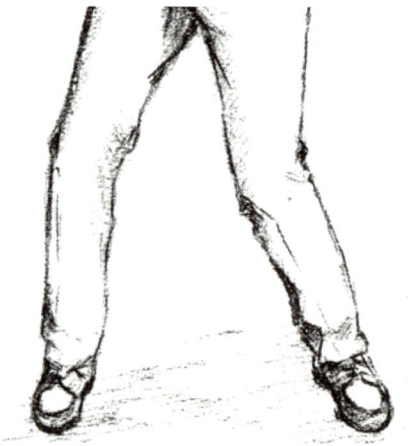

위 이미지에서 골반은 분명히 바르게
정렬된 것을 볼 수 있지만,
왼쪽 다리가 비틀어져 있다는 것은
의심할 여지가 없다.
무릎 아래에서 발목이 회전된 모습은
이 연결 동작에서 일어날 수 있는
또 다른 잠재적인 손상을 짐작하게 한다.

지지 기반을 구성하는 모든 조직의 최종적인 목표는 양쪽 골반의 균형과 대칭을 이루는 것에 중점을 두어야 할 것이다. 이 파트에서는 이런 귀중한 지지 기반을 다지기 위한 효율적인 근육을 형성하려고 노력할 것이다. 이를 위해서는 골프 시합 내내 우리 몸의 근육이 비슷한 수준으로 반응할 수 있게 만드는 것이 목표가 된다. 대퇴사두근이나 비복근의 경우, 마지막 홀들을 남겨두고 있는 시점에서 흔히 피로해지기 쉬운 근육들이고, 단축된 햄스트링도 마찬가지다.

대퇴사두근, 햄스트링, 비복근 및 골반을 3차원의 면으로 둘러싸고 있는 근육들은 각 연습 파트마다 따로 설명할 필요가 있고, 힘과 저항성을 유연성과 접목하여 훈련해야 할 것이다. 다리 근육이 어떠한 형태의 불균형 상태(지나치게 짧은 햄스트링, 약해진 대퇴사두근 혹은 골반 굴곡근의 단축)를 띠고 있는지 관찰할 필요가 있다. 이러한 변형된 상태에 대해서는 각 동작 설명에서 더 자세히 언급할 것이다.

마지막으로 요약하자면, 스윙 시 한쪽 다리에서 다른 쪽으로 무게중심을 바꾸는 과정에서 관성 모멘트가 일으키는 불균형 정도는 스윙을 시작하는 시점에서 기반을 얼마나 안정적으로 잡고 있는가에 달려 있음을 명심해야 할 것이다.

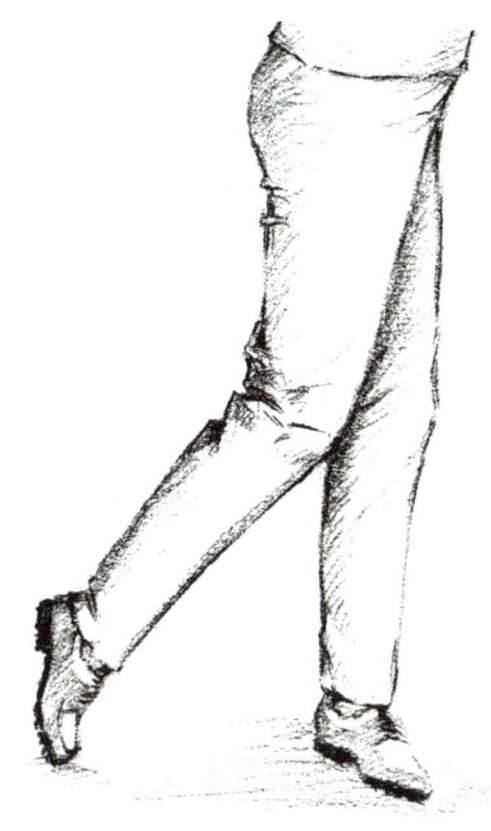

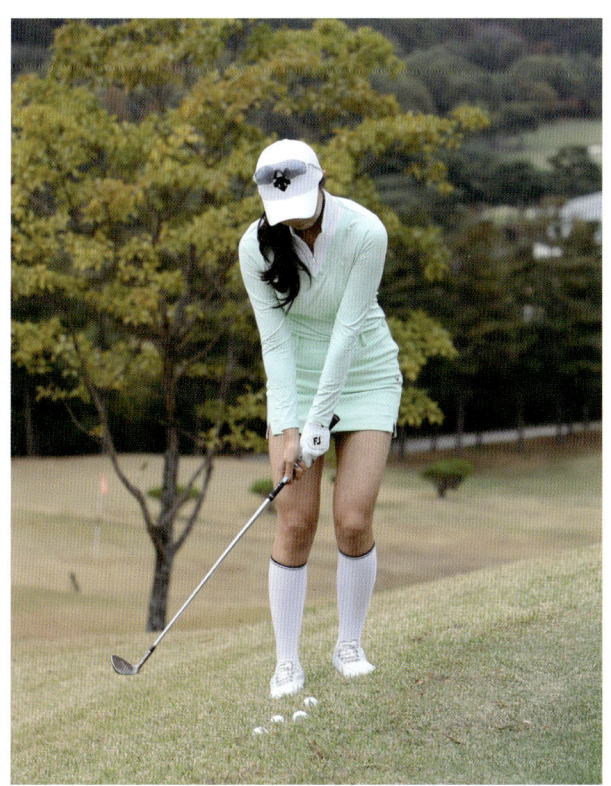

파워풀한 힘을 일으키기 위해
단단한 기반을 형성하면서
스윙의 안정성을 제어하라.
우리 몸의 하지에 해당하는 다리, 골반 그리고
두 발은 스윙을 지지해주는 요소들일 뿐만 아니라
이들 자체가 힘의 원천이다.
백스윙을 하는 동안 하지의 기반을 잃게 되면,
어깨를 바르게 회전할 수 없게 될 것이다.
백스윙에서 오른쪽 무릎이
어떤 식으로 몸통의 회전을 버텨내면서
굴곡된(무릎이 접힌) 상태를 유지하는지를 느껴라.

> 이상적인 움직임은 오직 하나의 중심 축으로 회전하는 것이다. 이러한 형태의 움직임은 척추도 훨씬 더 제어하기 수월해질 뿐 아니라 회전 속도와 폭을 상당히 증가시켜줄 것이다.

필라테스를 통해 스윙 동작 개선이 가능한가?

골프 연습을 위한 가상의 훈련 프로그램들의 효과에 대한 다수의 질문은 분명히 이와 같을 것이다. 과연 이 프로그램으로 스윙을 개선할 수 있을까? 이 시점에서 우리는 스윙에서 나타날 수 있는 기술적인 오류들은 필라테스 전공이 아닌 실력 있는 골프 전공 교수를 통해 수정되어야 한다는 점을 충분히 명심해야 한다. 그런 한편으로 신체적인 한계나 협응력, 유연성 문제 등으로 인한 특정 오류들은 좋은 필라테스 교수를 통해 스윙의 질을 향상하기 위한 열쇠를 찾아낼 수 있다는 점도 분명하다. 저자의 관점에서 봤을 때, 우리의 훈련 목표는 단순히 이 한 가지 측면에 집중할 것이 아니라 다른 다양한 사항을 더 관찰해야 한다고 본다. 그러면서도 분명히 스윙이 더욱 매끄럽고 잘 제어되면서도 자연스러워져야 할 것이다.

이러한 기술적인 측면들을 실현시킬 능력이 없다면, 더욱 완벽한 프로그램을 계획해서는 안 된다고 생각한다. 훈련을 통해 건강 자체가 증진되는 만큼 골프 수행 능력도 향상되어야 하는 것이 목표이기는 하지만, 이는 골퍼로서 신체적 건강이 스윙을 개선하기 위한 기술적인 발전을 위한 수단에만 국한되어야 한다는 의미는 아니다.

골프 수행에 필요한 요소에 맞춰 응용된 필라테스로 훈련하는 목적은 여러 장에 걸쳐 장황하게 설명하지 않아도 된다. 첫째로, 견갑대와 골반이 좋은 가동성을 유지하는 것이 중요하다. 신체 구조에서 이 두 부위의 가동성을 증가시키려면, 두 부위의 움직임 체계 속에서 균형을 잡고 제어하는 능력이 현저하게 향상되어야 할 것이다.

스윙을 할 때 팔이 균형을 잡는 과정에서 일어나는 움직임은 다리의 기반과 상충된다는 사실을 염두에 두어야 할 것이다. 스윙을 더 쉽고 매끄럽게 수행하기 위해서는 앞서 언급한 두 신체 부위를 지지하고 움직이는 근육 사슬을 최적화하는 데 주목한다면 많은 효과를 볼 수 있을 것이다. 하지만 과연 견갑대와 골반의 기능을 최적화하는 것만으로 충분할까? 물론 수 년 동안 부상 없이 골프를 수행하기 위해 자신의 수행 능력을 무한히 갈고 닦고자 한다면, 훈련에 임하는 데 더욱 세심해지려고 노력할 수 있다.

이는 발전하는 데 중요한 점이고, 세부적으로 주의를 기울이는 것은 우리의 목표에 핵심적인 열쇠가 될 것이다. 분명히 위에서 언급한 요인들은 발전을 위한 좋은 시작점일 것이다. 그러나 어느 한 관절에 제약이 생겨 본래의 자연스러운 기능을 발휘하지 못하게 되면 기술적인 움직임에 보상 작용을 일으킬 수 있을 것이고, 이는 같은 방식으로 스윙에서도 척추나 골반 또는 심지어 우리 몸의 지지 기반에 보상 작용을 일으켜 스윙의 효율성에 지장을 줄 것이다. 이렇듯 생체역학적으로 평지에서의 수행 능력(움직임의 질)을 효과적으로 개선하는 것은 쉽게 얻을 수 있는 부분이 아니지만, 수행 능력에 본질적인 변화를 가져다줄 수 있다.

한 근육 사슬이 우세해지거나 약화될 경우, 신체 구조에 다양한 영향을 주게 된다. 우리의 우선순위 목표는 신체의 미학적 측면과 운동 수행에 더 밀접하게 개입하는 근육 사슬이 전반적으로 균형 잡힌 기능을 하도록 하는 것이다. 따라서 골프 연습에서의 육체적 훈련이 근본적으로 우리의 관절,

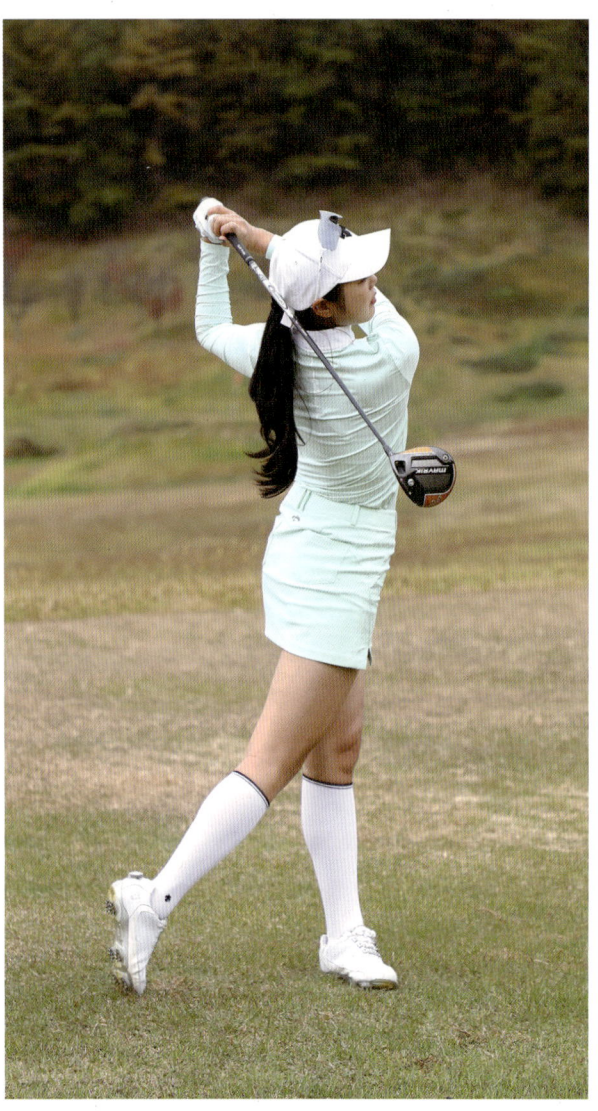

특히 척추 건강에 장애 요인이 될 수 있는지 자문해볼 수 있다. 답은 쉽지도 단순하지도 않지만, 분명히 아직까지 제대로 확립되지 못했을 것이다. 아마도 이런 식으로 자문해보면 어떨까. 신체가 자연스럽고 기능적으로 움직이는 데 해부학적으로 아무런 제약을 갖고 있지 않은 지극히 정상적인 신체를 가진 사람이 골프를 수행하는 것은 해로울 수 있을까? 가장 현명한 대답은 아마도 "그렇지 않다"일 것이다.

그렇다면, 아마추어 골퍼를 대상으로 한 통계조사에서 골퍼들이 종종 척추와 어깨 혹은 손목에 경미한 불편감을 호소한다는 보고가 나타나는 이유는 무엇일까? 이 질문에 대한 나의 관점은 골프 아마추어들의 대다수가 골프를 준비 운동이 필요한 스포츠로 인식하고 있지 않아서 이로 인해 장기적으로 척추나 어깨의 몇몇 움직임에 제한이 생기기 시작하고, 이에 대한 보상 작용으로 근육의 불균형이 발생한다는 것이다. 골프를 수행하는 사람은 이 과정에 고착되어 기술적으로 발전하기 어려워질 것이고, 전형적인 부상을 피하기는 더욱 어려워질 것이다. 스윙을 최적화할 수 있는가에 대한 질문으로 다시 연결하자면, 저자의 판단으로 최종적인 답은 "그렇다"라고 단호하게 말할 수 있다. 또한, 결론적으로 앞서 언급한 모든 내용을 토대로 정리하자면, 생체역학적인 움직임이 개선되면 더욱더 균형 잡힌 자세 습관을 갖게 될 것이다.

가장 안전한 방법으로 움직임을 개선하려면, 모든 관절과 근육 사슬의 자연스러운 가동성과 제어 능력을 회복하고 근육의 상태를 최적화하는 데 소홀히 하지 말아야 한다. 현재 고찰하고 있는 것과 같이, 골프의 특징 중 하나는 스윙을 통해 연출되는 이미지가 곧 골프를 수행하는 사람의 신체 구조에 존재할 수 있는 제약들을 여실히 드러낸다는 점이고, 이는 구체적으로 어떤 관절이 가동성이 떨어지고 약화되었는지를 순수하게 테스트할 수 있게 된다. 따라서 스윙 동작을 최적화하려는 노력은 실기 현장에서만 국한되선 안 된다. 스윙의 여러 가지 세부적인 면들을 분석하고, 신체적 약점을 최소화할 수 있는 특정한 훈련을 하는 데 일정 부분 시간을 투자한다면, 분명히 발전이 보장될 것이다. 첫 단계로는 전반적으로 유연성을 최대한 증가시키기 위해 관절들의 움직임이 3가지 운동면에서 모두 일어나는 단순한 연습들을 가지고 실험할 수 있도록 사선 기조 훈련을 할 것을 권한다. 몸통과 사지의 힘과 저항력을 기르는 훈련도 포함시킬 것이다. 두 번째 단계는 스윙에 직접적으로 개입되는 근육 사슬들의 유연성과 제어 능력을 강화하기 위한 구체적인 훈련을 하는 것이다.

> 적절한 훈련은 스윙에 개입되는
> 신체 구조들의 건강을 증진시켜줄 수 있다.
> 정도가 지나치거나 무모한 오류들을
> 멀리하는 것은 부상을 예방할 수 있는
> 최고의 방법이다.

움직임을 구성하는 데 최상의 시퀀스가 존재하는가?

기술적인 관점에서 봤을 때 분명히 이 파트는 여러 가지 해석을 열어놓을 수 있을 것이다. 이 책에서는 필라테스를 수행한다는 관점 하에 생체역학적인 시각으로 논리적인 시퀀스를 생각해보도록 한다. 필라테스 동작을 수행하기 위해 스윙 동작의 테두리 안에서 일어나는 움직임의 논리와 동일한 논리를 적용할 것이다. 우리의 제안은 골프 수행에서 철저히 기술적인 측면에 적용되는 논리와 상충되지 않는다. 이 논리의 기본 개념은 모든 움직임은 우리 몸의 골격 안에 흐르는 에너지를 가능한 한 균형 잡힌 방식으로 분산시키는 데 주력하도록 조직되어야 한다는 것이다.

이 논리를 진전시키기 위해서는 최종적인 움직임을 예상하고 이 움직임을 수행하기 위한 능력이 어느 정도인지를 판단하는 것만으로 충분하지 않다는 것을 이해하게 될 것이다. 이러한 방식으로 우리는 스윙 동작을 구성하는 잠재적인 움직임 주체에 대해 한 가지 옵션을 설정할 수 있다.

안정화 스윙 동작 중 스탠드에 해당하는 단계에서 자세와 신체 정렬 및 지지 기반을 점검하면서 안정성을 다룰 수 있다. 움직임에 능동적으로 참여하는 신체 부위 순으로 분리하여 안정화시켜볼 것이다. 이러한 맥락에서 봤을 때 안정화란 "의식적인 행위들을 무의식적인 움직임들과 조화시키고 지배하고 명령하는 것"이라는 개념으로 볼 수 있는데, 이는 움직임의 질에 직간접적으로 영향을 미칠 수 있다. 이는 심미적인 안정화(스탠드)부터 역동적인 안정화(백스윙, 다운스윙 등)까지를 포함한다.

호흡 우리 몸을 안정화시키고 나면, 호흡을 통해 공을 마주하는 자세에서 더욱 정교한 정렬을 작업해볼 것이다. 척추의 길이를 증가시키고 복부의 속근육과 요추 부위를 활성화하면 견갑대의 안정화와 관련된 근육 사슬의 톤을 증가시킬 수도 있을 것이다.

중심부 움직임과 조화를 이룬 호흡 효과 중 하나는 우리 몸의 중심부인 복부와 등 하부의 내부적인 수축이 일어난다는 것이다. 이 과정은 움직임을 더 정교하게 제어하기가 수월해지도록 하는데, 이로써 우리 몸은 움직임에서 일어나는 적당한 관성을 처리하기 시작할 것이다.

움직임 강화된 중심부를 통해 가동성과 안정성이 효과적으로 조합된 움직임을 구성할 수 있다. 안정된 상태를 경직된 상태와 혼동해서는 안 된다. 중심부를 제어하면서 움직일 때 느껴지는 감각들을 경험할 수 있을 것이고, 안정성과 가동성의 조화를 통해 우리 몸의 협응력을 증진시킬 수도 있다. 이러한 논리를 통해 신체 준비 훈련을 위한 합리적인 시퀀스를 찾아낼 수 있을 것이다. 따라서 협응력의 문제를 해결하기에 앞서 안정성과 가동성의 수준을 높이는 편이 더 권장된다. 그러므로 일반적인 목적을 위해 구성된 좋은 훈련 시퀀스는 이러한 순서를 기반으로 해야 할 것이다.

 중심부에서부터 움직임을 시작하라. 바로 여기서부터 스윙 동작의 역동적인 부분이 시작된다.

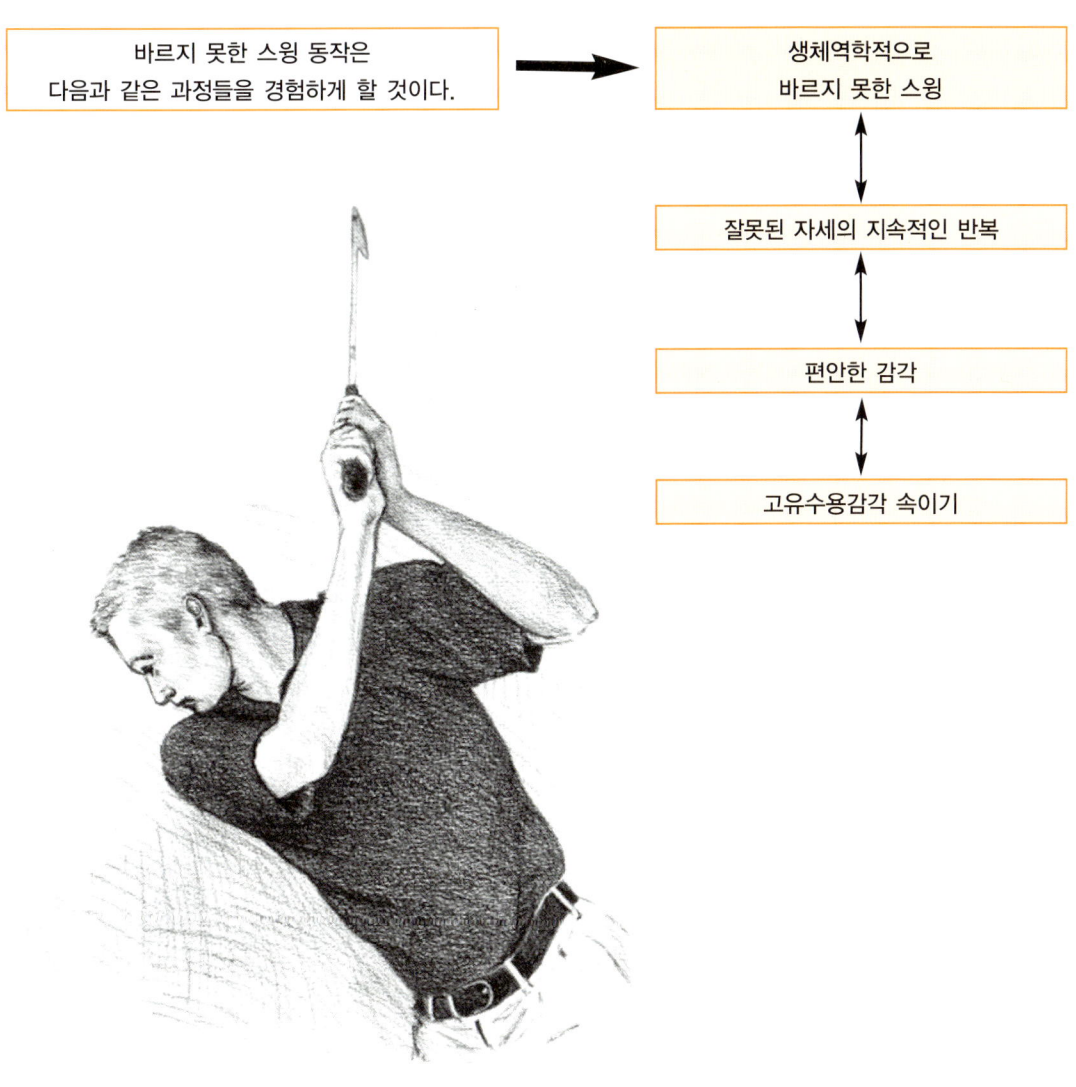

```
바르지 못한 스윙 동작은        →    생체역학적으로
다음과 같은 과정들을 경험하게 할 것이다.    바르지 못한 스윙
                                    ↕
                              잘못된 자세의 지속적인 반복
                                    ↕
                                  편안한 감각
                                    ↕
                               고유수용감각 속이기
```

　가장 기초적인 스윙 동작을 한 가지 측면에서만 응용한다면 움직임을 바르게 하지 못한 것 같은 인상을 강하게 받을 것임에 틀림없다. 이는 현재의 스윙에 익숙해지고 편안해지면서 그것이 생체역학적으로 바른 스윙이든 그렇지 않든 결국 우리의 고유수용기를 속이게 되기 때문이다. 따라서 바르지 못한 움직임에서도 편안함을 느낄 수 있게 되는 반면, 같은 스윙을 바른 자세로 했을 때 오히려 어색하고 이상하게 느껴질 것이다.

골반의 중요성

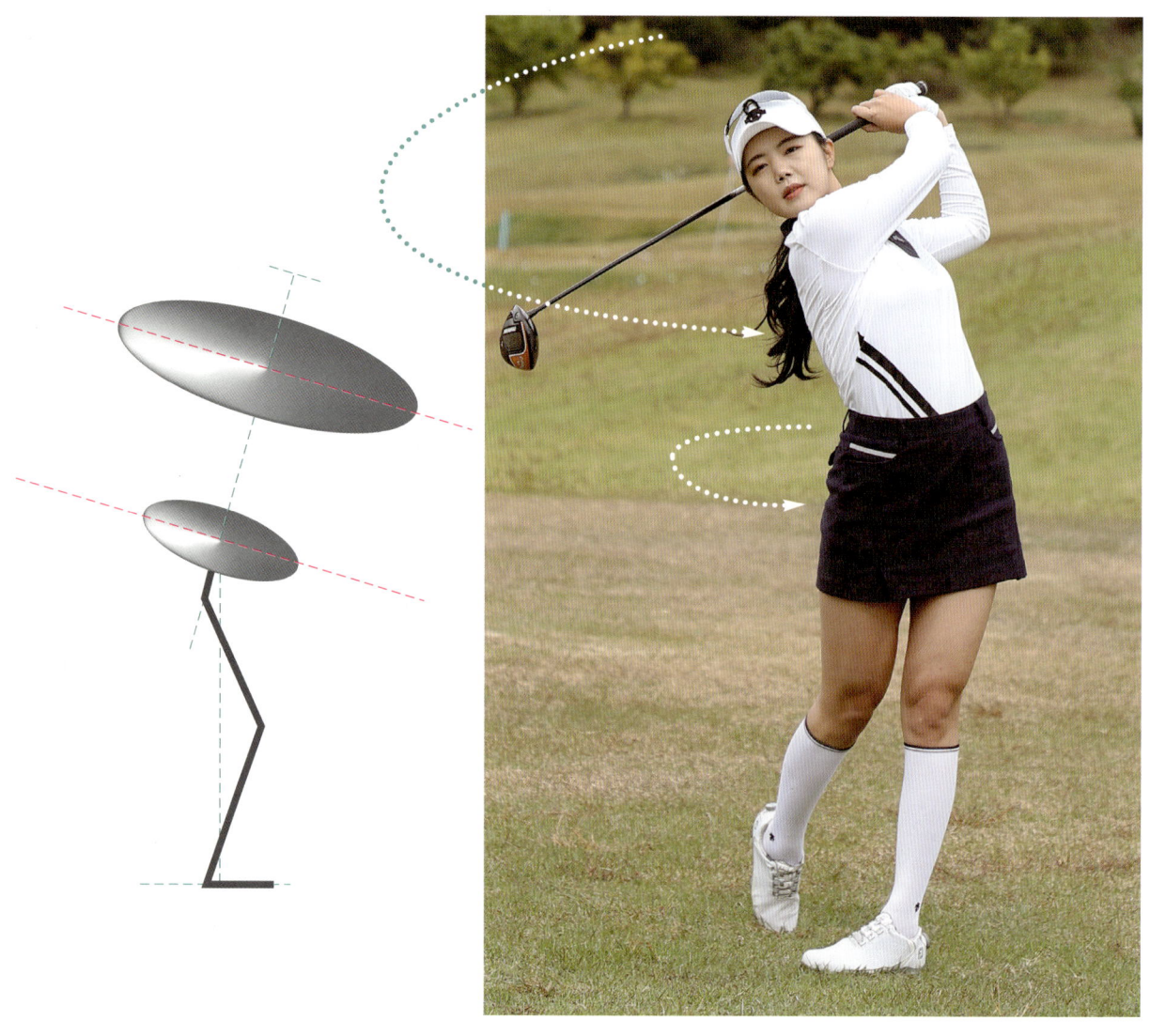

관절은 몇몇 스포츠에서 수많은 연구 대상이 되곤 한다. 고관절의 모든 움직임은 3차원적인 면에서 이루어지는 특징 때문에 기능이 매우 복잡하다. 골프에서는 골퍼의 기술 능력에 따라 고관절이 차지하는 중요도가 달라진다. 이에 대한 나의 입장은 많은 프로 골퍼가 스윙 동작에서 골반의 역할에 대한 중요성을 염두에 두고 있지만, 아마추어 필드에서는 이에 대한 필요성을 느끼지 못하기에 주의를 충분히 기울이지 않는다고 생각한다. 내 주장의 목적은 스윙에서 골반의 움직임이 바르게 통합되는 것의 중요성에 대해 숙고하기 위함인데, 이는 프로 골퍼뿐 아니라 아마추어 골퍼에게도 매우 중요한 부분이다.

이 장에서는 어쩔 수 없이 가라테를 20년간 했던 나의 경험을 언급해야겠다(골반은 가라테의 모든 기술에서 원동력으로 작용한다). 스윙의 몇몇 기술적인 측면에 대한 자료를 참고하던 무렵 골프 전공 교수들의 강의들을 살펴보게 되었다. 그런데 그들은 동작 수행에서 극도의 정확성과 스피드를 요구하는 가라테의 특정 움직임들과 스윙의 움직임을 직접적으로 비교한 경험들에 대해 이야기하고 있었고, 이러한 경험들은 반응이 매우 좋았다. 이들 베테랑 교수의 정교한 관찰 능력과 예리한 통찰력은 나를 놀라게 했고, 관찰과 스피드와 정확도를 강화하는 데 초점을 둔 훈련들에 관한 나의 경험과 그들의 관찰이 융화되었다. 최고의 골퍼들이 보여주는 스윙의 위력은 모든 경우 높은 수준의 정확도를 자랑하며, 첫 타격만으로도 공을 홀에 가능한 한 가까이 보낼 수 있는 대단한 능력에 기반을 두고 있다. 그러나 정확도가 높은 골퍼들 중 공이 충분히 멀리 날아가게끔 타격하지 못하는 골퍼들이 얼마나 될까? 훌륭한 골퍼들이라도 공을 타격할 때, 홀에서 가까이 있든 멀리 있든 정확도가 떨어지는 것을 드물지 않게 관찰할 수 있다.

가라테를 접할 기회가 있었던 사람들은 가라테 선수가 단 몇 센티미터라도 공백에서 빗나가는 모습을 상상조차 할 수 없을 것이다. 결국 이 선수의 움직임은 시간 낭비일 뿐이고, 이는 스피드와 정확도를 잘 활용하는 것이 근본적으로 중요한 이유이기도 하다.

정확성은 잘 구성된 움직임을 통해 얻어지는 자원이다. 스피드는 움직임의 구성이 골프채의 궤도와 조합되면서 공을 타격하기 전에 최대 속도를 내도록 이끌어주는 자원라고 할 수 있다. 타격 시 골프채의 속도는 공을 얼마나 멀리 날아가게 할지를 결정한다.

$$F = M \cdot A$$

그렇다면, 이러한 논리적인 고찰에서 골반은 어떤 연관성을 갖는가? 필라테스와 골반은 골프와 어떤 연관성을 갖는가?

골프, 가라테 혹은 야구를 하기 위해 신체 준비 훈련을 하는 많은 사람은 여타 다른 스포츠 중에서 궤도의 정확성을 흐트러지지 않게 하면서 움직임의 속도를 증가시키는 방향을 중점적으로 모색한다. 골반의 움직임이 일으키는 속도로 몸통의 회전이 일어난다는 것은 새로운 사실이 아니다. 하지만 타격 속도를 골반의 움직임으로 시작하면, 신체 축을 더욱 균형 있게 비틀 수 있게 된다는 관점은 비교적 최근에 나온 입장이다. 이 데이터는 골프에서 특히나 중요한데, 이러한 방식으로 속도를 높일 수 있고(프로 선수에게는 매우 중요하다), 척추뼈 사이에서 일어날 수 있는 압박을 줄여줄 수도 있다(프로나 아마추어 골퍼 모두에게 매우 중요한 점이다). 이 시점에서 우리는 골반 움직임과 연관된 고유수용감각, 가동성, 안정성 및 협응력을 증진시켜줄 수 있는 도구가 필요하다. 필라테스는 골반을 제어하는 단순한 동작들에서 시작하여 골반의 정렬이 중요한 열쇠가 될 수 있는 더욱 복잡한 움직임까지 단계별로 다루고 있다. 골반과 엉덩이는 상호의존적으로 기능하고, 필라테스의 레퍼토리 중 하나는 바로 이러한 종류의 움직임을 필요로 하는 스포츠 종목에 특히 더 적합하다.

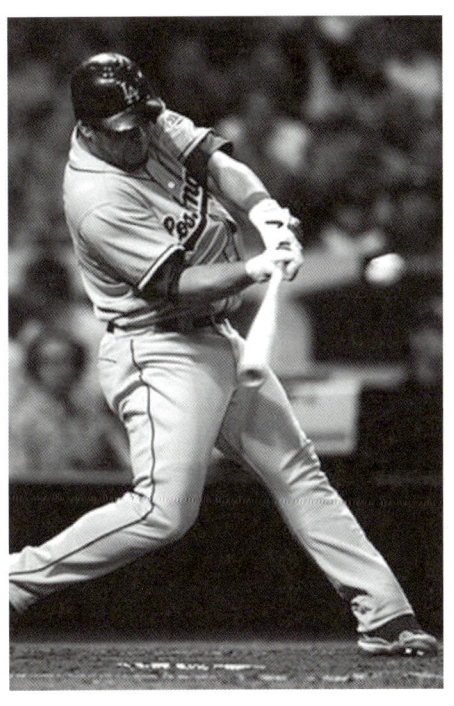

야구에서 타자는 정확도를 잃지 않고
최대 속력으로 공을 타격하기 위해 골반의 움직임을
잘 제어할 필요가 있다.
몸통과 골반 사이의 움직임이 잘 협응하지 않으면,
공의 속도는 좋을 수 있겠지만, 공을 향한 궤도가
바르지 않아서 안정성이 떨어질 것이다.

PILATES & GOLF

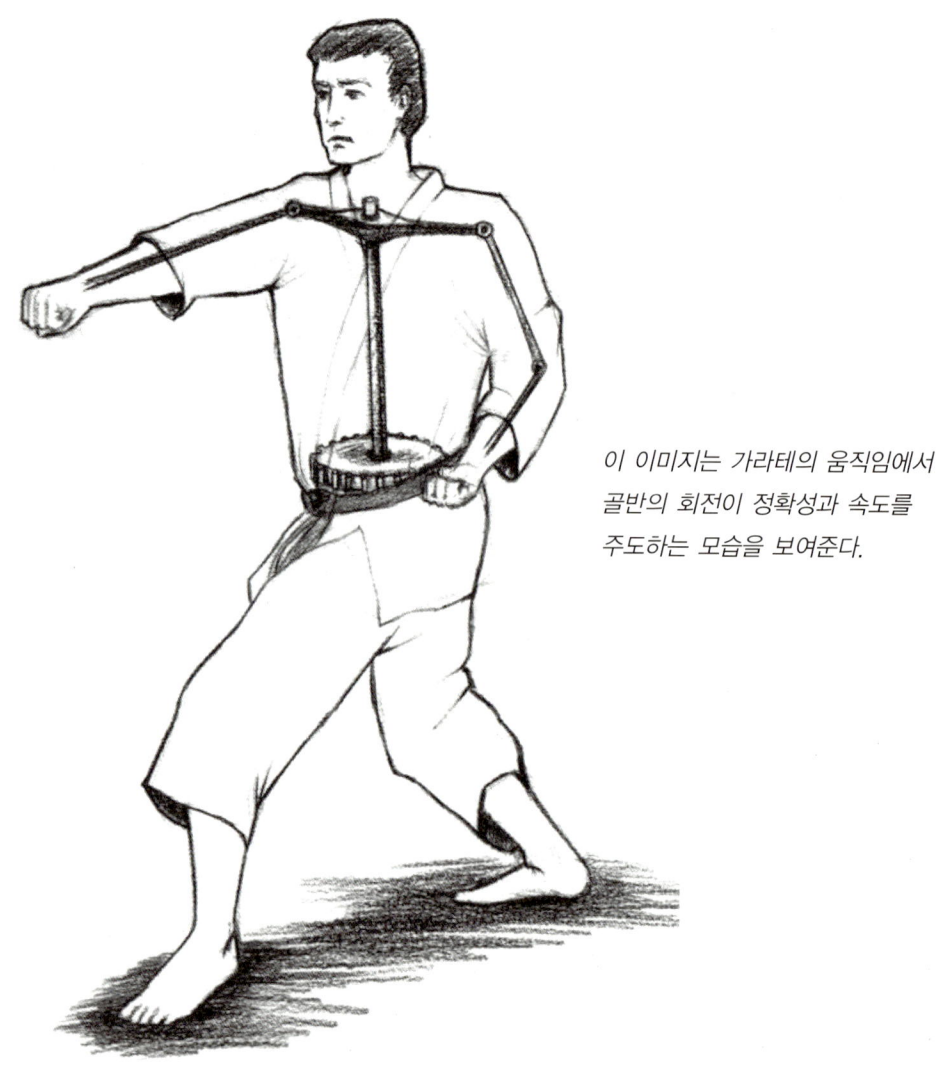

이 이미지는 가라테의 움직임에서 골반의 회전이 정확성과 속도를 주도하는 모습을 보여준다.

골반에서 일어나는 힘은 척추를 회전 축으로 삼는다. 골반과 연결된 가슴과 어깨는 골반의 원심력에 의해 움직임의 속도와 힘이 증가한다.

회전 동작에서는 몸통과 어깨가 회전하는 물체에서 비롯되는 회전력으로 움직이게 된다. 골반에서 일어나는 힘이 증가하면서 자동차나 기계와 같이 바퀴의 최종적인 속도는 처음에 기어가 돌아가기 시작할 때보다 높아진다.

M. 나카야마
일본가라테협회 대표 강사

PILATES & GOLF

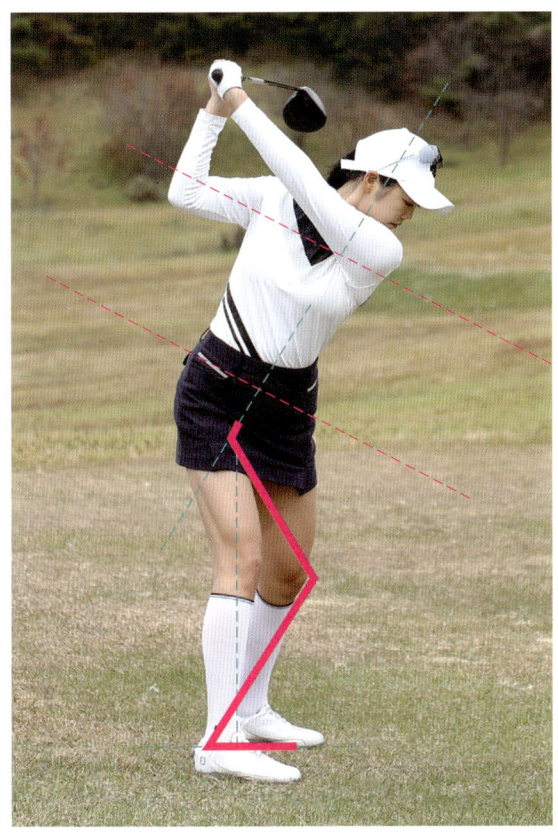 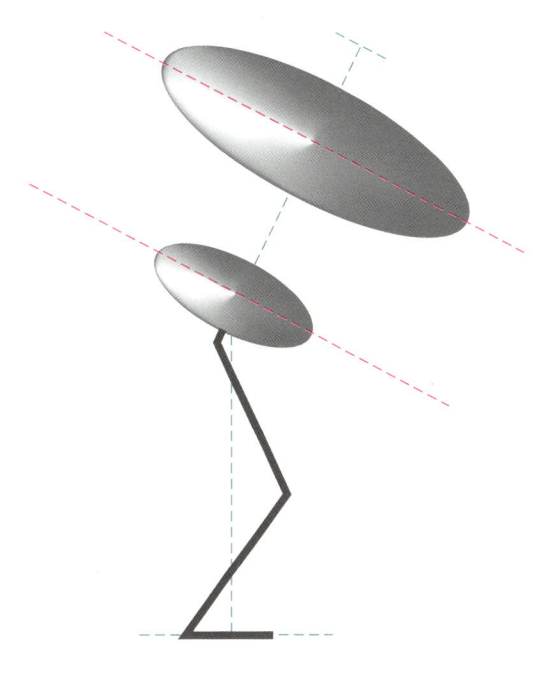

 스윙 동작에서 골반의 중요성은 움직임의 생체역학에서 열쇠 같은 요소라고 평가할 수 있다. 이러한 기준을 각 개인의 특색에 적용하는 것은 훌륭한 골프 교수의 몫이라고 할 수 있다. 지금까지 엉덩이와 골반이 상호 의존적인 관계이고, 스윙 동작은 속도와 정확도를 기본으로 하고 있다는 것에 대해 고찰했다. 또한 회전할 때 골반에서부터 움직임을 시작하면 어깨에 가해지는 충격이 좀 더 감소될 것이다. 이러한 논리를 뒷받침하기 위해 이와 같이 신체 준비 훈련에 골반을 다루는 다른 스포츠의 움직임을 검토해볼 수 있다. 위의 모든 고찰과 필라테스의 관계를 연결하는 고리로, 우리 몸과 몸의 움직임에 연관된 고유수용감각, 정확성, 제어 능력, 매끄러움 같은 요소를 염두에 두었을 때, 골반을 이용하는 것이 어떠한 이점을 가져다줄 수 있는지 어렵지 않게 알 수 있을 것이다.

 위의 이미지에서 볼 수 있는 각각의 축은 몸통, 이께 및 골프채와 움직임이 이상적인 궤도를 이룰 수 있도록 하는 '단지 상상의' 구분선일 뿐이다. 우리 몸의 각 부위는 다른 부위들과 상호 의존적이어서 각 훈련마다 위와 같은 상상의 구분선에 해가 되지 않는 선에서 이 난관을 잘 헤쳐나가야 할 것이다.

 한 부위를 안정화시킨 뒤 다른 부위들이 이상적인 라인을 더 엄격하게 따르며 움직일 수 있도록 해야 한다. 필라테스는 모든 종류의 동작들로 구성되어 있어 체조에 더 가까운 움직임에도 반영될 수 있는 자세들마저 아우르고 있다. 각 동작은 무중력 상태의 신체 각 부위에 대한 지식과 자각 능력을 전제로 한다.

 그러므로 움직임과 골반에 힘을 일으키는 중심부는 신체 축의 정렬과 자세를 제어하는 역할을 할 것이다.

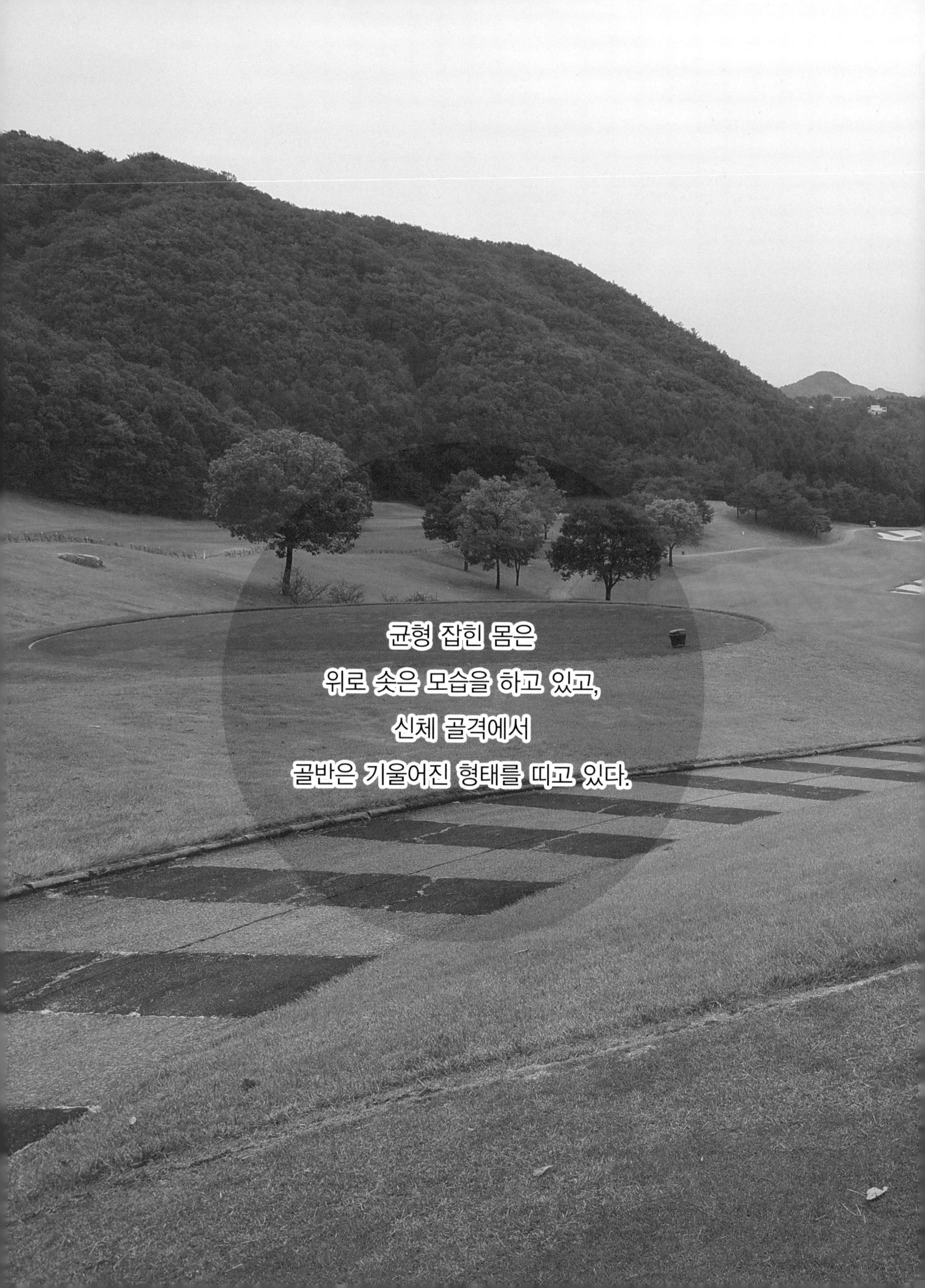

균형 잡힌 몸은
위로 솟은 모습을 하고 있고,
신체 골격에서
골반은 기울어진 형태를 띠고 있다.

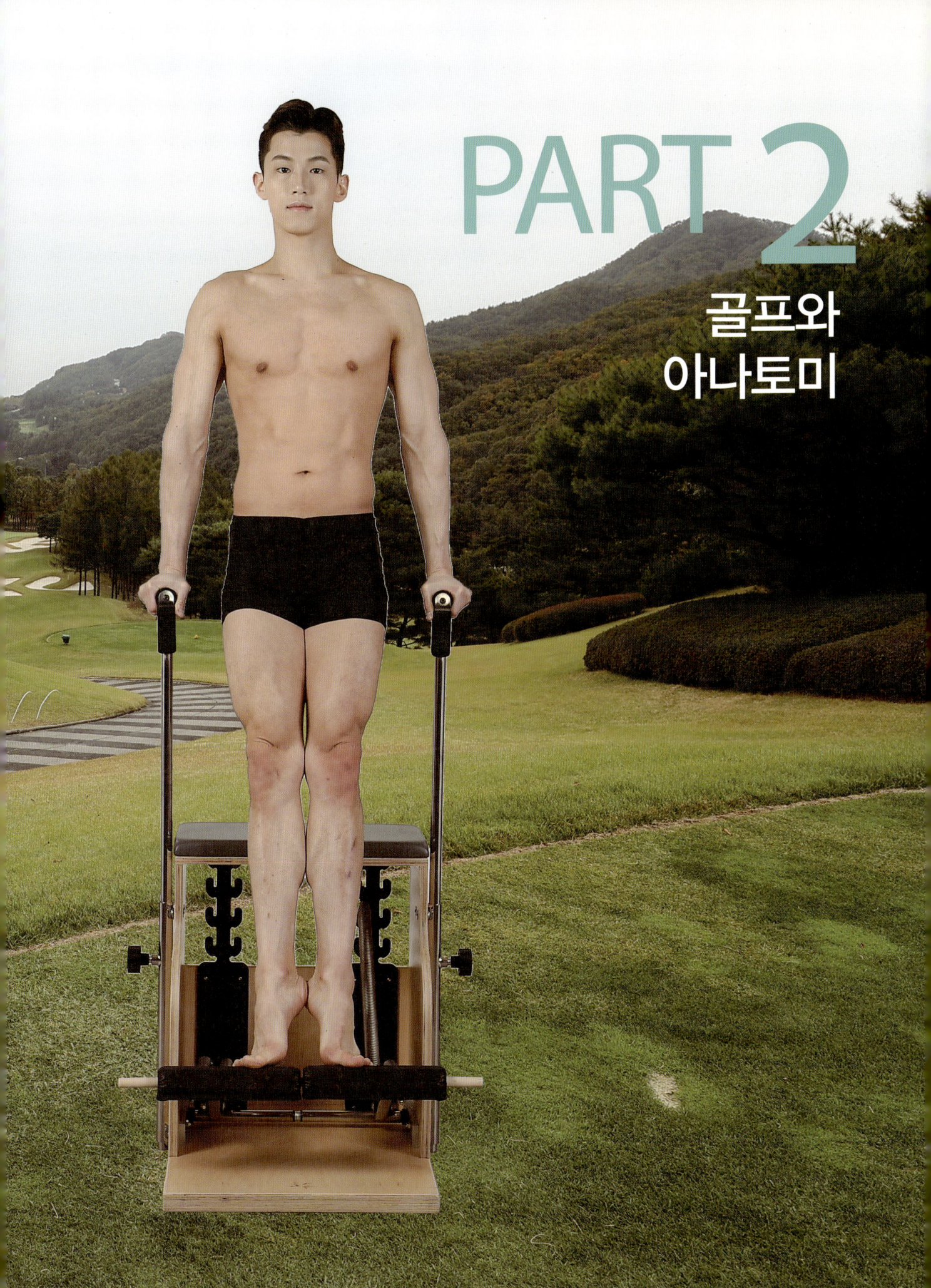

PART 2

골프와 아나토미

근육과 움직임

골반의 여러 가지 자세

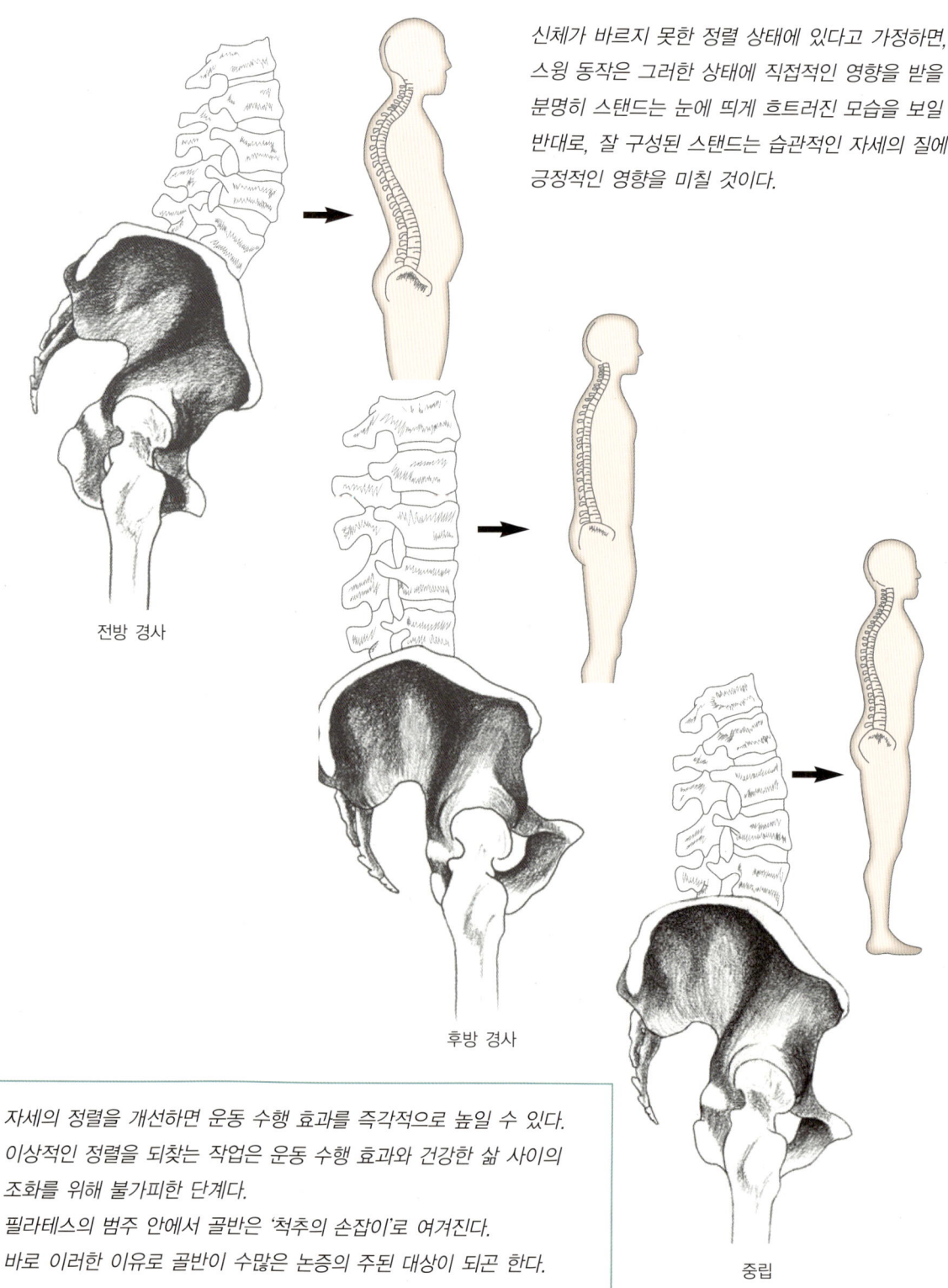

신체가 바르지 못한 정렬 상태에 있다고 가정하면, 스윙 동작은 그러한 상태에 직접적인 영향을 받을 것이다. 분명히 스탠드는 눈에 띄게 흐트러진 모습을 보일 것이다. 반대로, 잘 구성된 스탠드는 습관적인 자세의 질에 긍정적인 영향을 미칠 것이다.

전방 경사

후방 경사

중립

자세의 정렬을 개선하면 운동 수행 효과를 즉각적으로 높일 수 있다. 이상적인 정렬을 되찾는 작업은 운동 수행 효과와 건강한 삶 사이의 조화를 위해 불가피한 단계다.
필라테스의 범주 안에서 골반은 '척추의 손잡이'로 여겨진다.
바로 이러한 이유로 골반이 수많은 논증의 주된 대상이 되곤 한다.

요추의 근육들

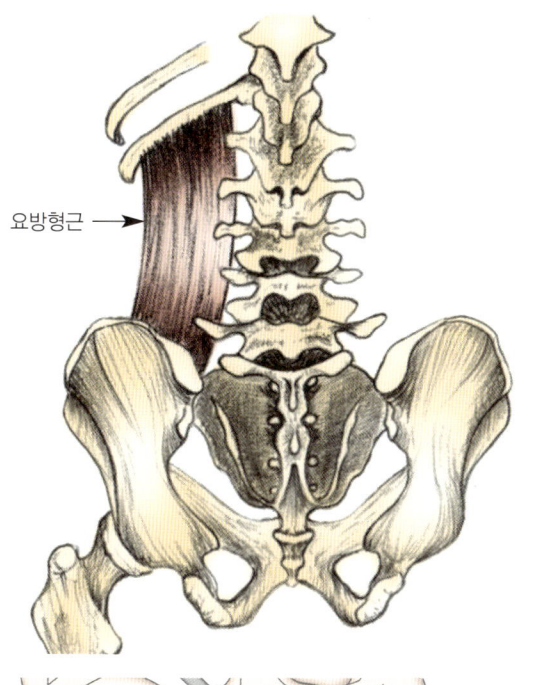

요방형근은 허리 부위의 깊은 내부에 존재하는 근육이다. 이는 정확히 마지막 갈비뼈와 장골능 사이에 위치하며, 각 요추뼈 5개에 하나씩 붙는다.
요방형근의 기본적인 기능으로는 몸통을 측면 굴곡하고 호흡 시 마지막 갈비뼈인 부유늑골들을 안정화시키는 것이다. 또한 요방형근 좌우 양쪽이 함께 수축할 때 몸통의 신장에도 관여한다. 이 근육이 비정상적으로 긴장할 때는 골반의 불균형을 초래할 수 있고, 요추 부위에서 느껴지는 불편감의 원인이 될 수도 있다. 골반의 올바른 균형을 유지하기 위해서는 요방형근 좌우가 균형 있게 수축하는 것이 중요하다. 따라서 요방형근의 균형이 무너지지 않도록 주의를 온전히 집중하여 훈련해야 할 것이다.

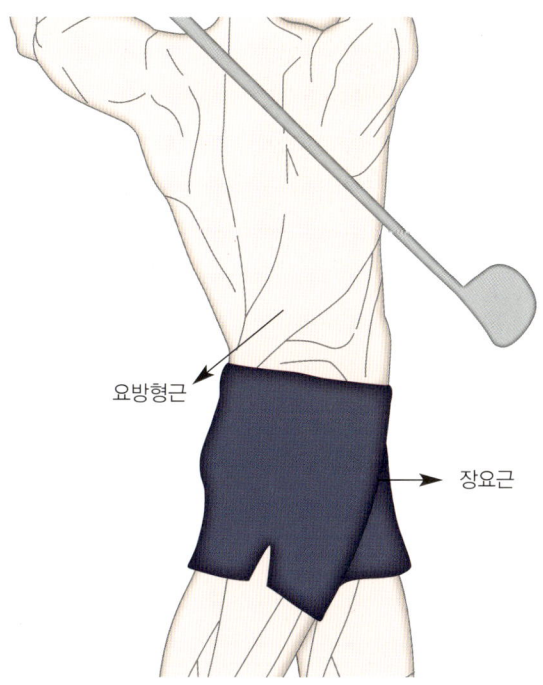

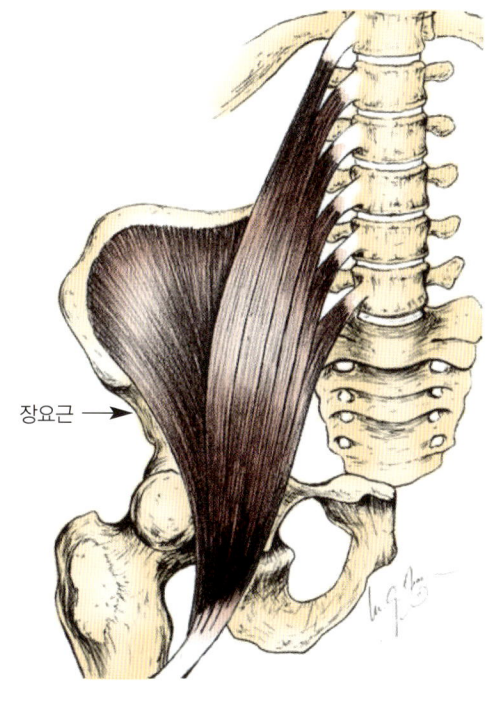

요근은 대퇴와 요추 부위를 잇는 근육 중 하나이기에 약화되거나 과활성화됐을 때 등 하부의 건강에 직접적인 영향을 끼치게 된다. 척추 12번과 요추 5번에서 기시하여 골반을 따라 내려가 대퇴부에서 정지한다(대퇴의 소전자).
요근과 대퇴사두근의 단축은 수많은 골퍼의 공통적인 문제다. 이 근육을 과도하게 사용하면 등 하부의 통증을 유발하는 원인이 될 수 있다. 골퍼들은 타격 시 이 근육들을 과하게 수축하는 경향을 보이며, 유연하고 자연스럽게 움직이는 데 어려움을 겪게 된다. 이 경우 일반적으로 단순히 스탠드 자세를 관찰하는 것만으로 등 하부에 긴장감이 일어난 것을 알아차릴 수 있다.

하지 근육들

하체는 몸통 움직임을 위한 기초적인 안정성을 담당한다.
회전이 일어나는 동안 두 발로 균형을 유지하기 위해
하지 근육들이 충분히 힘을 발휘해주어야 한다.
대퇴사두근과 햄스트링은 스탠드 자세에서 무릎이 살짝 접힐 때
안정성을 확보해주고, 외전근과 내전근은 움직임이 일어나는 동안
무게중심을 한쪽 다리에서 다른 쪽 다리로 옮길 때 관성에
잘 버티도록 해준다. 둔근과 폐쇄근은 좌우 밸런스를 잡으며
무게중심을 옮길 때 골반의 안정화에 관여한다.

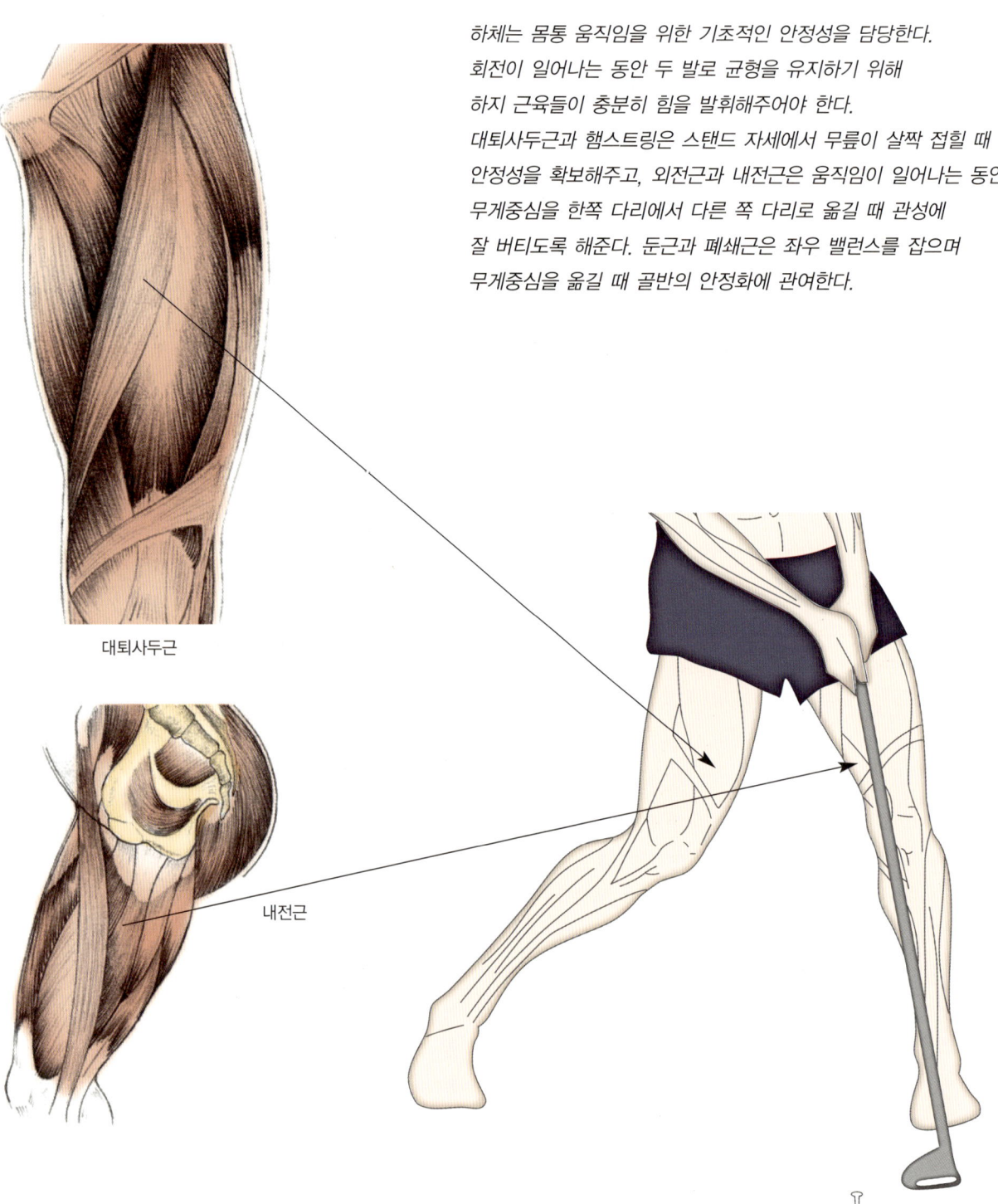

대퇴사두근

내전근

햄스트링은 스윙 동작에 적극적으로 관여하는 근육으로,
바로 이 근육의 단축이 많은 골퍼가 공통적으로 갖고 있는 문제점이다.
햄스트링은 대퇴이두근, 반막양근, 반건양근으로 구성된다.
한 가지 알아두어야 할 점은 이 세 근육은 정지점이 같지 않아서
항상 다 같이 골고루 단축되지 않는다는 것이다. 그러나 세 근육 모두
좌골과 무릎 부위에 정지하는 것은 사실이다. 공을 타격하는 동안
사실상 대퇴골 아래에 위치한 경골에 회전이 일어나게 되고,
앞에 위치한 다리의 햄스트링이 약간 이상한 방식으로 수축하게 된다.
이 다리가 비틀어지면서 햄스트링을 이루는 전체 근육이
골고루 수축하지 못하고 수축 양상에 변화가 생기게 된다.

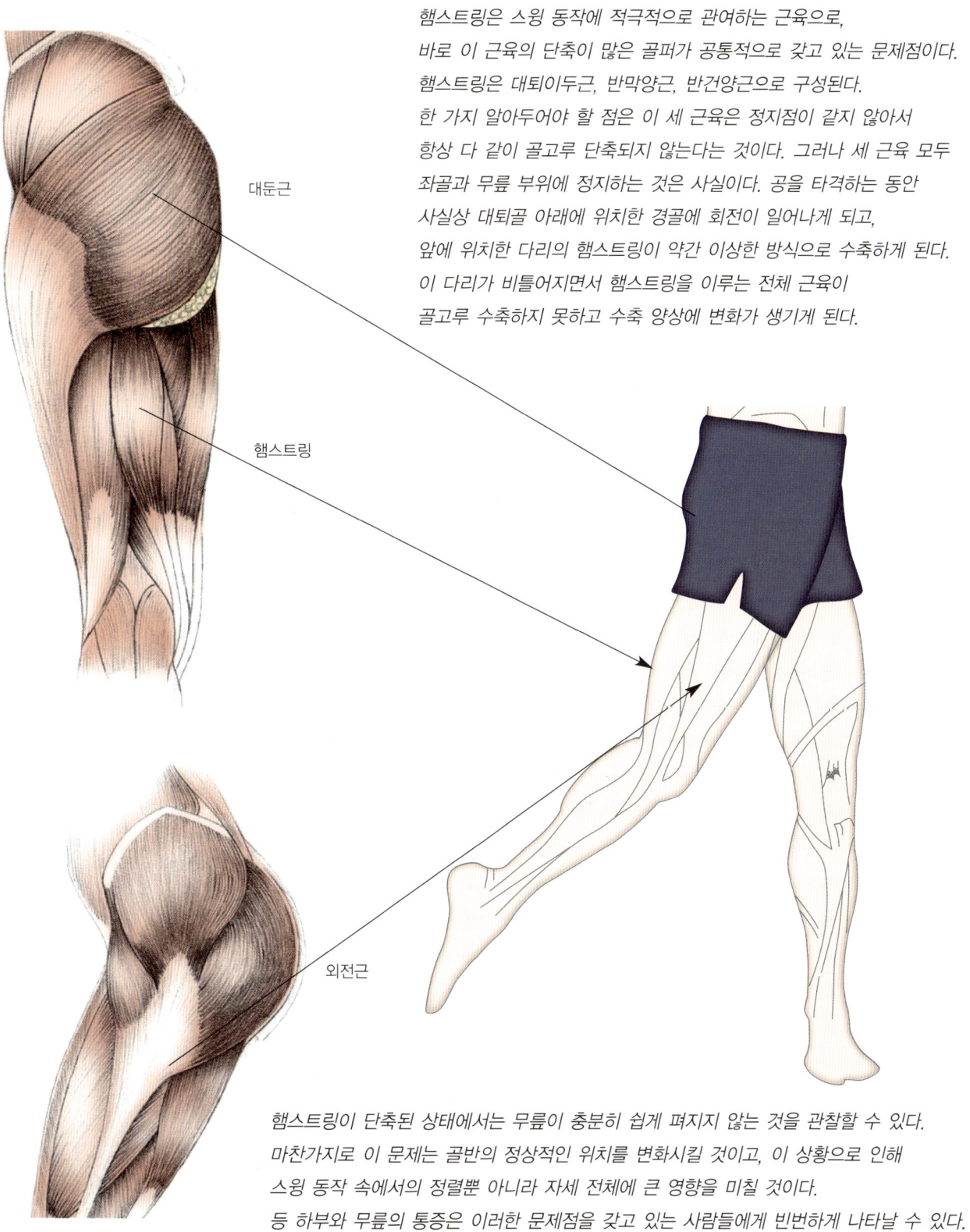

대둔근

햄스트링

외전근

햄스트링이 단축된 상태에서는 무릎이 충분히 쉽게 펴지지 않는 것을 관찰할 수 있다.
마찬가지로 이 문제는 골반의 정상적인 위치를 변화시킬 것이고, 이 상황으로 인해
스윙 동작 속에서의 정렬뿐 아니라 자세 전체에 큰 영향을 미칠 것이다.
등 하부와 무릎의 통증은 이러한 문제점을 갖고 있는 사람들에게 빈번하게 나타날 수 있다.

PILATES & GOLF

팔과 어깨 근육들

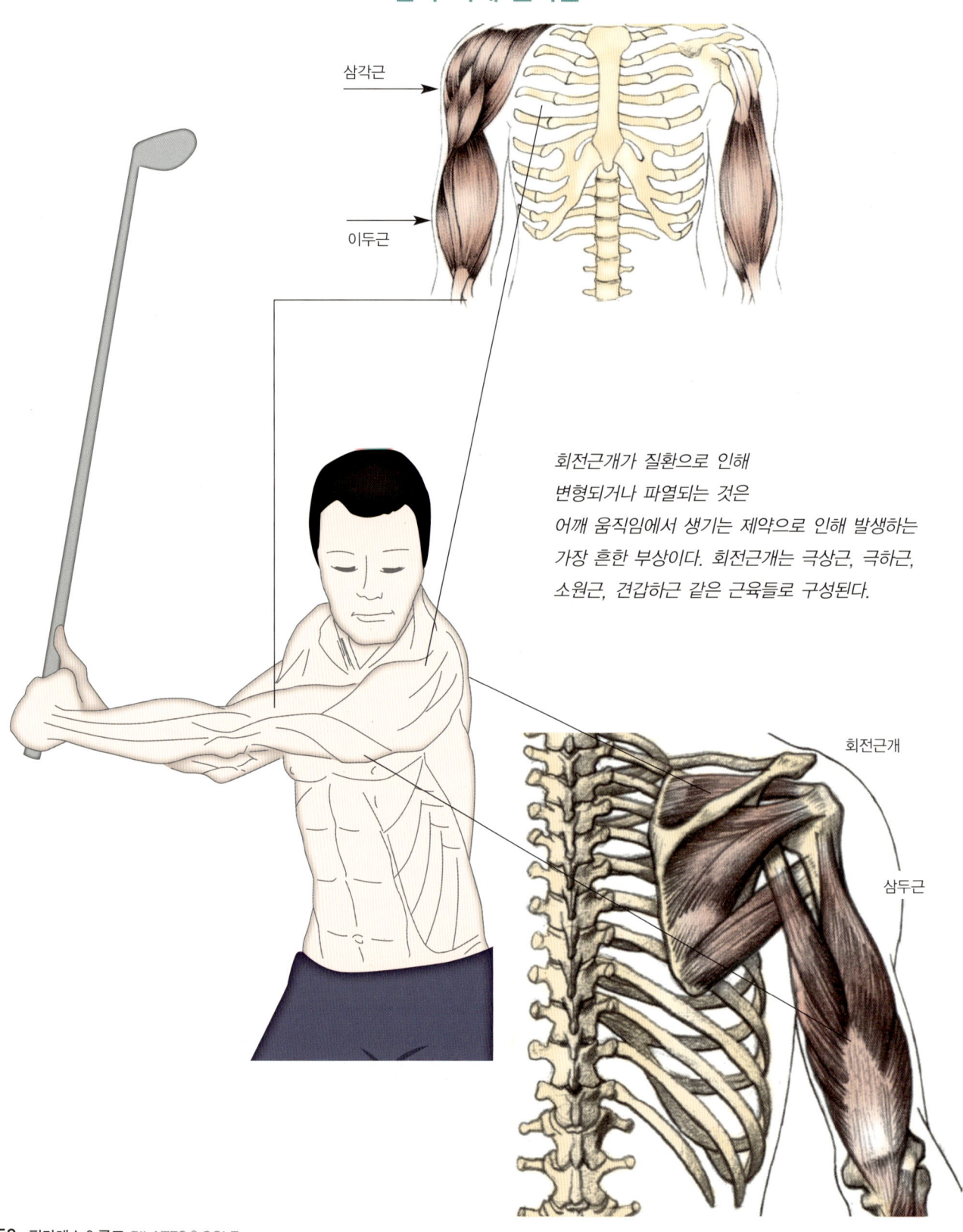

삼각근
이두근

회전근개가 질환으로 인해
변형되거나 파열되는 것은
어깨 움직임에서 생기는 제약으로 인해 발생하는
가장 흔한 부상이다. 회전근개는 극상근, 극하근,
소원근, 견갑하근 같은 근육들로 구성된다.

회전근개
삼두근

어깨와 가슴 근육들

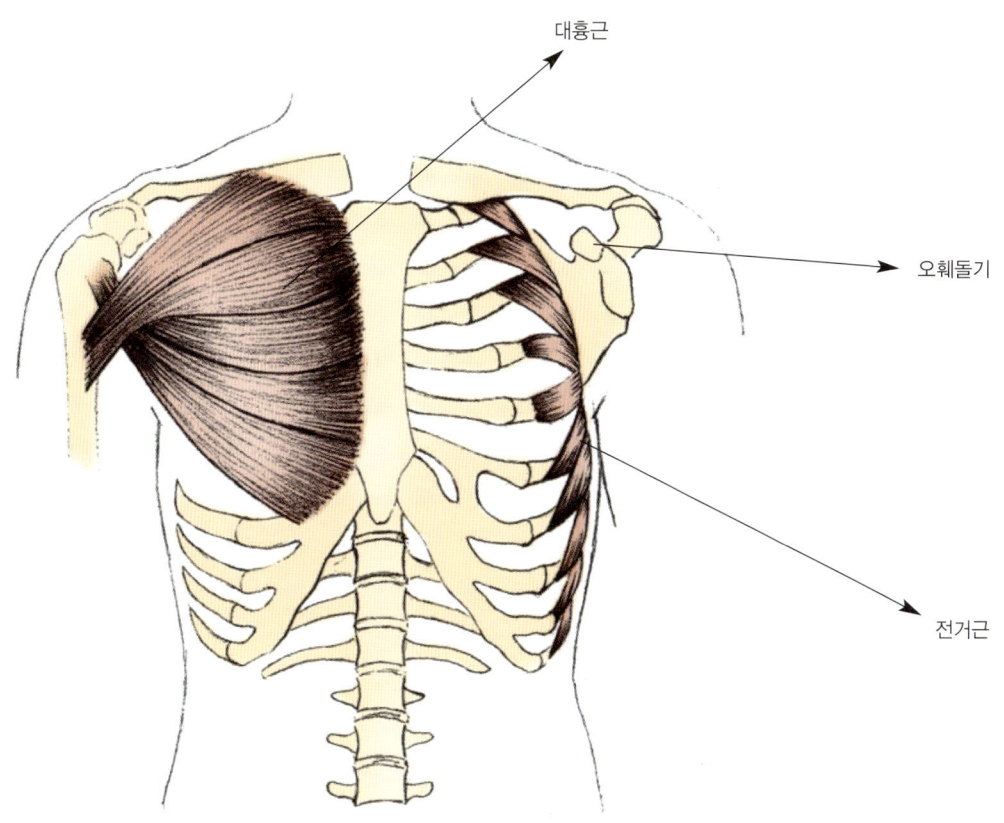

흉근은 대흉근과 소흉근의 두 가지 근육으로 나뉜다. 소흉근(그림에 보이지 않음)은 대흉근 아래에 위치한다. 소흉근의 윗부분에서 기시하여 흉곽의 전면에 정지한다(늑골 3, 4, 5번). 대흉근은 위팔 부위(상완골)와 흉골, 쇄골 그리고 흉곽 내측 부위의 늑골들에 걸쳐 연결되어 있다.

스윙 동작에서 팔의 움직임으로 인해 이 근육에 긴장감이 축적되곤 하는데, 습관적으로 취하는 자세에서 견갑골과 어깨 위치를 파악함으로써 알아낼 수 있다.

골프 연습에서 일반적인 루틴으로 이 근육을 스트레칭한다면 도움이 될 것이다. 전거근은 견갑골의 내측연과 흉곽의 모든 측면을 따라 자리 잡고 있어 어깨에서 견갑골의 위치를 맞춰주며, 늑골 위를 매끄럽게 움직이도록 한다.

호흡 작용과 연관된 근육이기도 하며, 스윙 동작을 하는 동안 견갑대의 안정성을 잡아주는 역할을 한다.

PILATES & GOLF

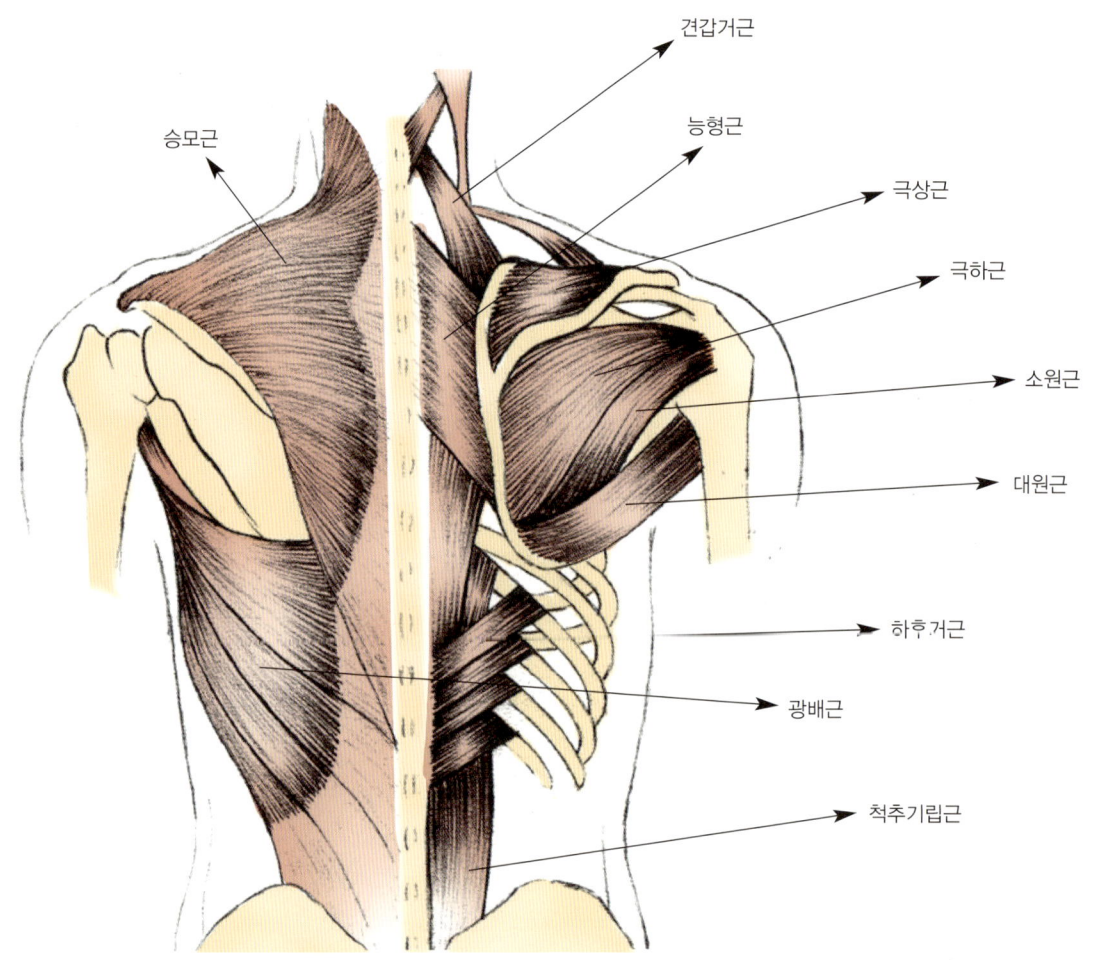

어깨의 가장 바깥쪽 표면에 있는 층은 큰 근육들로 이루어져 있는데, 몸통의 움직임을 일으키는 역할을 하므로 '역동성 근육'이라고 불린다. 한층 더 깊은 곳에는 더 작고 관절들(척추)과 가까운 근육들이 자리 잡고 있는데, 몸통의 다양한 움직임을 안정화시키는 동시에 우리 몸의 척추 각 분절을 지탱하는 역할을 하므로 '안정화 근육' 혹은 '재안정화 근육'이라고 불린다. 이 근육 중 척추에서 가장 가까운 근육은 다열근이다(그림에 나타나지 않음).

이 근육에서 불균형이 일어나면 자세 정렬에 첫 번째로 영향을 미치게 되며, 그에 따라 골프 수행에서 취하는 자세 정렬도 영향을 받게 된다.
따라서 이 근육은 첫째로 신체 정렬에 적절하고 합리적으로 훈련해야 한다. 개개인마다 고유한 신체를 가지고 있으며, 그로 인해 개인마다 자세가 틀어지는 (정렬이 흐트러지는) 양상도 다를 것이다. 따라서 전반적인 근육들을 안정화시키는 훈련이 광범위하게 적용될 수 있도록 집중해야 할 것이다. 우리는 척추의 마디마디를 독립적으로 다루는 데 그치지 않고, 가능한 한 광범위한 범위에서 척추를 다룰 것이며, 이는 최상의 결과를 가져다줄 것이다.

승모근: 이 근육은 세 부위로 구별된다. 상승모근의 과도한 긴장감은 목의 과도한 긴장감을 유발할 수 있다. 이 부위가 과활성화되면 불편감을 유발할 수 있으며, 흔히 이런 경우 스윙 동작에서 어깨가 지나치게 올라가는 자세를 취하게 된다. 승모근의 3가지 부위 중에서 스윙 동작에 실제로 개입시켜 강화해야 할 부위는 하부와 중부 승모근이다. 이 근육의 훈련은 하부 승모근을 단련시키면서 상부 승모근은 본연의 자연스러운 근 길이를 유지하는 데 초점을 두어야 할 것이다. 무엇보다 어깨가 올라가지 않도록 한다.

복부 근육

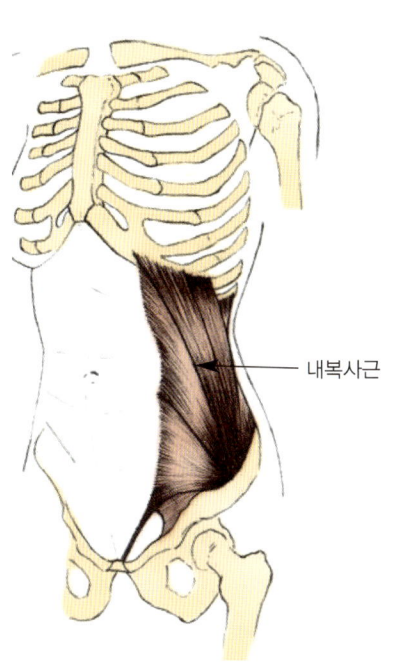

복근은 스윙 동작에 높은 비율로 개입하는 근육이다. 회전 동작을 수행하기 전 척추를 안정된 상태로 유지하는 것은 복횡근이 하는 중요한 일이다. 바로 이어서 복사근들이 합류하면서 백스윙에 적극적으로 관여한다. 다운스윙 동작에도 같은 방식으로 복사근이 개입하지만, 우측과 좌측 복사근이 정반대의 순서로 수축한다.

복횡근과 복사근은 몸통의 전면에 위치해 있고, 좌우 양쪽에 길게 자리 잡고 있으면서 근결은 뒤쪽을 향한다. 복횡근은 복부에서 안정화 기능을 하는 네 유리한 위치에 있다. 복부의 활동은 복압과도 연관되는데, 그로 인해 복횡근이 수축되면 가시적으로 복부의 직경이 줄어드는 움직임이 나타난다. 이 근육은 몸통을 비틀거나 웃을 때 쉽게 쓰인다. 또한, 이 근육은 우리 몸의 몇몇 장기를 지지하고 받쳐주는 역할도 하고 있다. 내복사근은 외복사근 아래에 위치하고, 마지막 4개의 늑골에서부터 같은 쪽의 장골능까지 내려간다. 몸통의 측면 굴곡과 회전에 관여하며, 외복사근과 함께 날숨에 동원되는 근육으로 여겨진다. 양쪽이 함께 작용할 때는 내복사근 양쪽도 몸통의 굴곡근으로 작용한다. 양쪽 복사근이 동시에 작용할 때도 마찬가지로 몸통의 굴곡근으로 작용한다. 외복사근의 근섬유는 마지막 7개의 늑골에서부터 장골능을 향해 내려간다. 복직근은 복근 중에서 가장 바깥쪽에 위치해 있으며, 늑골에 기시하여 치골에 정지한다. 몸통의 주요 굴곡근 중 하나로 간주되며, 치골이 흉골을 향해, 혹은 그 반대 방향으로 몸통을 굴곡시킨다. 골반의 후방경사를 일으키기도 한다. 골반의 균형을 잡는 데 적극적으로 관여하는 근육이어서 복직근의 강화나 약화는 개인의 자세적 습관을 결정하는 경우가 많다.

백스윙

백스윙 동작이 수행되는 동안 회전하면서 견갑대가 바른 위치에 안정되어야 할 필요가 있다.
이 작용은 하부 승모근, 광배근, 회전근개, 삼각근, 전거근에 의해 일어난다. 이 모든 근육은 어깨의 움직임을 담당하는데, 왼쪽 어깨가 내회전하고 오른쪽 어깨는 외회전한다.
백스윙 단계에서 견갑대는 대략 90° 정도 회전할 것이다.
엉덩이의 회전은 45° 정도로 일어나는데, 이때 **복사근**들이 높은 비율로 관여하게 되고, 오른쪽 내복사근이 수축되면서 왼쪽 외복사근은 팽팽하게 늘어난다.
이 스윙 단계에서 무게중심의 대부분은 오른쪽 다리에 위치한다.
햄스트링은 엉덩이의 회전을 돕는 데 개입하는 반면,
복부는 척추를 축으로 몸통이 회전할 때 골반을 안정화하는 데 기여한다.
이 스윙 단계에서는 회전이 진행되는 동안 척추를 최대한 압박하지 않으려고 노력해야 할 것이다.

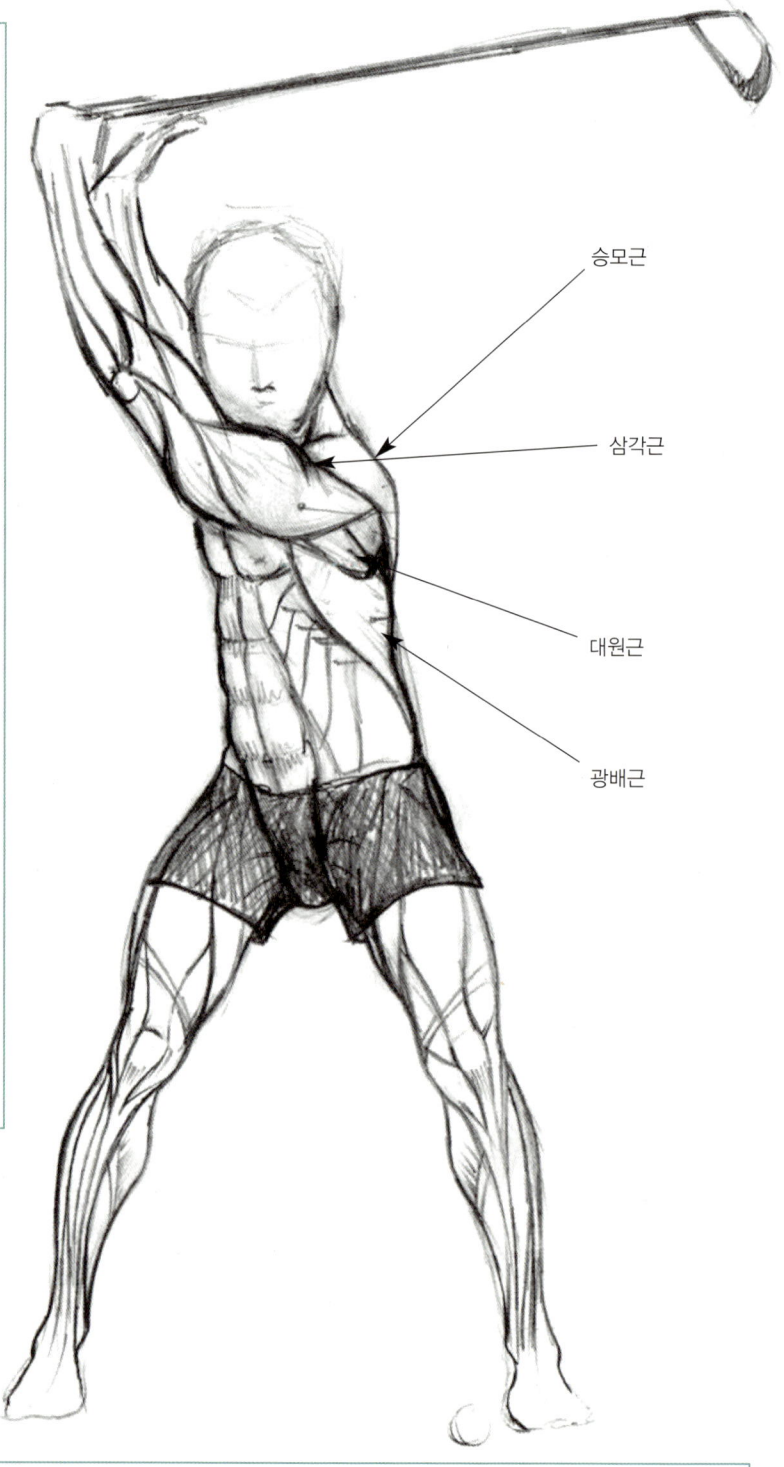

승모근
삼각근
대원근
광배근

척추가 소용돌이 형태로 돌면서 그 소용돌이를 점점 넓히며 회전한다고 상상해보라.

다운스윙

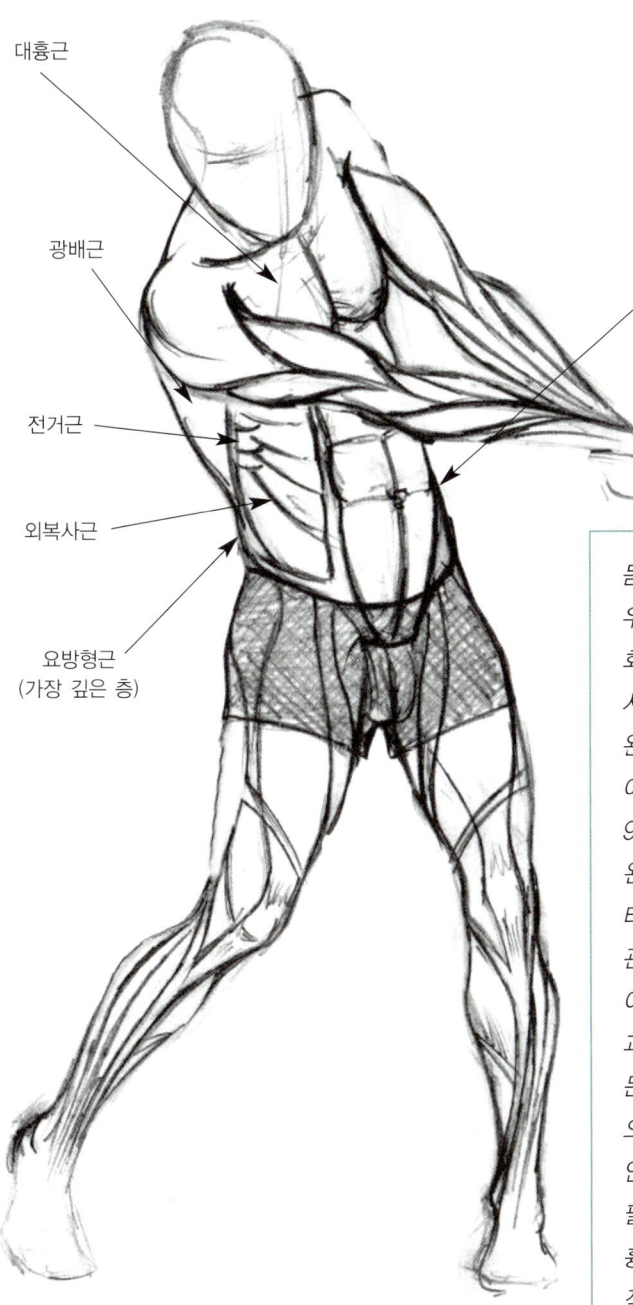

대흉근
광배근
전거근
외복사근
요방형근
(가장 깊은 층)
내복사근
(가장 깊은 층)

몸통 회전은 요추, 흉추, 경추가 포함된 우리 몸의 중심축을 통해 일어난다. 회전 움직임은 척추의 깊은 근육들(다열근)에서 시작하여 몸통의 가장 바깥층에 있는 근육들로 완성된다(척추기립근, 복사근).
이 스윙 단계에서는 복사근이 근육 활동의 95%를 차지한다. 오른쪽 외복사근이 왼쪽 내복사근과 동시에 수축할 것이다.
타격이 일어나는 시점에는 흉근이 적극적으로 관여하고, 몸의 무게중심은 왼쪽 다리로 이동한다. 양쪽 어깨의 회전근개는 균형을 잡는 과정에서 어깨의 안정화에 기여한다.
둔근과 햄스트링은 움직임이 진행되는 동안 오른쪽 다리의 내전근들과 함께 균형과 안정을 잡으며 수축한다. 이 비틀기 동작에는 팔의 움직임이 개입하면서 팔과 같은 쪽의 흉근과 반대쪽 내복사근이 동시에 짝을 이뤄 작용한다.

PILATES & GOLF

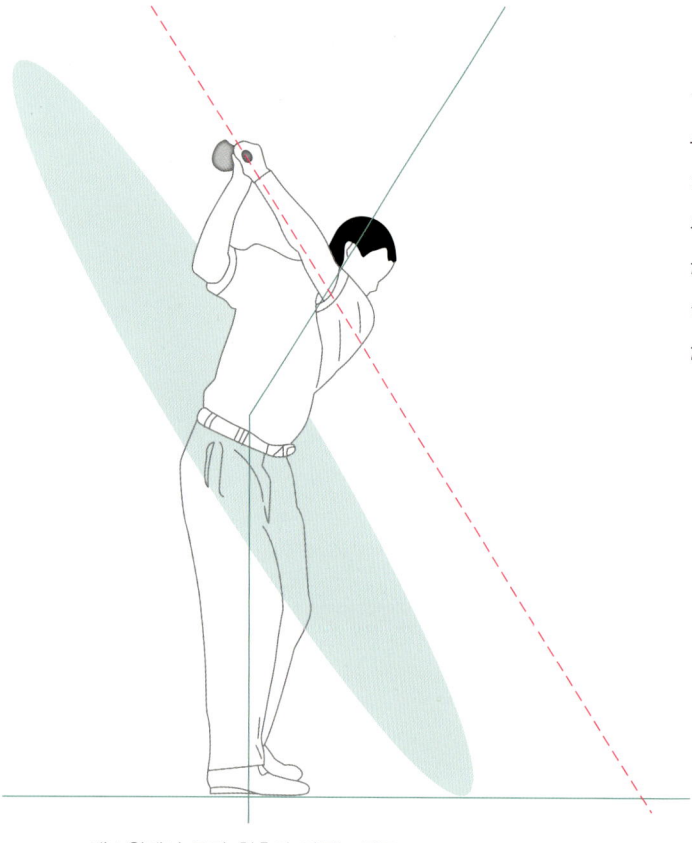

척추, 엉덩이, 어깨와 관련된 축들을 구분하는 것은 스윙 메커니즘을 이해하기 위해 불가피한 과제다. 결함이 생긴 구조는 특정 근육을 지치게 할 수 있다. 처음에는 통증이 동반되지 않을 수 있지만, 나중에는 근육이 단축되거나 더 악화될 경우 관절 마모로 진전될 수 있다. 인간의 몸은 복잡하고도 지적이기에 골퍼는 고유수용감각을 다루는 것이 불가피하다.

이러한 이미지를 통해
스윙에서의 척추 각도 유지의
중요성을 엿볼 수 있다.

백스윙에서 공과 척추가 이루는 각도

회전축

비틀기 동작의 중심부
(파워 하우스)

그림에서처럼 축을 따라 선을 그으면
스윙 동작이 이루어지는 동안 척추 정렬 상태를
관찰할 수 있을 것이다. 어깨는 골반과 평행하게
회전하고, 골반은 신체의 축을 주도하면서 회전한다.
이처럼 모든 것이 톱니바퀴처럼 맞물려 작용하면서
하나의 시퀀스를 이루게 되는데,
이는 움직임을 개선하는 데 핵심 열쇠가 되기도 한다.

스탠드 자세에서 공과 척추가 이루는 각도

근육 사슬

몇몇 장에서 '근육 사슬'이라는 용어를 언급해왔다. 본래 프랑수아 메지에르(Françoise Mézières)에 의해 정의된 이 용어의 뜻을 알고 있음에도 지금의 맥락에서는 엄밀히 말하자면, 이 용어의 본래 뜻이 다음에 이어지는 구체적인 설명들에 완전히 부합된다고 할 수 없다. 이는 내가 설명하고자 하는 맥락에서 나의 해석들이 독자에게 쉽게 느껴지도록 하기 위함이다. 어떤 동작을 하기 위해 유기적으로 연결된 근육들이 움직임을 서로 교대하는 의미로 '근육 사슬'이라는 용어를 사용하도록 하겠다. 이러한 나의 주장은 메지에르의 방식에 영향을 받았다고 할 수 있는데, 프랑수아 메지에르의 제자이자 훌륭한 치료사인 르네 도바냐(René Daubagna)에게 사사할 수 있었던 행운이 계기가 되었다. 그 과정에서 나는 근육 사슬을 기반으로 한 치료 개념의 유래에 대해 엿볼 수 있었고, 이것이야말로 움직임을 분석하는 데 있어 또 다른 흥미로운 관점이 될 수 있다고 생각한다. 르네와는 인체 후면의 거대한 사슬이 우리 몸의 모든 움직임에 미치는 영향을 다소 의심스러운 눈으로 관찰했다면, 레오폴드 부스케(Léopold Busquet)와는 인체의 모든 근육 사슬들과 이들의 더 깊은 관계들을 온전하게 살펴볼 수 있는 통로이자 계기가 되었다.

이러한 방식으로, 서로 다른 근육 사이에 일어나는 '교대'는 각 움직임에 개입되는 모든 관절 사이에서 연결고리 역할을 한다. 각 근육 사슬에 통합된 서로 다른 근육이 최상의 관계를 유지하며 기능한다면, 그 결과로 효과적이고 경제적이며 잘 조직된 움직임이 일어날 것이다. 마찬가지로 이러한 양상이 합리적으로 조화를 이룬다면, 이러한 움직임에 개입되는 관절들의 가동범위도 더욱 넓어질 것이며, 관절과 관절 사이의 긴장이나 압박은 줄어들 것이다.

또한 사슬에 있는 근육들이 과도하게 사용되거나 긴장하면 어떠한 효과가 발생하는지에 대해서도 접근해서 생각해볼 수 있겠다. 이 문제는 극단적으로 지속되면 만성적인 근수축을 유발할 것이다(장기간에 걸친 과도한 긴장감으로 인한 근길이 축소). 이러한 결과는 많은 경우 움직임을 바르게 제어하지 못했을 때 발생한다. 결론적으로, 바르지 못한 동작을 반복하면 과도한 긴장감이 쌓일 것이고, 이로 인해 근육들이 과사용될 가능성이 높아진다.

이러한 가정을 전제로 했을 때, 관절의 움직임에 대한 불안감이 높아질 것이고, 관절을 구성하는 역학적인 구성 요소들도 그와 비슷하게 소모될 것이다.

근육 사슬을 최적화하기 위한 신체 훈련으로는 우선 각 관절의 정상적인 가동범위와 유연성을 회복하는 방향으로 설계되어야 할 것이다. 이러한 훈련과 관련된 모든 과정은 어떠한 결과물을 가져다줄 것이 불가피하다. 각 관절에서 작용하는 장력이 서로 대칭을 이루도록 하는 것이 이 작업의 목적인데, 이는 많은 경우에 있어 이상에 가까운 것이 사실이다.

몇몇 근육 사슬이 과활성화되면 신체가 특정한 자세로 굳어진다는 것은 분명하다. 이는 심미적인 관점에서의 육체뿐만 아니라 개개인의 습관적인 모습에도 투영된 이미지에 직접적인 영향을 주고, 물론 골프 수행에도 영향을 줄 것이다. 인체의 근본적인 목적은 가장 효율적이고 편안한 방식으로 골격을 바로 세우는 것임을 잊어서는 안 된다. 이러한 목적은 간단하게 보일 수 있지만, 각각의 신체는 상대적으로 내부적인 전투를 치르고 있으며, 그 결과 어느 부위의 근육들이 다른 부위들보다 우세해지기도 한다. 이 조용한 전투를 통해 특정한 자세 습관이 형성되며, 마찬가지로 이러한 상호 의존적인 방식에 의해 스윙에서도 의도치 않게 자세 변형이 일어난다.

스윙 동작이 일어나는 동안 균형을 잡는 과정에서 우리 몸은 일정 부분 불안정함 속으로 들어가게 된다. 이 과정에서 이러한 불안정함을 다루고 극복하기 위한 노력의 일환으로 근육의 보상 작용이 일어나기 마련이다. 적절한 신체 조건이 뒷받침되지 않는다면, 이러한 종류의 보상 작용들은 시간이 지나면서 우리 몸에 영구적으로 자리 잡게 되고, 같은 움직임이라도 가동범위가 축소되며, 협응력이 저하된다. 개인별로 스윙 동작을 관찰함으로써 어떤 근육 사슬들이 스윙을 주도하고 있는지, 혹은 우세하게 작용하고 있는지에 대한 데이터를 얻을 수 있을 것이다. 이런 식의 작은 분석들은 골프에서 움직임을 효과적으로 수행하기 위한 첫 걸음으로 불가피한 단계일 뿐만 아니라 관절에도 통증을 일으키지 않아 안전하다.

스윙 동작에서 근육 활동들을 관찰함으로써 특정 근육의 참여도를 평가해볼 수 있을 것이다. 최종적인 목표는 움직임을 최적화하기 위한 능력을 가진 근육들을 찾아내는 것이다.

근육 사슬에 관해 현재 존재하는 다양한 연구를 통해 근육이 더 효과적으로 작용할 수 있는 직접적인 방법을 찾아내기 위해 도움이 될 만한 내용들을 가져올 수 있을 것이다.

어떤 근육 사슬이 스윙 동작에 더 많이 개입되는지 알아볼 것이고, 이 근육들을 구별할 수만 있다면 그 기능을 최대한으로 이끌어낼 수 있을 것이다.

첫 번째로는 견갑골 주위에 위치하는 근육들을 중점적으로 살펴볼 것이다. 여기서는 전거근, 견갑거근, 회전근개, 능형근, 하부 승모근의 작용들을 평가해볼 것이다. 이는 견갑골의 역동적 안정화와 관련된 근육들이다.

두 번째로는 복부를 살펴볼 것인데, 복횡근, 복사근, 그리고 이들과 전거근의 관계를 중점으로 알아볼 것이고, 전거근과 능형근의 관계도 차례대로 알아볼 것이다. 몸통이 회전할 때 일어나는 거의 모든 움직임은 이 근육군들의 작용에서 비롯된다. 물론 이 움직임에서 더 광범위하게 참여하는 그 외의 다른 근육들도 있겠지만, 그 기능은 더 복잡하다.

일반적으로, 움직임을 최대한 단순화하려고 노력함으로써 다음 내용으로 넘어갈 수 있다.

두 견갑골은 능형근을 통해 척추와 연결되어 있고, 견갑골 높이에서 근육이 어깨 주변을 띠 모양으로 둘러싸고 있다고 상상해보자. 이 상상의 띠가 그리는 궤적을 따라가면, 겨드랑이 밑을 지나게 되고 늑골을 거쳐 백색선에 도달한다. 이런 식으로 다시 견갑골에서 출발하면 전거근을 만나게 되고, 전거근과 복사근의 접합점이 골반을 향해 연결되어 있음을 볼 수 있다. 이리하여 견갑골을 흉곽 및 골반과 연결해주는 상상의 띠를 마주하게 될 것이다. 이 띠는 스윙의 힘을 전달해주는 컨베이어 벨트로 간주할 수 있다.

요약하자면, 컨베이어 벨트가 하는 일 중 하나는 백색선을 이용해 몸통 한쪽의 속근육(내복사근)과 반대쪽의 겉근육(외복사근)이 조합되어 수축할 수 있도록 조정하고 연결해주는 것이다. 이리하여 회전하게 되면 한쪽 외복사근이 다른 쪽의 내복사근과 동시에 수축하게 된다. 광배근, 둔근들, 전거근, 복횡근 그리고 하부 승모근은 몸통의 안정화 근육으로 움직임에 관여한다.

스윙과 연관된 근육 사슬에 관해서는 더 주요한 근육들을 동반 수축하게 만드는 근육 라인들을 위주로 전반적으로 훑어보기만 할 것이다. 비록 과정은 더 복잡하지만, 전체를 단순화하면, 몸통 부위들이 각각 어느 정도로 개입되는지를 이해한다는 개념으로 받아들이는 것이 상대적으로 간단할 것이다.

복근이 하는 일의 중요성

복근의 역할에 대해 언급하면, 구체적으로 복횡근을 지칭한다. 복횡근의 수축은 척추 앞쪽 면에서 유기적인 지지 역할을 한다.

요추 부위는 이런 식으로 귀중한 지지 기반을 얻게 되면서 안정성이 많이 요구되는 다양한 움직임을 수행할 수 있게 된다. 따라서 이러한 복부의 지지 기반은 등 하부 구조의 건강을 보증해주는 역할을 하는 셈이다. 구체적으로 복횡근의 수축이 스윙에 적용되면, 공을 향한 자세에서 몸을 숙일 때 척추에서 발생하는 지렛대 효과를 감소시켜줄 수 있을 것이다. 이 지렛대는 척추 하부에 기반을 두고 있고, 그로 인해 척추 하부는 골반의 후부 회전에서 발생하는 압박에 가장 취약해질 것이다.

그리하여 이 자세에서 복횡근을 사용하면, 복강 내에 압박이 생겨 척추 부위 근육들의 긴장감을 감소시킬 수 있다. 따라서 이 작업을 통해 스윙 동작 수행 시 척추 구조가 견뎌야 하는 압박을 경감시킬 수 있다.

필라테스의 모든 동작에는 코어의 힘을 올바르게 제어하고 적용하기 위한 구체적인 설명이 추가되어 있다.

PILATES & GOLF

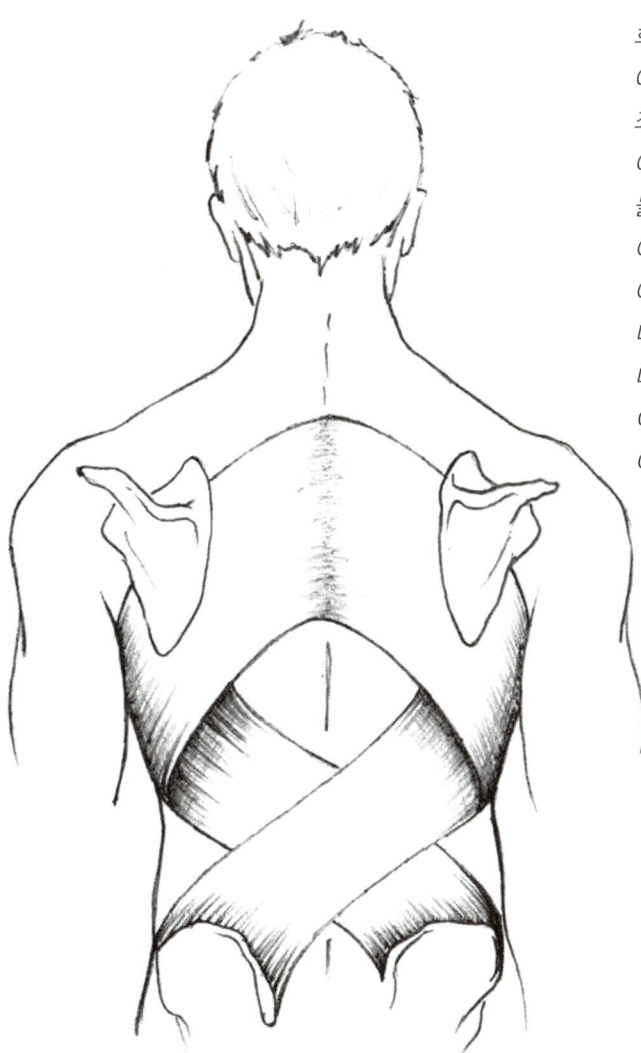

회전 동작은 반절로 분리하여 살펴볼 수 있는데,
이는 몸통의 좌우에 하나씩 대응하며,
좌우 중 한쪽은 다른 쪽과 반대 방향으로 움직이게 된다.
이 움직임의 첫 반절은 어깨를 신체의 중앙선 방향으로
돌출시키는 근육들에 의해 일어난다(어깨 주동근).
이는 신체의 앞쪽 면에 자리한 근육 사슬로,
어깨와 반대쪽 골반 사이를 지나면서 등 부위를 통과한다.
나머지 움직임의 반절은 몸통의 나머지 반절과 대응하는데,
다른 쪽 어깨가 등을 통해 반대쪽 골반을 향하여 가까워진다.
이는 신체의 뒤쪽 면에 자리한 근육 사슬에 해당하며,
어깨와 반대쪽 골반 사이를 지나면서 등 부위를 통과한다.

- 능형근
- 전거근
- 외복사근
- 내복사근

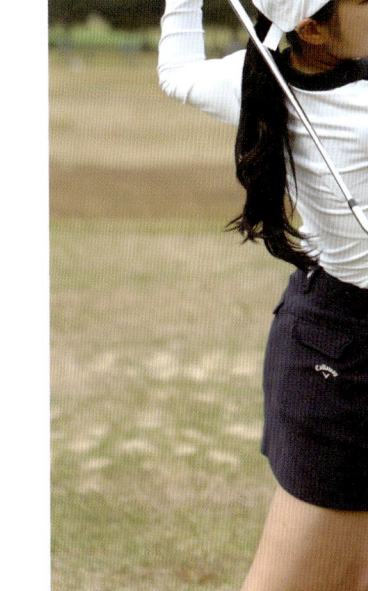

이 이미지를 구성하는 근육들을 살펴보면,
첫째로는 척추를 길게 신장하는 데 일정 부분 관여하는
근육들의 포괄적인 틀에 해당하고,
두 번째로는 몸통 앞쪽 면의 회전 움직임을 일으킨다.
이 근육들이 등에 해당하는 근육 사슬들과 동시적으로
작용하면서 척추의 축을 따라 회전 움직임을 일으킨다.
이 근육들은 스윙 동작의 회전 움직임에
컨베이어 벨트 역할을 한다고 할 수 있다.
이 근육들 사이에 바른 균형과 완벽한 기능을 유지하면,
타격의 효율을 최대화시킬 수 있을 것이다.

PILATES & GOLF

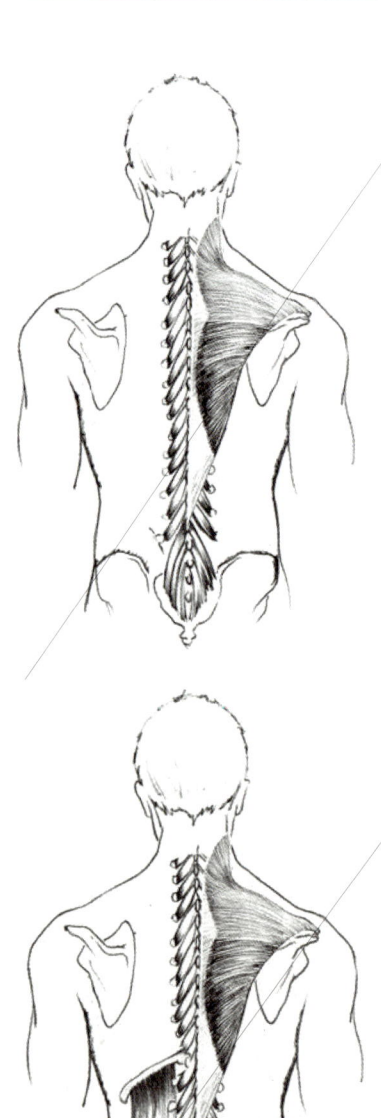

이 이미지에서는 몸통이 한쪽 방향으로 회전할 때 관여하는 등의 주요 근육들을 확인할 수 있을 것이다.
이 근육 라인은 일반적으로 하부 승모근, 광배근, 한쪽 요방형근과 둔근 및 반대쪽 요방형근으로 구성된다. 이리하여 신체 앞쪽 면의 근육들과 뒤쪽 면 근육들의 작용이 조합되면서 몸통이 회전하게 된다.
이는 광배근과 하부 승모근의 지지를 받아 움직이는 견갑대와 척추 및 척추와 연결된 상부 근육들이 일반적으로 어떻게 회전하는지에 대해 설명한디.
또한, 이 메커니즘에는 하후거근, 움직임이 일어나는 쪽과 같은 쪽의 늑간근 혹은 척추기립근 중 요추 부위와 같이 다른 속근육들이 개입한다.
우리의 최종 목표는 각 움직임에 합류하는 근육들의 연속된 라인 혹은 연결 부위들을 표면적으로 조사하는 것이다.

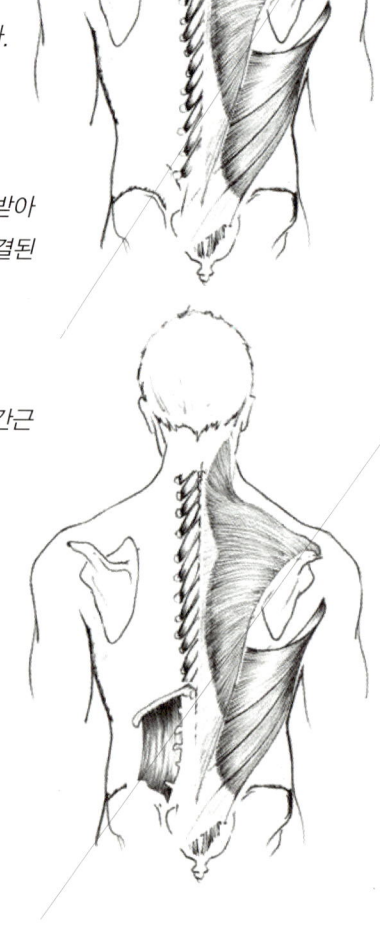

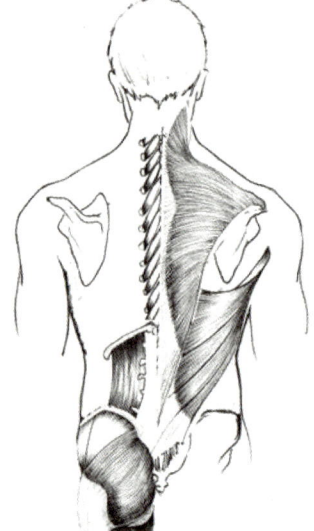

- 반대쪽 요방형근
- 반대쪽 둔근
- 반대쪽 다열근

- 광배근
- 하부 승모근
- 요방형근
- 척추기립근

이 근육들이 과사용될 가능성을 고려하고 스윙을 진행하는 동안 좌우 근육이 비대칭적으로 수축한다면, 이는 자연스러운 스윙 동작이 진행되는 방향의 반대쪽 측면을 훈련함으로써 어느 정도 보상될 것이라고 결론내릴 수 있다. 신체 후면의 근육 사슬들을 스트레칭하는 것은 훈련에 불가피한 요소가 될 것이다.

PILATES & GOLF

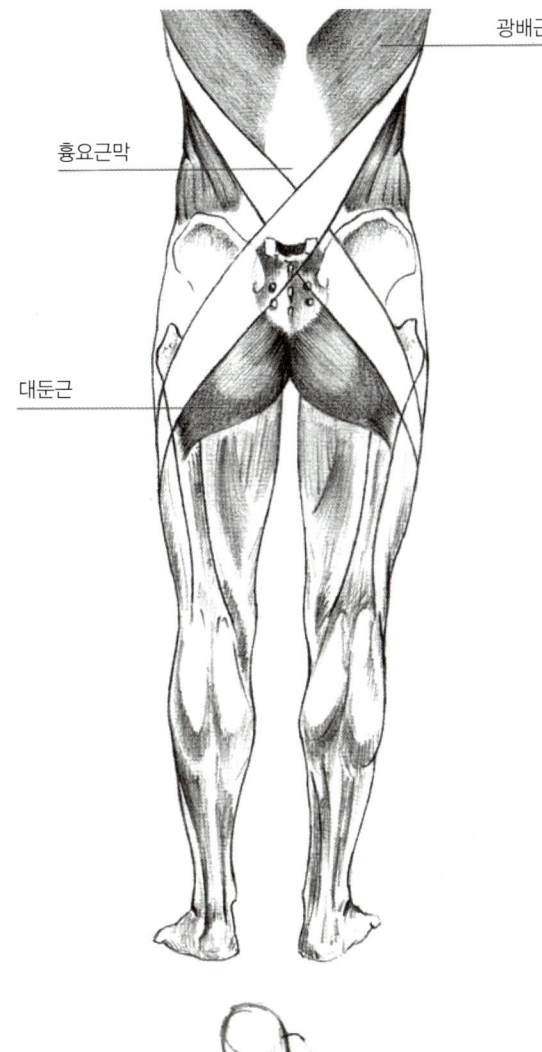

광배근

흉요근막

대둔근

가동범위가 넓고 매끄러운 스윙을 구현하기 위해서는 신체 후면의 근육 사슬이 가능한 한 단축되지 않도록 하는 것이 많은 도움이 될 것이다.
또한, 상부 근육들과 척추 및 지지 기반(하부 근육들) 사이의 관계도 관찰해야 할 것이다.

이 이미지에서는 신체 후면을 교차하는 근육 체계를 볼 수 있는데, 상부 근육이 같은 측의 광배근을 통과하여 반대쪽 하부 근육 중 대둔근과 연결된다. 이 근육 체계는 팔이 움직이는 동안 몸통을 안정시키는 역할을 한다.

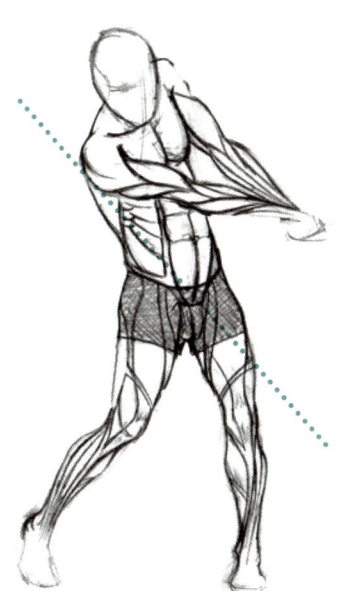

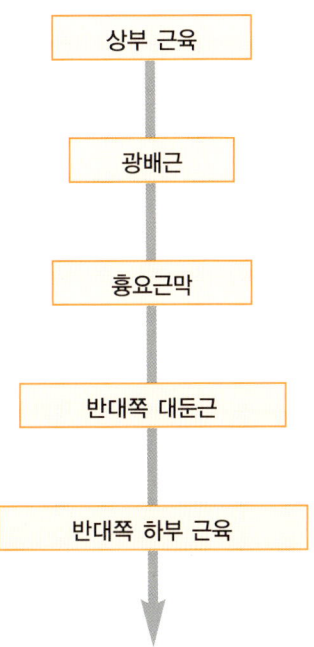

상부 근육 → 광배근 → 흉요근막 → 반대쪽 대둔근 → 반대쪽 하부 근육

PART 2 골프와 아나토미

복횡근의 중요성

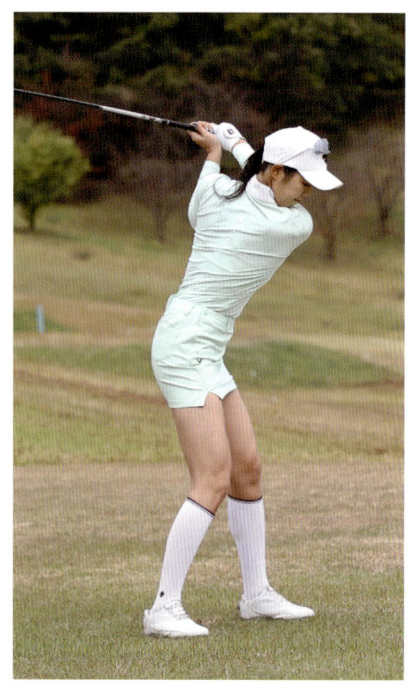

골퍼가 코어를 잘 제어하면 스윙 동작이 매우 정확하고 자연스러울 것이다.

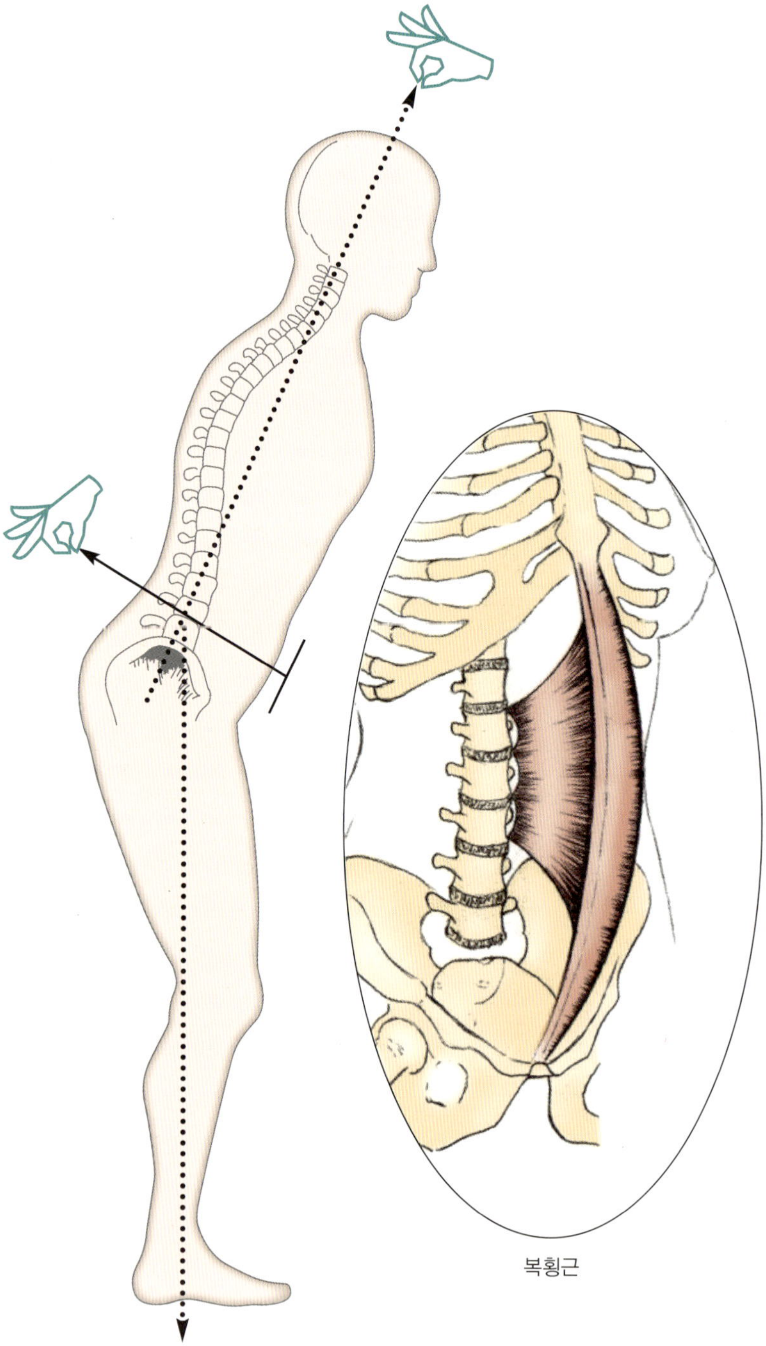

복횡근

앞서 언급한 근육 사슬들의 작용과는 별개로, 요추 부위를 지탱하기 위한 요소로 스윙의 모든 단계에서 항상 복횡근을 개입시키는 것이 불가피할 것이다. 사실상 근육 사슬에 관해 가장 평이 좋은 이론을 전개한 학자 중 몸통 앞면의 여러 근육 사슬과 복횡근 사이에 연결고리가 있음을 적지 않게 발견했다. 복횡근의 근섬유는 옆구리 주위와 몸통을 측면으로 둘러싸고 있으며, 아래쪽 늑골과 골반을 이어준다. 이러한 방식으로 등에서 복부 건막과 흉요근막이 서로 연결된다. 이 근육을 수축시키면 등 하부 주위에 띠를 두른 듯한 느낌을 주며, 이는 척추와 골반을 안정화시켜준다.

PILATES & GOLF

스탠드 자세를 취하는 동안 복횡근을 안정적으로 수축하면, 최상의 균형을 잡을 수 있게 된다. 척추가 정렬을 유지할 수 있게 되면, 다리 위에 얹혀 있는 몸통의 무게를 더 쉽게 다룰 수 있게 되고, 그 결과 발가락에 무게가 쏠리면서 안정성이 감소되는 현상을 방지할 수 있다. 마찬가지로 스윙 시 항상 코어를 주도적으로 사용하면, 스탠드 자세 시 척추가 취한 각도를 유지하기가 더욱 수월할 것이다.
이는 골프채 궤적의 정확도를 높이는 데 중요한 점이다. 이러한 방식의 스윙 훈련이 갖는 또 다른 장점은 견갑대의 움직임에 영향을 주는데, 어깨를 90° 정도 회전하기 위해서는 척추가 가능한 한 정렬된 상태를 유지하는 것이 불가피하기 때문이다.

골퍼의 스윙을 면밀하게 관찰해보면, 만성적인 자세의 일탈을 가장 명확하게 볼 수 있을 것이다.
이와 같은 맥락에서 신체 정렬이 가령 척추 전만이나 후만을 갖고 있다면, 스탠드 자세를 취할 때 정렬 상태에 두드러지게 나타날 것이다.

PILATES & GOLF

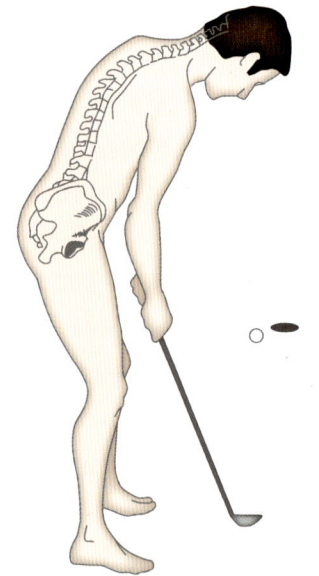

척추의 정렬 상태가 바르지 못하면, 등 하부와 어깨의 의존적인 긴장감으로 인해 움직임에 제약이 생길 것이다. 앞서 살펴보았듯이, 움직임에서 코어가 주도적인 역할을 한다면, 신체 정렬을 세심하게 다룰 수 있다. 그러나 이외에도 척추 라인을 따라 다른 속근육들이 존재하는데, 이들은 코어의 효과를 보충해주는 역할을 한다. 다열근은 바른 정렬에 중요한 역할을 할 뿐만 아니라 우리 몸에서 발생하는 모든 움직임에 관여하며 척추 마디 사이에 어떤 종류의 회전을 일으킨다. 다열근은 척추에 가해지는 압력을 바르게 처리하는 등대지기 역할을 한다고도 볼 수 있을 것이다. 이미지에서 볼 수 있는 것과 같은 정렬 상태에서는 어깨가 타깃을 향해 바르게 회전하기가 매우 어려울 것이고, 회전이 이루어지는 동안 몸통을 제어하는 데 필요한 등 하부의 긴장감이 점점 더 증가할 것이다. 또한 무게중심을 옮기는 과정에서 다리의 안정성을 유지하기 위해 햄스트링이 과하게 사용될 가능성이 높다. 이는 간단히 말하자면, 무게중심이 지나치게 앞으로 이동하면서 발가락으로 쏠리게 된다.
이는 바르지 못한 정렬의 몇 가지 결과이며, 각각의 오류는 분명히 구체적으로 어떤 신체 결함을 갖고 있는지에 따라 서로 다른 결과를 초래할 수 있다.

복횡근의 긴장감이 부족한 상태에서 바르지 못한 자세 습관이 더해졌을 때, 논리적으로 좋지 않은 정렬로 연결될 것이라고 예상할 수 있다.
그 결과는 아마도 스윙 동작을 할 때, 신체 앞쪽 면이 불균형해지거나 전반적으로 균형이 흐트러지는 경향으로 자연스럽게 이어질 것이다.
이 이미지에서는 척추 중간 부위에 과도한 굴곡이 일어난 것을 볼 수 있고, 이는 '척추후만증'이라고 불린다. 스탠드 자세를 취하는 동안 골퍼의 이러한 척추 상태를 더 명확히 관찰하게 될 것이다. 이 같은 구체적인 경우, 골프를 수행하는 사람은 견갑대에 극심한 불안정감을 느낄 가능성이 있고, 움직임이 진행되는 동안 일정 부분 정확도가 떨어질 것으로 예상할 수 있다.
이 이미지에 나타난 소위 '요추 커브'라고 불리는 부위도 척추기립근과 복근 사이의 불균형을 보여주고 있다. 따라서 이런 자세를 보여주는 사람은 어깨에 과도한 긴장감을 갖고 있을 가능성이 있다(척추기립근은 짧아지면서 과활성화되고, 복근은 약해지며, 하부 승모근, 전거근, 견갑대의 안정화 근육들도 약해져 있을 것이다).

다열근

앞 장에서 살펴본 내용들은 기본적으로 회전 동작에 가장 필수적인 움직임에 관한 연구들이다. 회전 움직임이 반복되면서 신체 골격에 가져올 수 있는 결과는 간단하게 설명한 바 있으며, 앞 장에서도 언급했다. 오직 회전 동작을 위해 특정 근육 사슬을 고립적으로 단련하는 것은 권하지 않는다. 그러한 이유로 다열근에 관한 연구를 담은 특별한 장을 구성했다.

이 근육은 척추뼈에 근접해 있으며, 깊은 층에 자리한다. 다열근의 역할은 골프 연습에서도 두드러진 중요성을 갖고 있다는 것은 의심할 여지가 없다.

기본적으로 이 근육들은 일반적인 상태에서는 인체 골격을 유지 및 보존하기 위한 재안정화에 관여하면서 감시자 역할을 한다. 척추가 인체 골격 내부의 건강을 해칠 만한 움직임을 보이지 않도록 예방해주기도 한다. 이러한 의미에서 다열근은 척추 마디 사이에 일어나는 긴장감을 잘 조율해주면서 마디 사이에 해가 될 수 있는 작용이 일어나면 이를 멈추게 해주는 조정자 같은 역할을 한다고 볼 수 있다.

그러나 이 근육들이 과활성화되거나 적절하게 훈련되지 않는다면, 근육 작용의 협응력이 떨어지게 되고, 이러한 경우 인체에 득이 되지 않는 움직임을 유발할 수 있는 외부 공격들을 적절히 예방할 수 없게 될 것이다.

충분한 경각심을 갖고 있지 않을 경우에도 마찬가지로 과격한 움직임에 적절히 대항할 수 없을 것이다. 이러한 경우 오히려 다열근 자체가 부상의 원인이 될 수도 있다.

또한, 이 근육들의 협응력에 결함이 생기면 척추의 안정성을 떨어뜨릴 것이고, 바른 움직임을 실현하는 데 어려움을 줄 것이다. 이러한 논리를 골프에 적용하여 척추에서 다열근을 최상의 노력을 기울여 제어하지 않은 채 움직임을 반복적으로 수행한다면, 신체 축은 비틀기 동작에 취약해질 것이다.

요약하면, 스윙 동작을 최적화하기 위해 근육 사슬들을 훈련할 경우, 다열근의 기능을 최적화하게 된다. 움직임에 유용한 가동범위와 민첩성을 증가시키면 더 효율적으로 운동을 수행하는 데 도움이 되지만, 그만큼 내부 구조들을 보호해주는 근육들이 적당히 지지해주지 않는다면 기능적 균형을 흐트러뜨릴 것이다.

이러한 관점에서 봤을 때, 이상적인 골프 훈련에서는 스윙 동작에 필요한 특유의 근육 사슬들과 복횡근의 효율적인 제어가 통합되도록 해야 한다.

3개의 근육(극근, 최장근, 장늑근)으로 구성된 척추기립근에서 다열근은 횡돌기 안에 붙어 있다.

횡돌기는 다음과 같은 근육들로 구성된다.

회선근	– 단두
	– 장두
다열근	– 단두
	– 상누
반극근	– 단두
	– 장두

회선근	횡돌기 근육 중 가장 수평적인 형태를 띠며 가로 방향으로 붙어 있다. 따라서 횡돌기 근육군 중에서 회전에 가장 많이 관여하는 근육이다.
다열근과 반극근	횡돌기 근육군을 구성하는 다른 근육 중 이 두 가지 근육은 후방 굴곡근 혹은 경우에 따라 측면 굴곡근으로 간주된다. 두 근육 모두 척추에서 회전을 일으키는 요소를 갖고 있다.

척추를 길게 늘리면, 이 근육들을 활성화시키게 되고, 안정성이 점차로 증가하게 된다.

PILATES & GOLF

횡돌기는 척주 외돌기와 함께 척추기립근의 내측 공간을 구성한다. 이 근육군들이 수축하면 반대쪽 방향으로 회전 움직임이 일어난다. 다시 말해, 우측으로 회전한다고 했을 때, 주동근으로 수축하는 쪽의 횡돌기는 왼쪽 횡돌기다. 한편, 왼쪽 횡돌기와 더불어 오른쪽으로 회전하려면 후면과 전면 근육 사슬의 다른 근육들도 함께 수축해야 하는데, 이 장에서는 이 근육들에 대해 자세히 다루지는 않을 것이다.

다열근은 좀 더 수직적인 형태를 띠고 있으며, 상대적으로 적은 비율이지만 회전 움직임에 관여한다. 다열근의 기능은 척추를 신전하는 기능에 더 가깝다.

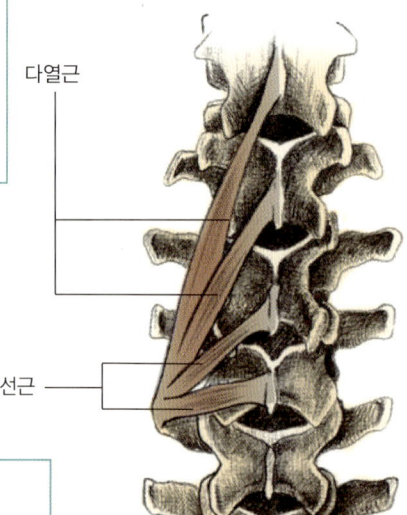

다열근

반극근(그림에 없음)은 상부 극돌기 5번과 6번에 붙는다.

회선근

회선근은 회전 움직임을 일으키며 움직임을 더욱 정교하게 해준다. 횡돌기 근육군 중 회전에 기여하는 정도가 가장 높은 근육이다. 이 근육의 긴장도는 척추 각 부위의 바른 정렬에 영향을 준다. 흔히 '회전근'이라고도 불린다.

반극근은 횡돌기 근육군 중에서 가장 수직적인 형태를 띤다. 회전 기능을 일정 부분 갖고 있지만, 주된 기능은 척추의 신전이라고 할 수 있다.

이 속근육은 신체 움직임에서 회전, 측면 굴곡, 신전의 3가지 기능을 갖는다. 동작 수행 시 한쪽 방향으로 척추를 회전할 때는 반대쪽 횡돌기 근육이 수축된다. 측면 굴곡의 경우, 같은 쪽 근육들이 수축하게 되고, 신장성 움직임을 할 때는 양쪽 근육들이 동시에 수축할 것이다. 스윙에서는 3가지 움직임이 함께 동원되므로 이 근육군을 훈련하는 것은 골퍼들에게 항상 유익할 것이다.

이 근육군을 자극하기 위한 목적으로 수행하는 동작들은 움직임의 양적인 측면에 앞서 질적인 측면에 더 중점을 두어야 할 것이다.

골프에서 복횡근과 골반 기저근을 잘 활용한다면?

 필라테스 원리를 모르는 골퍼들은 조만간 위와 같은 질문에 봉착할 것이다. 필라테스를 접하게 되면, 스윙 동작이 완전히 새로워지고 더 빠른 속도로 눈에 띄게 좋아질 수 있지만, 그렇지 않다 하더라도 이 질문에 대한 답은 생각보다 간단하게 찾을 수 있다. 그럼에도 이 여정을 인내심을 가지고 천천히 살펴간다면, 스윙 고유의 테크닉뿐만 아니라 다른 여러 가지 측면도 서서히 질이 향상되는 것을 느끼게 될 것이다.

 골프 수행에 코어 제어를 적용한 초기 연구들은 앞선 장의 여러 파트에서 이미 다룬 바 있다. 이제는 스윙을 하는 데 복횡근과 척추 안정화 근육들을 이용하는 장점에 대해 깊이 있게 고찰해보도록 하자.

 움직임이 주는 효과는 신체 골격 전반에 걸쳐 힘이 분산되는 양상을 통해 판단할 수 있다. 코어를 포함한 근육들을 비롯해 복횡근의 긴장감을 예측할 수 있다면 관절에서 일어나는 움직임이 더 고르게 분산되도록 할 것이다. 복횡근의 긴장감은 동시에 척추를 신장시켜주며, 이와 반대의 경우에도 마찬가지다.

 또한 복횡근을 긴장하고 척추를 길게 늘임으로써 전거근과 복사근의 수축을 유도하여 견갑대를 안정화시키게 된다. 결국 복횡근을 활성화시키면 스윙 동작을 최상으로 수행하는 데 도움이 되는 일련의 근육군이 기능하게 된다.

 이 모든 근육의 활동은 움직임이 실제로 효율적으로 이루어지도록 하는 기본 규칙에 마치 직접적으로 맞서는 것처럼 보이는데, 이 규칙은 바로 '경제성'이다. 사실상 이 과정에서 가장 중요한 근수축은 무수히 많이 언급해왔듯이 복횡근의 수축이다. 나머지 근육들의 역할은 질적인 측면에 더 중점을 두고 있으며, 이 근육들을 더 탄탄하게 단련하는 것만으로도 움직임을 적절하게 구성하는 데 충분할 것이다.

 이 과정에서 매우 중요한 사실은 복횡근이 움직임의 질적인 측면에는 관여하지 않는다는 것이다. 이는 복직근을 수축한 상태로는 복근의 긴장감을 방해하게 되어 실제로 다른 종류의 움직임을 수행하기가 어렵다는 것을 뜻한다. 복횡근의 경우에는 이런 효과가 훨씬 덜하며, 어떤 각도에서든 움직임이 쉽게 일어나도록 돕는다.

 그렇다면 이 과정에서 골반 기저근은 어떤 일을 하는가? 필라테스 범주 안에서는 복횡근과 골반 기저근이 동시에 수축하면 일어나는 시너지 효과에 대해 충분히 연구된 바 있다. 따라서 척추의 신장과 골반 기저근 및 복부가 개입되는 움직임에는 시너지가 발생한다고 할 수 있다.

 요약해서 말하자면, 골반 기저근을 수축하게 되면 요추 부위를 안정화하는 역학적인 움직임에 직접적으로 영향을 미치게 되고, 척추 신장 체계를 작동시키며, 간접적으로는 견갑골 부위를 정렬하는 데 도움이 된다.

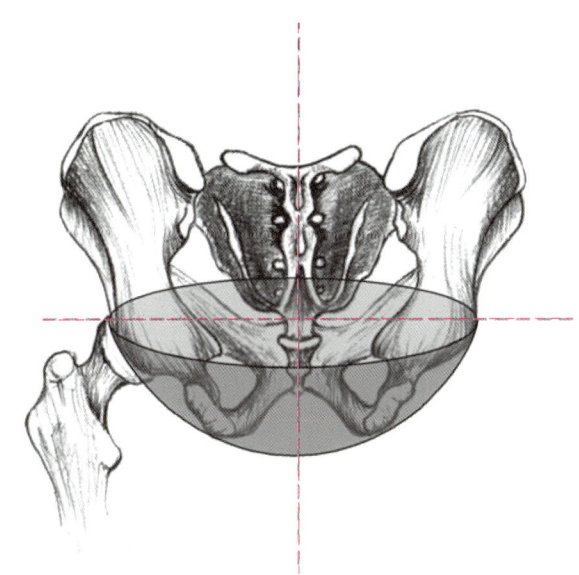

> 타격 연습 시 코어(파워 하우스)를 주도적으로 개입시켜 연습하는 데 시간을 투자하고, 반면에 실전 시에는 가장 기본에 충실한 스윙 동작을 하라.

PILATES & GOLF

동등한 힘 횡격막
복횡근
골반 기저근

골반 기저근은 건강한 자세 유지와 긴밀하게 연관되어 있다. 골반 기저근은 횡격막의 움직임을 지지하는 기능을 하고, 호흡과 움직임이 일어날 때 복횡근과 함께 척추를 안정화하는 역할을 한다.

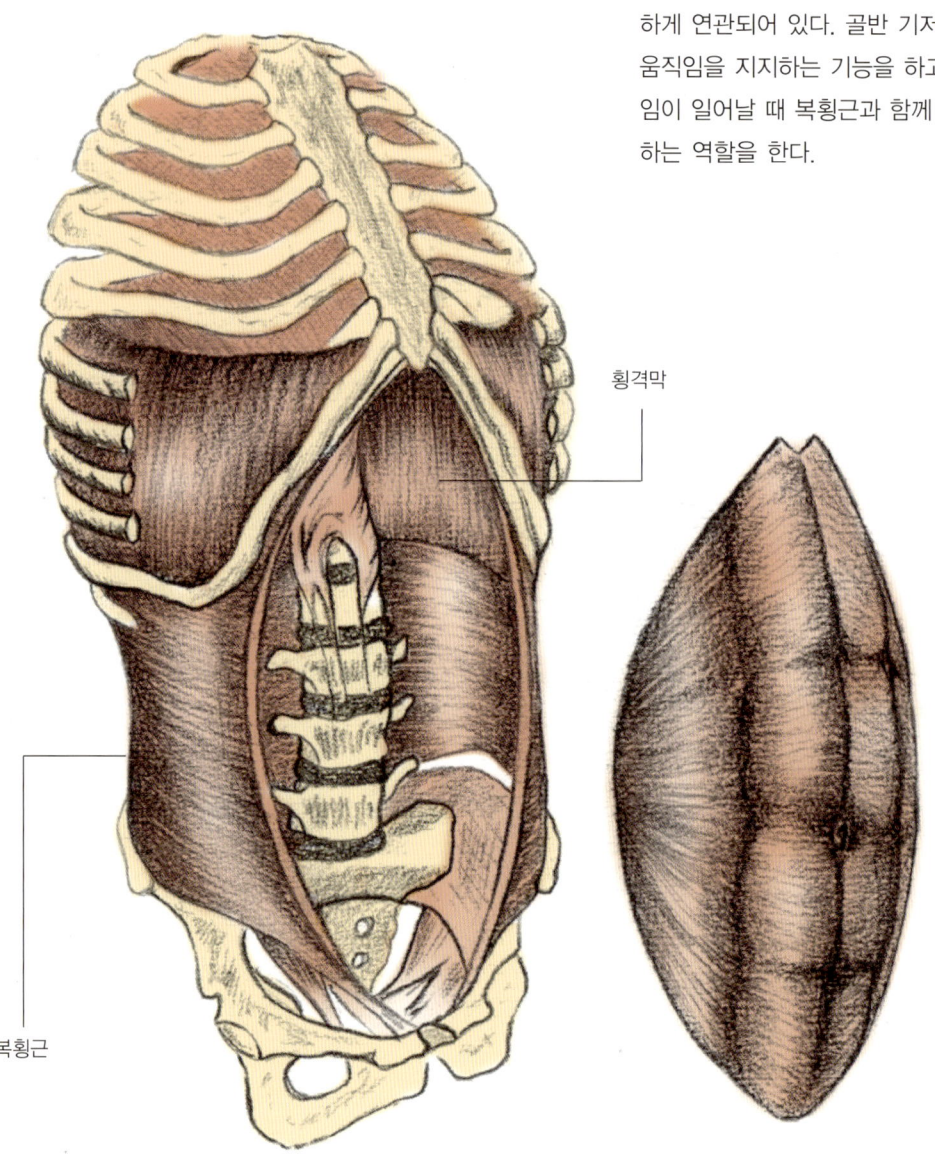

필라테스의 범주 속에서 코어는 복부와 요추, 골반 부위에 관여한다. 복횡근은 복사근과 마찬가지로, 수축 시 골반 기저근과 횡격막을 조정한다. 흉요 근막은 이 코르셋 모양 근육들의 후면을 묶어주는 요소가 될 것이다.
요추 부위를 안정화하는 작업은 정확히 말하자면 스윙 동작의 틀 속에서 척추를 회전하는 것이라고 할 수 있는데, 요추 부위가 압박 받지 않는 상태에서 움직임이 이루어지도록 한다.

보상 작용의 원리

보상 작용의 원리는 일반적으로 가장 간단하게 정의하자면, 다음과 같은 과정으로 설명할 수 있다. 신체의 분절(관절)이 어떤 이유로 인해 이상적인 정렬이 흐트러지게 되면, 관절 주위에서 이 문제를 해결하려는 과정에서 반대 작용으로 정렬이 흐트러지게 되더라도 전체 골격의 균형을 최대한으로 회복하려고 노력한다.

이는 어떠한 규칙에 의해 일어나는 현상이라기보다는 특정 움직임에 대해 우리 몸이 스스로 적응하거나 방어하는 과정에서 보이는 기초적인 양상이라고 할 수 있다. 치료사들은 오히려 이러한 기제들을 이용하여 무너진 정렬 상태(제한적인 움직임)의 1차적 원인을 파악하거나 부상의 원인을 찾아내기도 한다.

척추를 회전할 때, 폭넓은 스윙을 시도하면 척추의 특정 각도에서 동작이 충분히 매끄럽지 못할 때가 종종 있다. 이는 달리 말하자면, 척추의 특정 각도에서 회전에 대한 제약이 생기는 것은 흔한 일이며, 이로써 다른 척추 각도에서는 추가적인 힘이 발생하게 된다. 스윙 동작은 폭이 넓으면서도 비대칭적이어서 척추의 각 부위는 각도별 가동범위에 따라 움직임이 일어날 수 있는 폭을 자동으로 재구성한다. 이 재구성 과정에서 우리 몸은 척추의 특정 각도들을 과도하게 움직이는 한이 있더라도 전체 균형을 유지하려 할 것이고, 그만큼 다른 부위들은 움직임에 더욱 소극적으로 관여하게 될 것이다(통증 피하기 법칙). 움직임이 가장 많이 일어나는 부위들은 과하게 사용되면서 종종 불편감을 유발한다. 이러한 방식으로 움직임에 제약이 생기면서 통증을 일으키고, 다른 부위들이 과사용되거나 지나치게 많이 움직이게 되어 마찬가지로 통증을 일으키는 원인이 된다. 이러한 움직임 양상에서는 결국 근육의 비대칭과 불균형이 생기게 될 것이고, 이는 비효율적이고 바르지 못한 움직임으로 이어지거나 통증, 불편감, 심지어 부상으로까지 이어지는 악순환을 일으킨다.

스윙 동작에는 엉덩이, 어깨, 척추의 움직임이 결합된다. 이들 부위에 제약이 생기면 상호 의존적인 영향을 주며, 새로운 움직임에 적응할 때도 마찬가지다.

움직임의 범위를 원하는 바와 가장 근접한 정도로 넓히기 위해서는 그만큼 이 세 부위의 움직임을 잘 적응시킬 필요가 있다. 단, 움직임에는 항상 아래의 3가지 기본 원칙을 지켜야 할 것이다.

- 균형

- 쾌적성

- 움직임의 효율성

즉, 움직임에서 일어나는 적응 과정은 항상 균형, 통증의 부재, 움직임의 용이성이라는 요소들을 지키면서 이루어져야 할 것이다. 이 해결 방안은 자발적으로 구성된 움직임을 담고 있지 않아서 해결 방안 자체가 문제점을 반영하고 있다고 할 수 있는데, 그 순간의 문제에 대한 해결책만 제시하고 있어 시간이 지나면서 문제가 더 심각해질 가능성이 있다. 즉, 이 같은 제약을 해결하기 위한 메커니즘은 불필요한 보상 작용이 중장기적으로 일어나면서 부상을 일으킬 가능성을 감안하고 있지 않다.

이는 생체역학 전문가(인체 움직임의 질과 효율성을 연구하는 사람)들이 자발적인 움직임을 구성하기를 권유하는 근본적인 이유이며, 자발적인 움직임을 통해 신체는 보상 작용을 최소화하면서 부상에서 멀어지게 될 것이다.

스윙의 한 파트를 완성하는 적응 기제 중 가장 간단한 내용을 살펴보았으며, 이제 이 과정에서 나타날 수 있는 더욱 복잡한 메커니즘에 대해 고찰해보도록 한다.

최종 목표는 각 움직임에 대해 적절한 근육 구조를 갖는 중요성을 이해하는 것이다. 인체가 특정한 움직임을 수행하도록 명령을 받으면, 이 움직임에 필요한 여러 근육이 수축 또는 이완되도록 하는 충동 신경 체계가 구성되기 시작한다. 이 모든 과정을 주도하는 조직을 통해 움직임의 질과 양을 조절하는 것이 우리의 최종 목표라고 할 수 있는데, 이 조직을 '제어 엔진'이라고 부르겠다.

근육의 기능에 이상이 생기면, 원하는 방향으로 관절이 움직이지 않고 다른 움직임으로 바뀌게 되며, 이로 인해 우리의 제어 엔진은 고유수용감각의 방어적 반사 작용을 작동시켜 이 문제를 해결하기 위한 대체 방안을 자동으로 구성하게 된다(방어적 적응 기전).

이러한 적응 기제는 목표하는 움직임의 성공과 실패를 결정해주는 다른 요소들의 영향을 크게 받는다. 피로와 스트레스, 집중력 부족 혹은 지나치게 강한 힘과 같은 요소들이 작용하는 상황에서 인체의 제어 엔진은 망가질 수 있으며, 우리 몸의 관절들은 그 어떤 '안전한' 대안 없이 움직임을 수행하게 될 것이다.

오류의 질적인 측면에서 봤을 때 인체는 부상의 문턱에 가까워졌다고 볼 수 있다. 움직임에 제약이 생겼을 때 그 해결책으로 잘못된 적응 기제가 일어날 경우, 우리 몸은 최후의 보호 수단으로 이를 대체하기 위해 더 과격한 작용을 일으킨다. 근육이 과하게 수축하는 현상인 근육 경련은 이러한 작용들의 메커니즘으로 발생한다고 볼 수 있다. 관절은 근육 경련으로 인해 굳어지고 본연의 이상적인 자리에 돌아가지 못하게 되는데, 이 새로운 문제를 해결하기 위해 새로운 보상 작용이 일어나기도 한다.

이러한 동작 체계에서는 신체에 피로와 스트레스가 쌓인 상태에서 근육에 제약이 생겼다는 가정하에 일어나는 과정들을 빠르고 대략적으로 살펴볼 수 있다. 결국 이 모든 과정은 근육의 강력한 수축으로 이어지고, 그 결과로 관절들은 '일시적인' 부상을 당할 것이다.

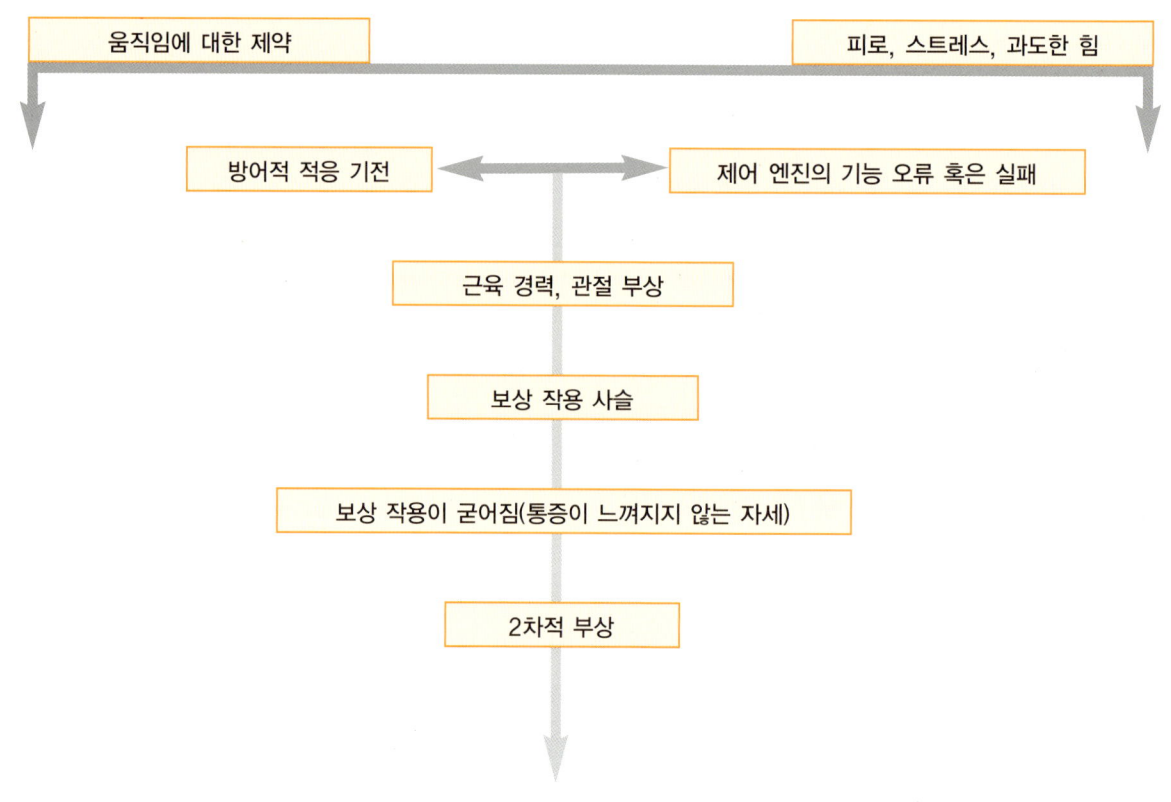

스윙 동작을 깊이 있게 발전시키기 위한 방법을 찾기 위해 골프를 수행하는 사람을 이면체 안에서
움직인다고 상상해볼 것이다. 이 복잡한 단계는 스윙 동작의 전반적인 역학을 이해하는 데 도움이 될 것이다.
이 단계가 지나치게 복잡해지지 않도록 스윙 동작의 일부만 연습해볼 것이다.

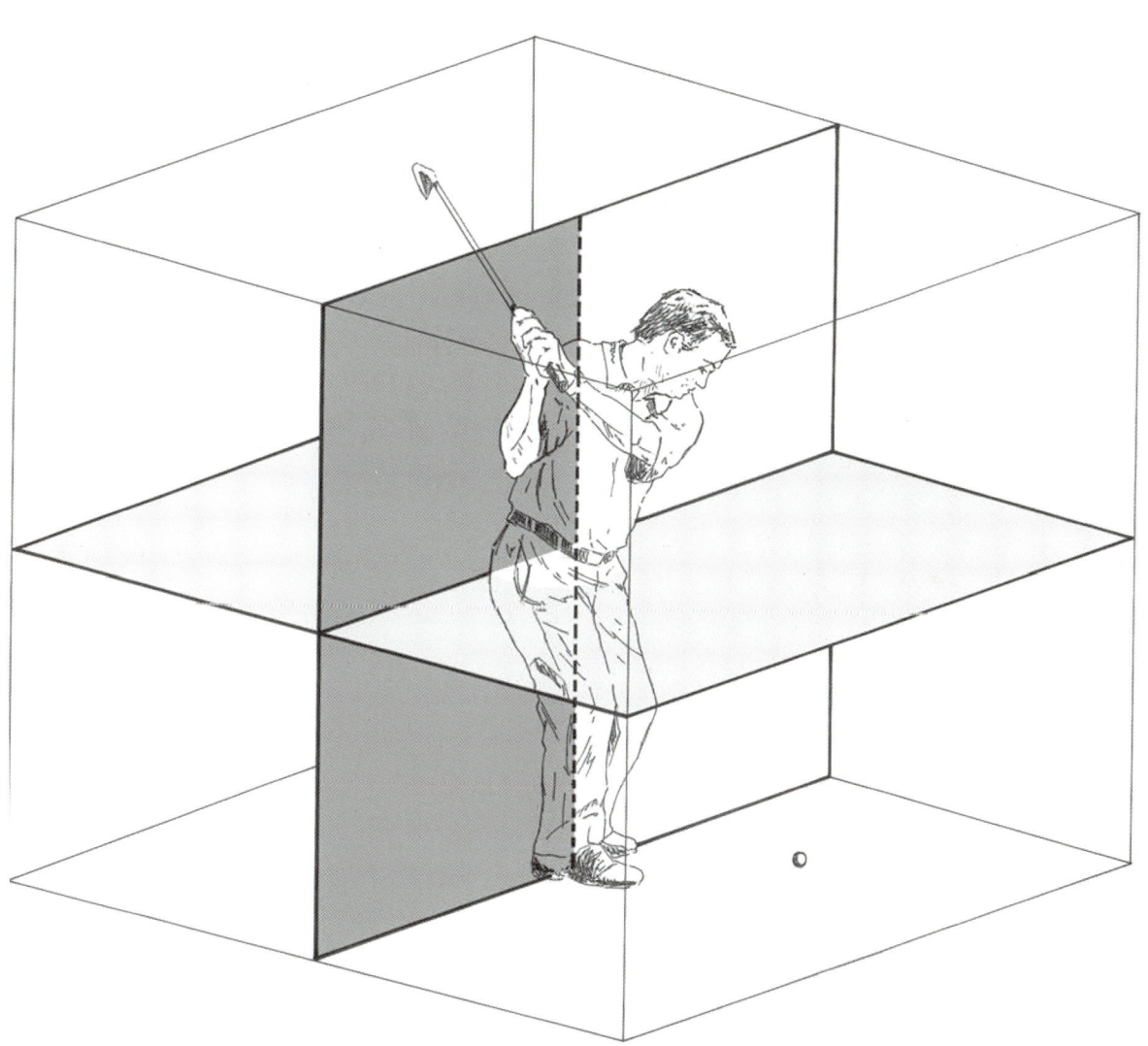

PILATES & GOLF

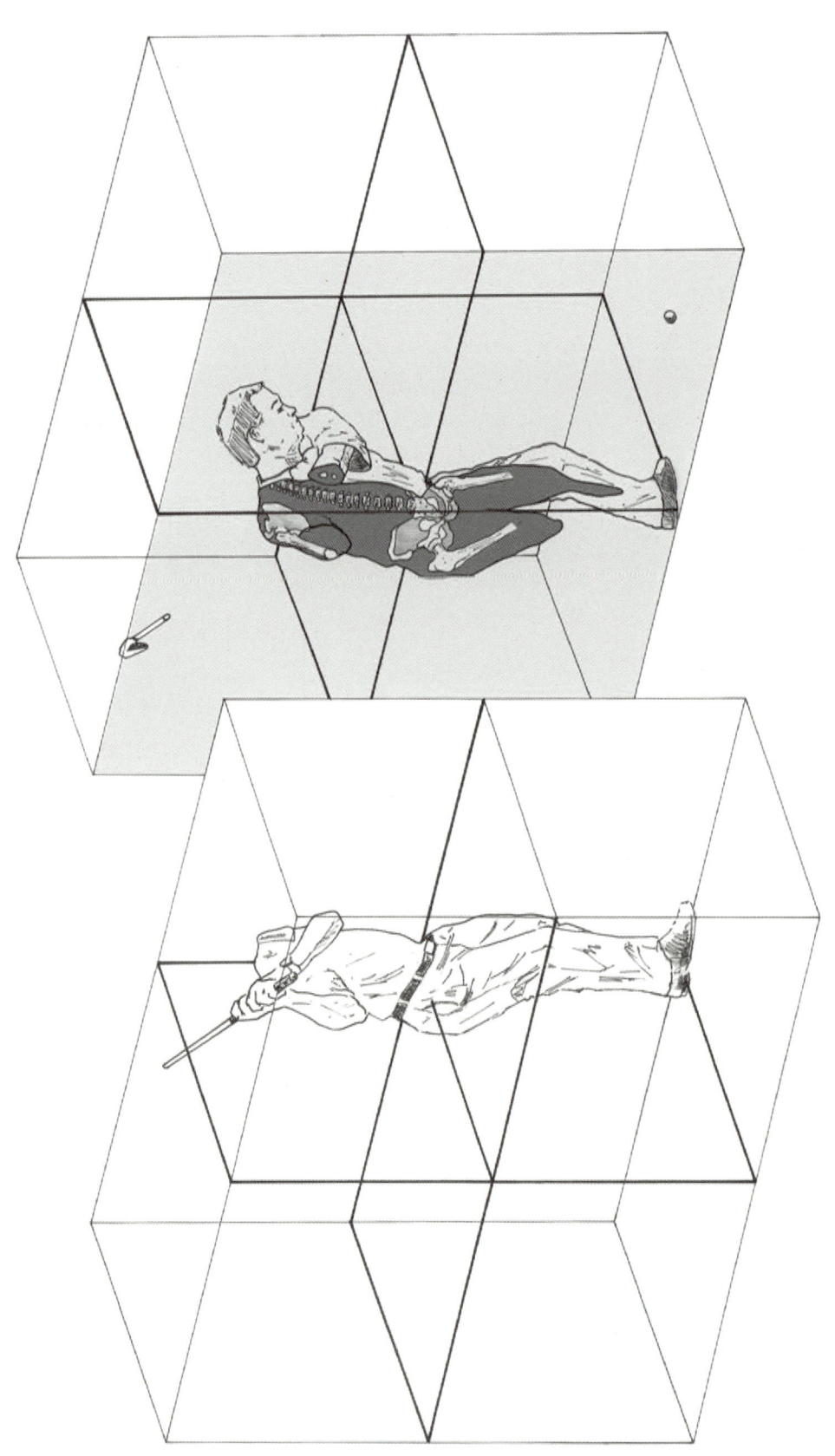

74 필라테스&골프 PILATES & GOLF

오른쪽 어깨

후방진행, 외회전, 굴곡, 외전 움직임을 수행한다. 오른쪽 어깨에 외회전을 제한하는 적응 기전들이 자주 일어나면 팔꿈치를 과사용하게 만들 것이다. 이 메커니즘을 남용하게 되면 팔꿈치 부상을 당할 수도 있다(골프엘보/외측상과염). 팔꿈치 부위는 공 타격 효과를 증가시키려 할 때도 똑같은 자극을 받는다. 동작 수행 시 전완을 안쪽으로 강하게 회전하게 된다(과도한 회내 움직임).

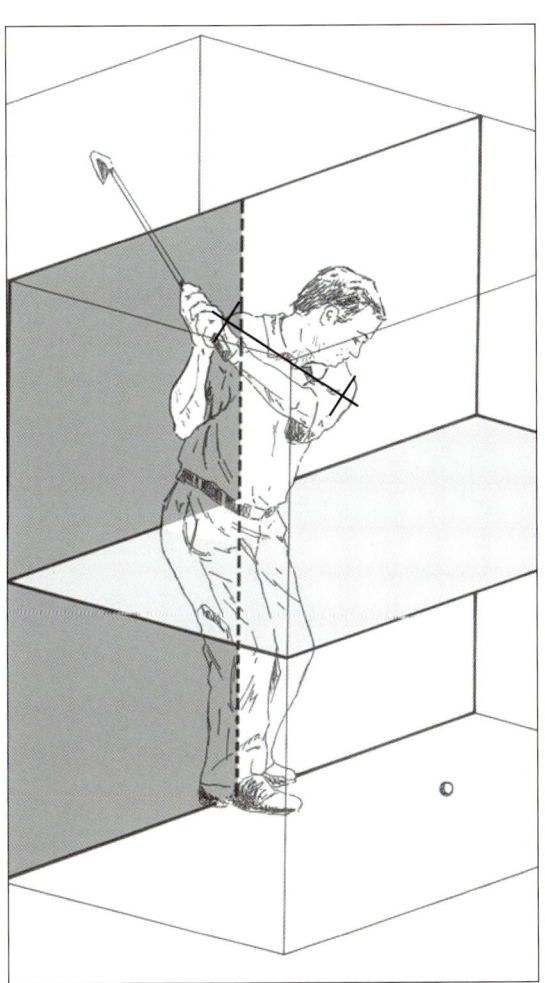

왼쪽 어깨

전방돌진, 내회전, 굴곡, 내전 움직임을 수행한다. 왼쪽 어깨에 제한이 생겼다는 가정하에 가장 많이 개입되는 신체 구조는 경추 부위(어깨와 목을 잇는 근육)와 견갑대(견갑골을 척추와 연결하고, 상완골을 견갑골과 연결하는 근육) 그리고 팔꿈치 관절이다.

많은 골퍼가 공통적으로 왼쪽 어깨의 유연성이 부족하고, 이에 대한 결과로 흔히 왼쪽 어깨를 지나치게 들어 올리는 경향을 보인다. 왼쪽 어깨의 움직임이 눈에 띄게 제한적이면, 움직임의 폭에 따라 이 어깨를 들어 올리면서 몸통도 같이 올라갈 가능성이 있다(척추 커브가 사라짐).

마찬가지로 경추의 긴장감도 이 움직임 체계에 불편감을 유발하는 원인이 될 수도 있다. 이 문제에는 흉추와 견갑골을 잇는 근육, 견갑골과 어깨를 이어주는 근육들에 한 가지 핸디캡, 즉 견갑골 아래 통증감 혹은 움직임의 최대 폭 끝에서 어깨에 직접적으로 느껴지는 통증이 더 생길 수 있다. 오른손잡이일 경우, 주도적으로 움직이는 쪽이 오른쪽 어깨이므로 왼쪽 어깨가 취약해지곤 한다. 왼쪽 어깨가 과도하게 경직되면, 보상 작용으로 마찬가지로 팔꿈치 관절이 과사용된다(외측상과 혹은 골프엘보).

백스윙 수행 시 어깨의 움직임 중 어느 하나에 제약이 생기면, 첫째로 척추에서의 회전 움직임으로 대체되는데, 움직임이 얼마나 대체될 수 있는지는 어디까지나 척추의 가동범위에 달려 있다.
둘째로는 움직임이 제한적인 어깨 관절에 두 번째 보상 작용이 일어날 수 있는데, 어깨는 어떻게든 동작을 완성시키기 위해 의도치 않게 위로 올라가게 된다. 이 문제를 간단히 말하자면, 중간 정도 높이의 움직임 폭에서는 경추 부위와 팔 사이를 이어주는 근육이 경추를 끌어당기는 현상이 일어나게 된다.

PILATES & GOLF

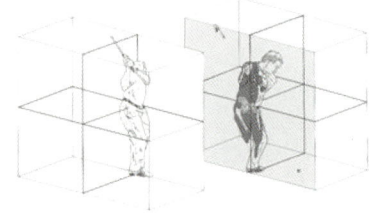

오른쪽 엉덩이

각 스윙 단계에서 고관절은 내회전 움직임에 높은 비율로 개입한다. 따라서 오른쪽 엉덩이는 백스윙 동작에서 내회전 하면서 동시에 오른쪽 다리가 힘을 잃지 않도록 지지 기반을 단단하게 고정해야 할 것이다. 오른쪽 엉덩이의 회전 움직임이 좋지 않으면, 그에 대한 보상 작용으로 무릎이 바깥쪽으로 틀어지려 할 것이다(골반의 우측 이동). 이 경우, 무너진 정렬은 공 타격 시 그 대가를 치르게 된다. 이는 흔히 발생하는 오류로, 골퍼들은 바로 이러한 문제 때문에 백스윙 동작에서 골반이 이동하지 않도록 신경을 많이 쓰곤 한다. 그리하여 이 문제의 해결점이 될 수도 있는 또 다른 과정이 시작된다. 첫째는 오른쪽 엉덩이의 내회전 동작에 제한이 생기는 것이고, 둘째는 오른쪽 무릎이 지지력을 잃지 않도록 노력하는 것이다. 이로써 움직임의 최대 폭에서 요추 부위에 긴장감이 증가하는 것을 알아차릴 수 있을 것이다. 결론적으로 백스윙 동작에 제약이 생길 경우, 요추 부위에 강제적인 회전이 일어날 수 있고, 이는 수많은 전문가가 요통에 관한 사례에서 가장 흔히 마주하는 문제 중 하나다.

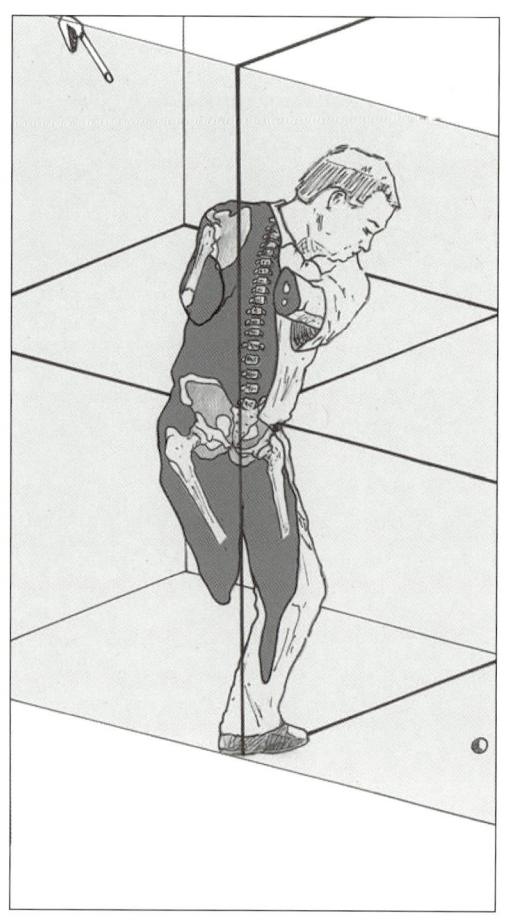

왼쪽 엉덩이

다운스윙 단계에 들어가면, 왼쪽 엉덩이의 역할이 중요해진다. 몸통이 공을 향해 회전할 때 왼쪽 엉덩이는 내회전을 해야 한다. 엉덩이를 충분히 회전하지 않으면, 왼쪽 무릎이 힘을 잃으면서 공 쪽으로 이동하게 되고, 이는 공을 향한 골프채의 궤도를 변화시킬 것이다. 이 움직임에 제약이 생기면 마찬가지로 요추에 회전을 일으켜 요추 부위에 긴장감이 높아질 우려가 발생한다.

운동면

정중면

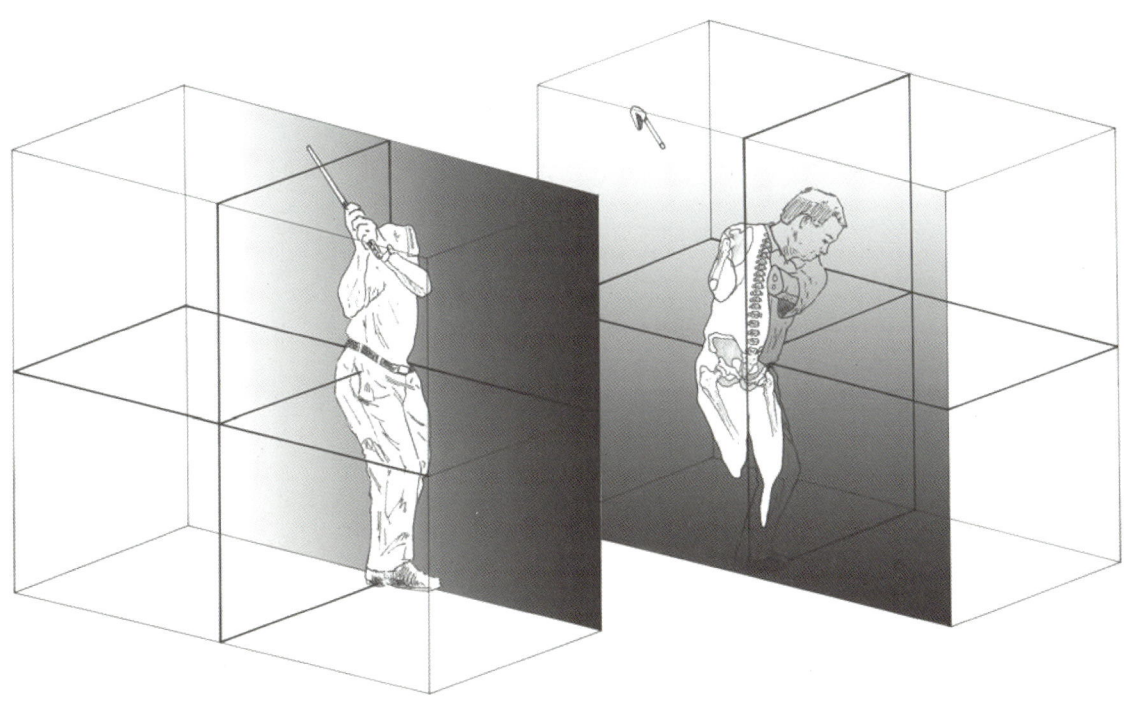

운동면은 신체를 좌우로 나눈다.

여기에서 일어나는 모든 움직임은 대부분 굴곡과 신전으로 이루어진다.

몸통, 골반, 어깨의 굴곡과 신전은 스윙 시 운동면에서 가장 두드러지게 나타나는 움직임들이다.

횡단면

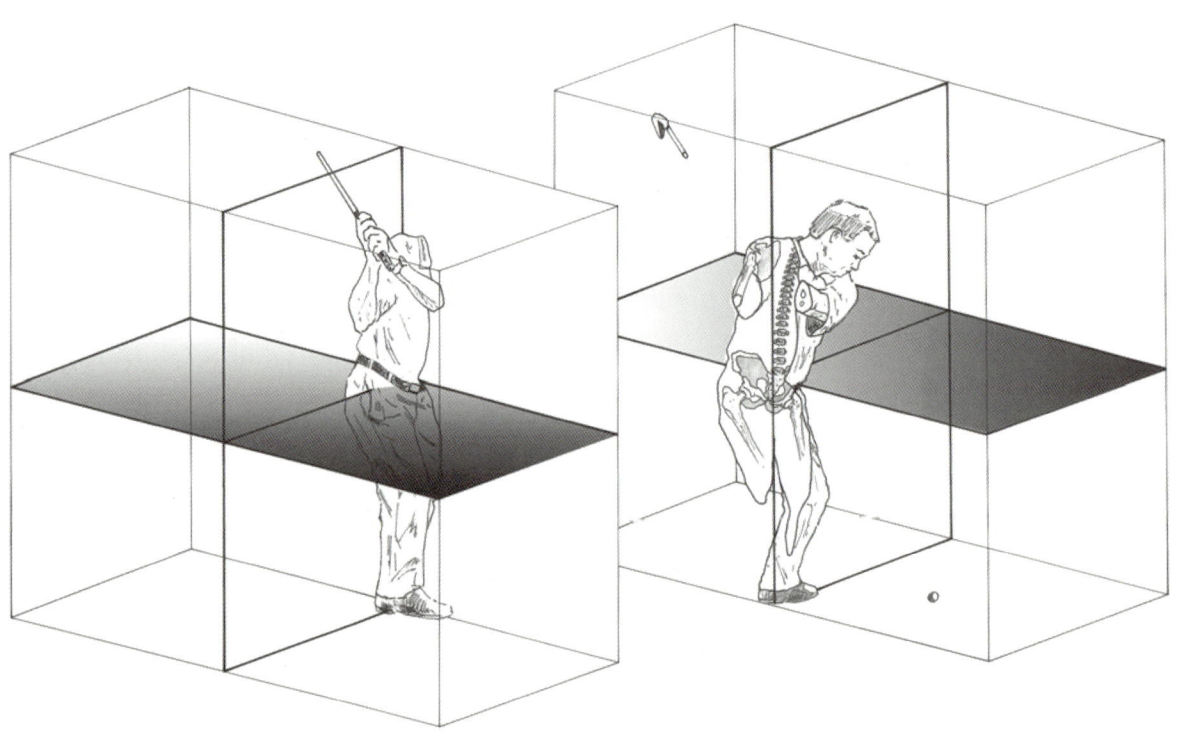

이 운동면은 인체를 상하 두 부분으로 나누고 있다.

이 운동면에서 나타나는 주된 움직임은 회전 동작일 것이다.

척추, 골반, 어깨의 회전이 이 운동면에서 가장 두드러지게 나타나는 움직임이다.

관상면

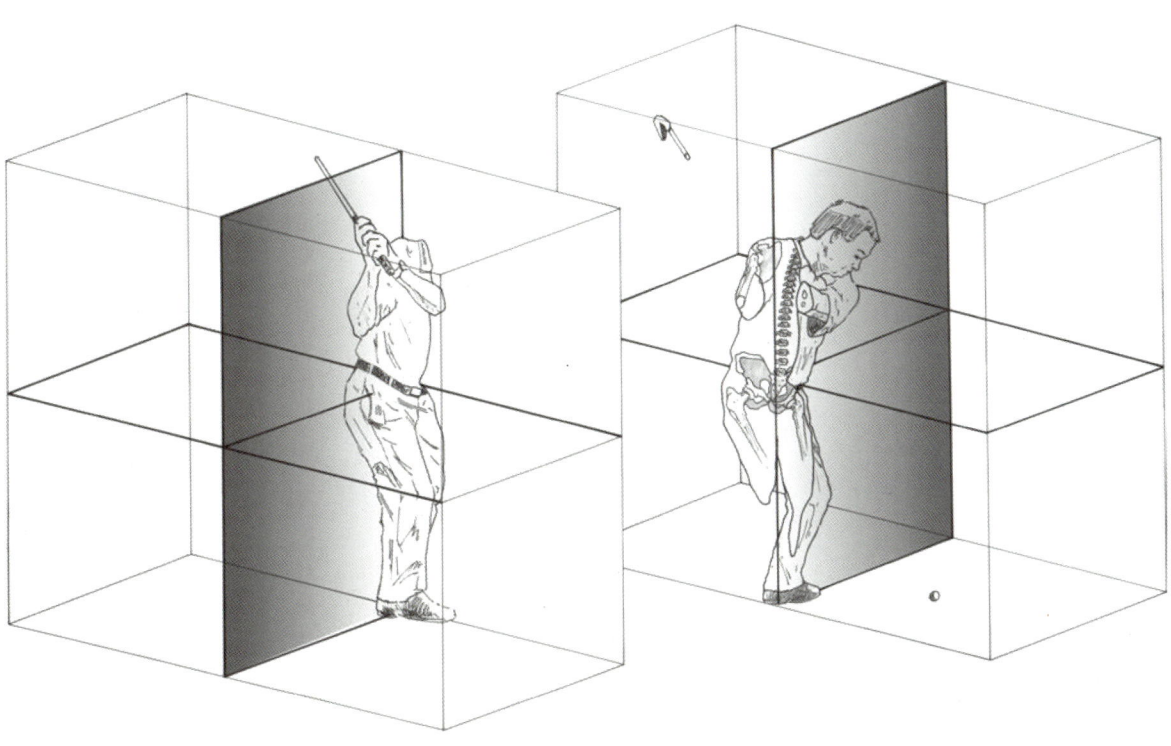

인체에서 더 멀어지거나 가까워지는 움직임(외전, 내전)은 이 운동면에서 가장 두드러지게 나타난다. 이 경우 인체는 전후 두 부분으로 나뉜다.

위에서 설명한 각 운동면에서 일어나는 움직임의 시퀀스를 관찰해보면 알 수 있듯 단지 한 운동면에서 바르지 못한 움직임이 하나라도 일어나면 스윙 동작에 불균형을 일으키기에 충분할 것이다. 이러한 이유로 3가지 운동면 전반에 걸쳐 적응 기전들이 끊임없이 나타나게 된다. 운동면 전체에서 일어나는 움직임들을 최적화하기 위해서는 전반적인 측면에서 다음 몇 가지 사항을 관찰해야 할 것이다.

- 움직임에 제한이 있는지

- 움직임이 제어되지 않고 있는지: 움직임의 일부를 거의 무의식적으로 하게 되는 경우(신체를 제어하지 못하는 상태가 시간을 두고 지속적으로 반복되었을 때)

이 문제는 원치 않는 보상 작용을 일으키는 주요 원인이다. 목에서 제어되지 못한 움직임은 목 주변 부위의 부속 근육들을 과하게 뭉치도록 하는 결과로 이어지기도 한다(목 부위 통증 가능성). 요추나 골반에서 제어되지 않은 움직임은 해당 척추 부위의 과신전이나 과회전과 연관되어 있다고 알려져 있다(요추 부위 통증 가능성). 견갑대의 움직임이 제어되지 않은 상태로, 특히 견갑골이 전방으로 과하게 기울어지는 동작을 할 때, 흔히 어깨 관련 문제들이 발생한다.

PILATES & GOLF

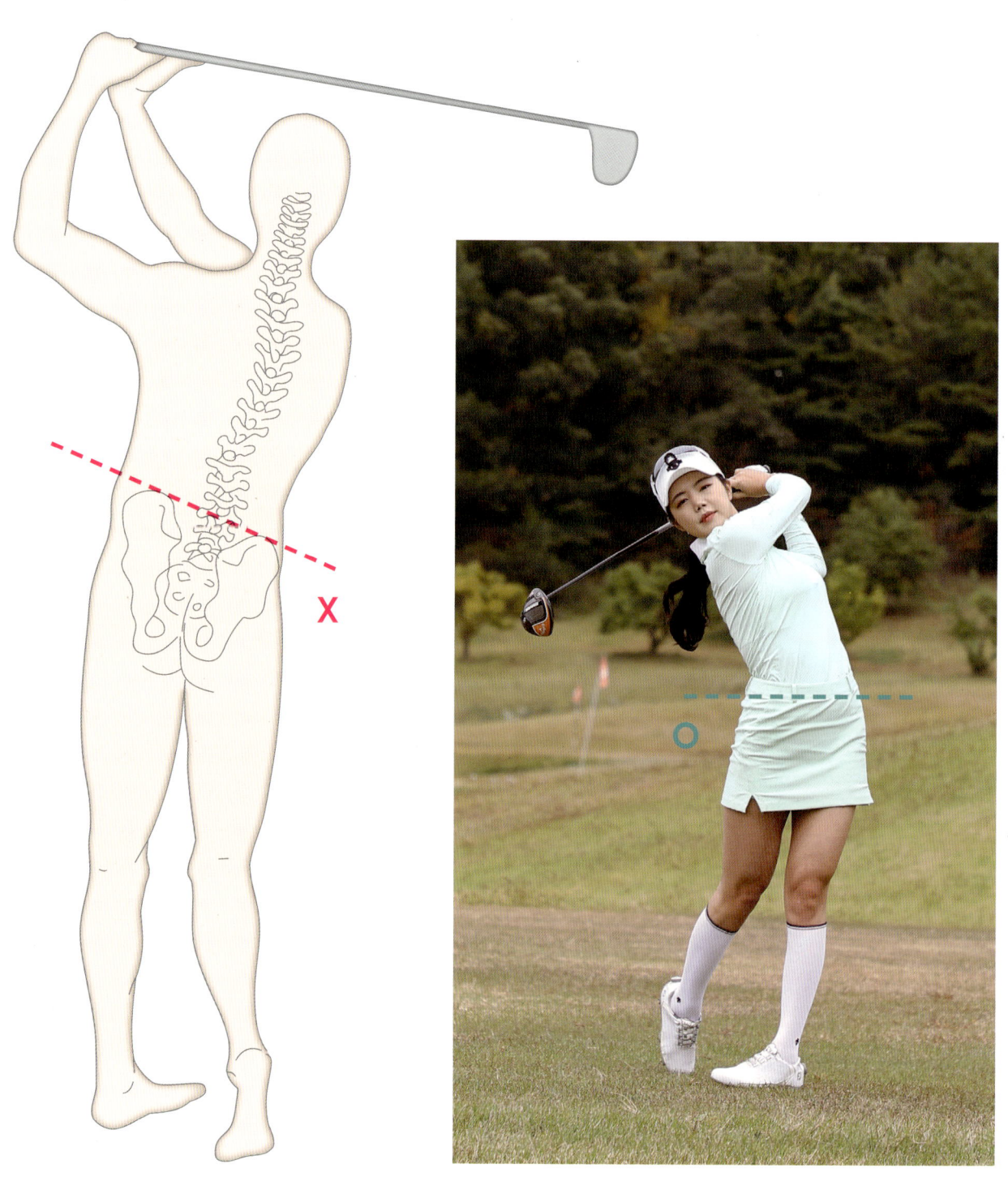

스윙 시 골반의 높이가 달라지면 정렬을 바르게 유지하기 어렵게 만든다.

PILATES & GOLF

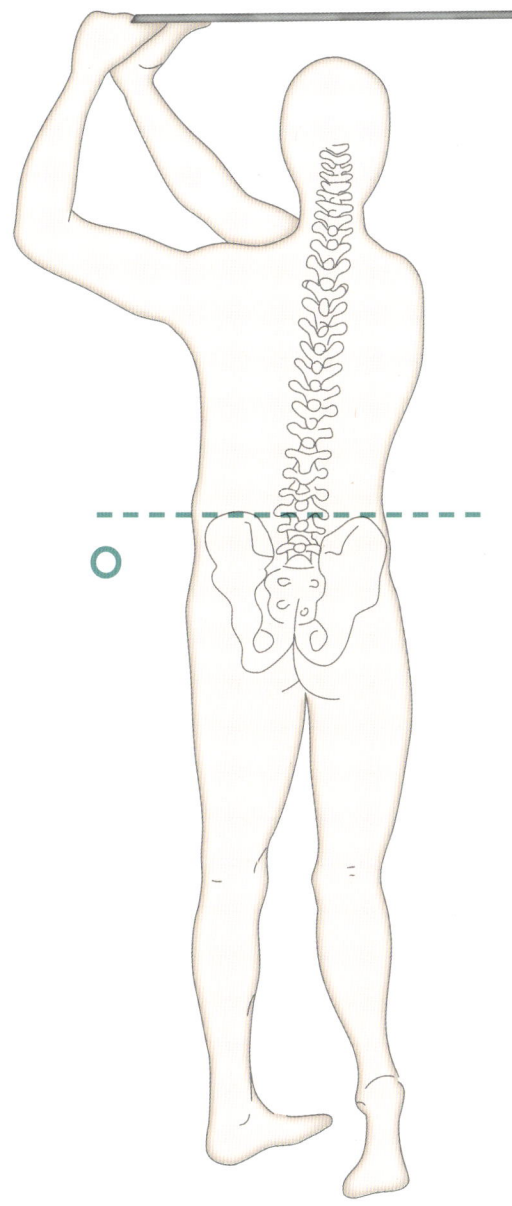

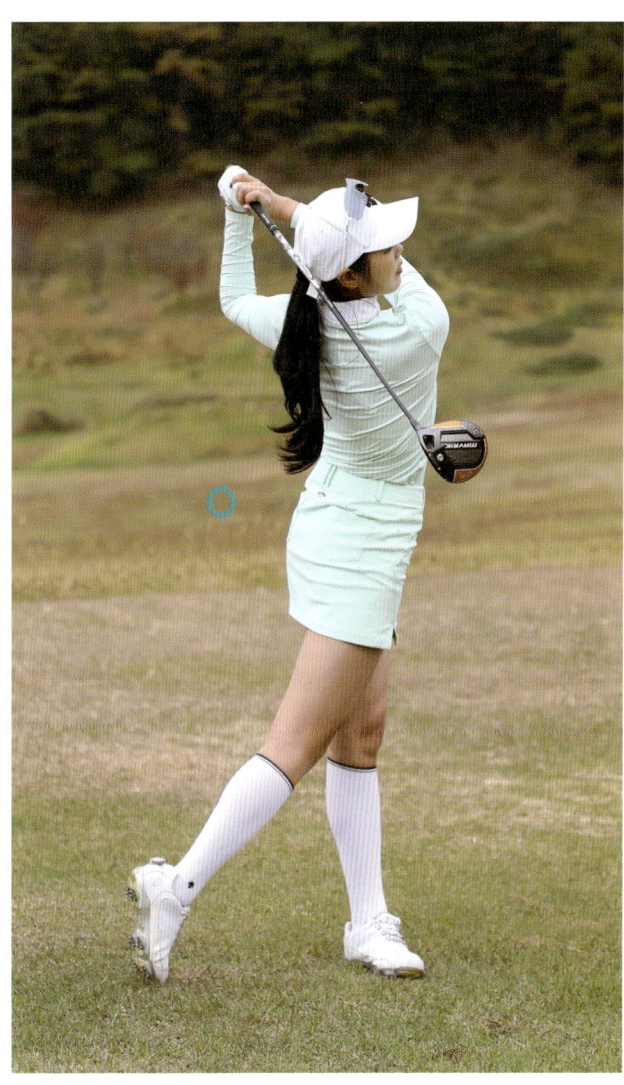

위의 이미지에서 볼 수 있는 골반의 정렬은 허리 부위가 바른 위치를 유지하는 데 도움이 될 것이다. 이 골퍼는 지나치게 많은 힘을 들이고 있지 않은 인상을 주는데, 동작이 자연스럽다는 점이 가장 두드러진 특징이다.

> 스윙을 진행하는 동안 척추의 정렬은
> 골반의 정렬과 직접적으로 연관되어 있다.

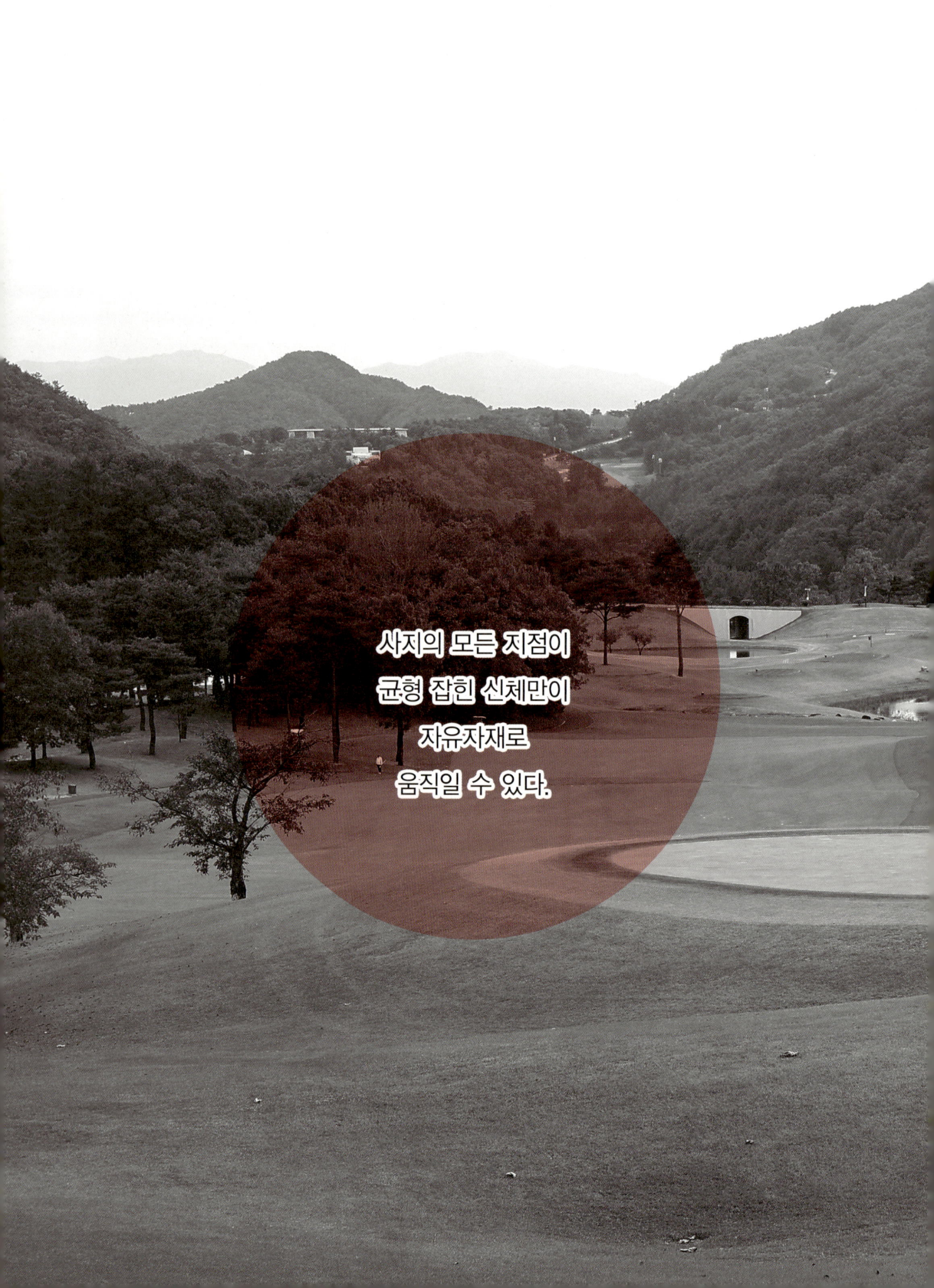

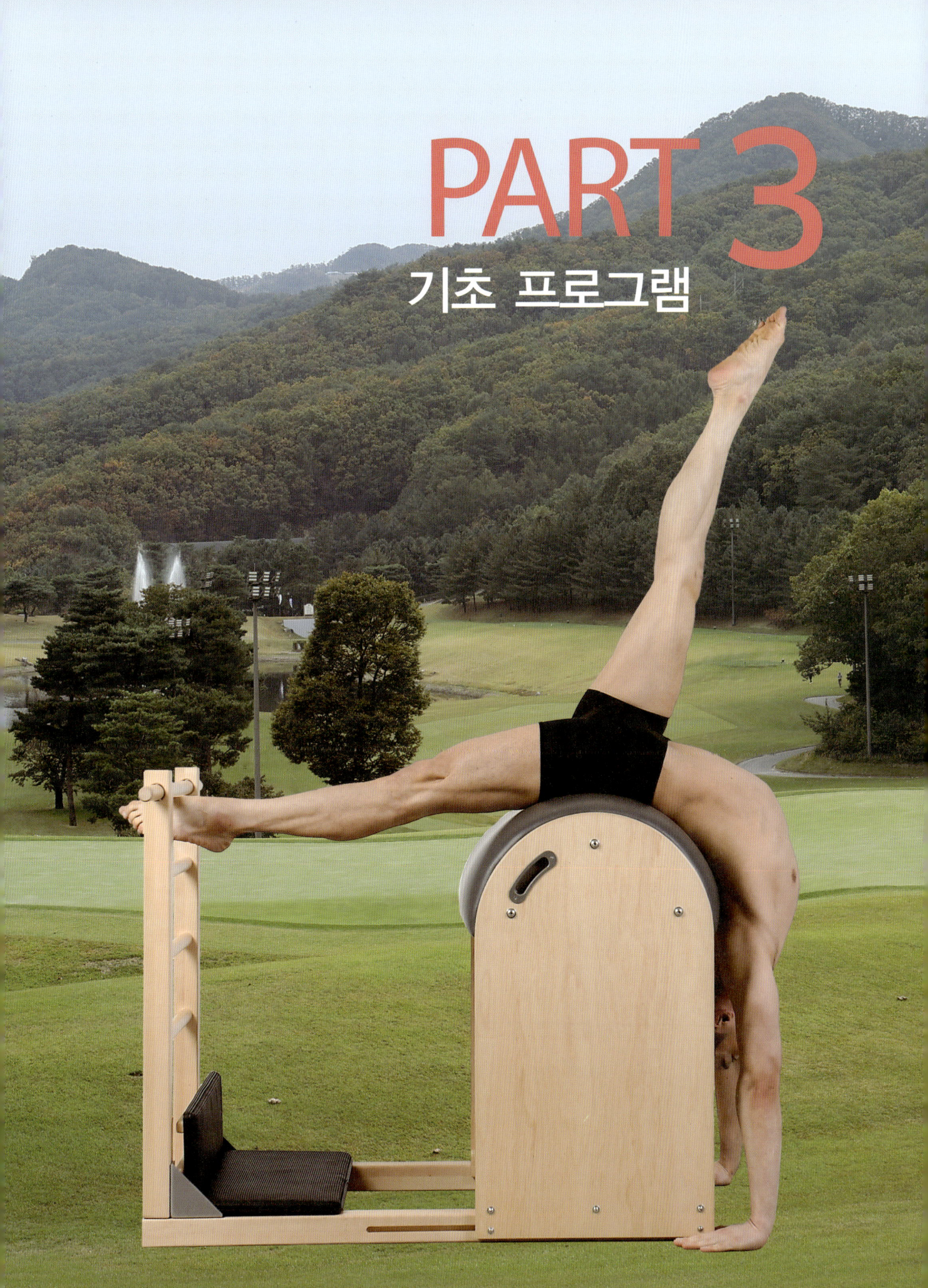

PILATES & GOLF

　동작 연습에서는 두 가지 목적을 가지고 기초 프로그램부터 시작하도록 한다. 신체의 전반적인 자세는 정교하게 다듬어져야 할 뿐만 아니라 특수한 훈련을 감당할 만한 최소한의 신체 조건을 갖추어야 한다. 이 단계에서는 극도의 주의력을 가지고 모든 동작의 디테일을 연습하는 것이 중요한데, 이는 더 복잡한 수준의 움직임을 소화할 수 있는 기반이 될 것이다. 무의식적으로도 바른 자세와 정렬을 취하도록 훈련하는 것이 우리의 첫 번째 과제다.

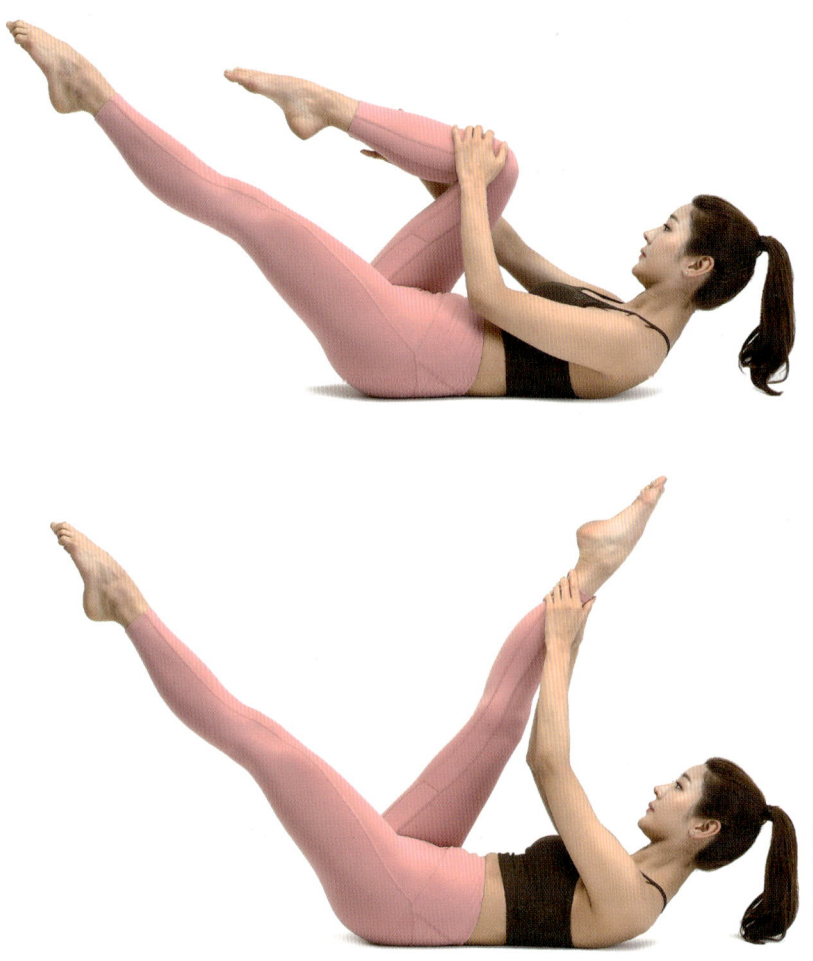

　다음 단계에서는 스윙을 최적화하기 위한 특수한 동작들의 레벨 1에 해당하는 기초 프로그램으로 연습을 보충하도록 한다. 즉 훈련 일부는 기초 프로그램에 투자하고, 더 적은 비중을 차지하는 나머지 일부는 응용 동작을 연습하는 데 투자하도록 한다. 이 새로운 단계에서는 동작의 매끄러움과 코어 제어 및 바른 정렬이 목표다. 필라테스에서는 동작의 전환이 중요한 부분을 차지한다. 창의성을 발휘하여 한 동작을 다음 동작과 이어 붙여 연속적인 시퀀스가 되도록 만들어보라.

PILATES & GOLF

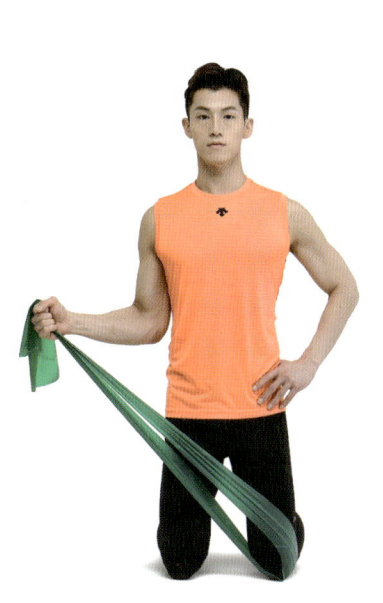
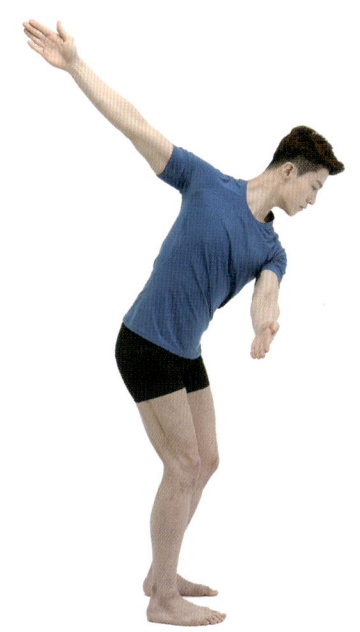

　세 번째 단계에서는 앞에서 수행한 기초와 레벨 1 응용 동작들을 보충하는 마지막 레벨로 더 난이도가 높은 특수 동작들을 수행한다. 마지막 단계의 목표는 다양한 동작으로 구성된 레퍼토리를 전체적으로 수행하는 것인데, 이 레퍼토리는 자세 파트, 스윙을 위해 응용된 맞춤 동작 파트, 그리고 마지막으로 수행 능력과 고유수용감각 수준을 강화하거나 한계에 도전하는 데 중점을 둔 동작들로 구성된다.

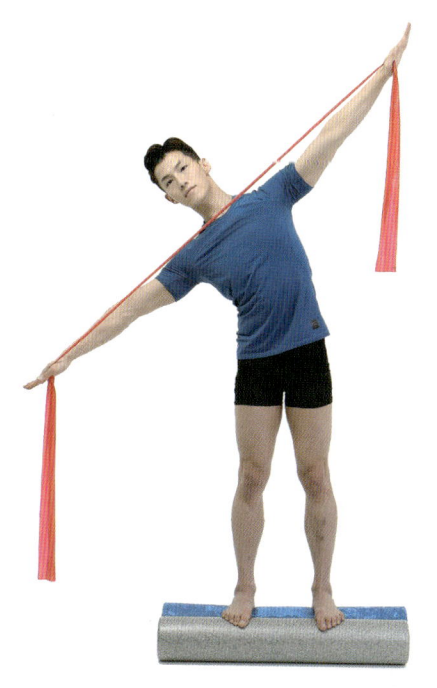
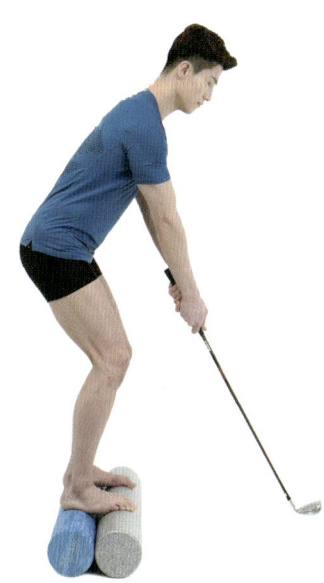

　훈련 프로그램의 개요를 마무리하면서 훈련의 마지막 단계에서는 수행 능력, 균형 감각, 고유수용감각을 극대화하는 데 투자하기를 제안한다. 따라서 훈련 프로그램 전체를 개괄하자면, 오리지널 기초 동작들이 큰 부분을 차지할 것이고, 다른 부분은 스윙에 맞춰 응용된 기초 동작들의 레벨 1 파트가 차지하게 될 것이다. 마지막 일부는 감각 레이더를 최적화하는 데 중점을 둔 동작들로 구성될 것이다.

신체훈련의 일반적인 프로그램

이 프로그램의 목표는 단단한 기초를 형성하여 골프 수행에 필요한 특수한 신체 특성들을 발전시키도록 하는 것이다. 또한, 골프 수행에서 우리의 신체적 수준이 어느 정도인지에 대한 실질적인 정보를 제공해줄 수도 있다. 이 프로그램의 모든 훈련은 근육의 균형을 회복하는 데 초점을 두고 있으며, 우리 몸에서 중요한 역할을 하는 기능적 가동성의 기초를 다루고 있다.

기초 프로그램을 수행하는 데 어려움을 느낀다면, 별다른 어려움을 느껴지 않고서도 동작을 합리적으로 제어하고 매끄럽게 수행할 수 있을 때까지 이 단계에 머물 것을 추천한다. 이 프로그램의 중등도 레벨로 넘어가기 위해서는 각 동작의 원리를 충분히 연습하고, 체화하고, 이해해야 할 것이다.

특수 훈련으로 곧바로 들어가려는 이유는 스윙에서 느껴지는 감각을 토대로 필라테스의 원리를 이해할 필요가 있기 때문이다. 이러한 측면은 성공적인 운동 수행에 중대한 역할을 한다. 공을 타격할 때마다 특정한 감각이 일어나고, 이러한 감각은 마찬가지로 필라테스 동작에서도 일어난다는 점을 기억하도록 하자. 따라서 이러한 방식의 훈련에 친숙해지기 위해 움직임의 제어, 안정성, 매끄러움과 연관된 감각과 동작들을 느껴보도록 연습할 것이다.

다른 한편으로, 신체 골격(자세)에 미칠 수 있는 영향을 고려하지 않고 특정 근육군이나 관절을 훈련하기 시작하는 것은 맥락에 맞지 않을 것이다.

따라서 골프라는 스포츠에 초점을 둔 특수 훈련은 항상 균형과 대칭을 유지하는 동시에 다른 귀중한 측면들을 강화하는 역할을 충족시켜야 할 것이다.

간추려 말하자면, 특수 프로그램을 시작하기에 앞서 우리 몸의 근육들이 최상의 균형을 이루는 데 집중하도록 하자.

기초 동작들을 자세하게 이해하고 있다면, 특수 프로그램을 통해 더 많은 이득을 얻을 가능성이 높아질 것이다.

필라테스와 처음 만나게 되는 이 장에서는 일반적인 관점에 입각하여 설명할 것이고, 골프 수행 효율을 상당히 높여줄 수 있어 어느 시점부터는 특수 훈련을 통합하는 것만으로도 신체 골격의 균형과 조화를 유지하면서 관절과 근육군을 섬세하게 만들 수 있게 된다.

동작에 더 정확해질 것이고, 단언컨대 실전에서도 더 정확해질 것이다. 또한, 동작 연습을 통해 감각이 예민해지면서 스윙 동작과 연관된 감각도 그만큼 민감도가 높아질 것이다. 반대로 특수 프로그램에 곧바로 들어가기로 결정했다면, 동작들을 잘못 수행할 위험을 감수해야 할 것이고, 이 동작들이 가져다주는 이점을 최소한으로 얻게 될 것이다. 기초 프로그램을 깊이 있게 공부하려고 노력하면 할수록 중급 프로그램으로 넘어갔을 때 느끼게 되는 어려움들을 감소시켜줄 것이다.

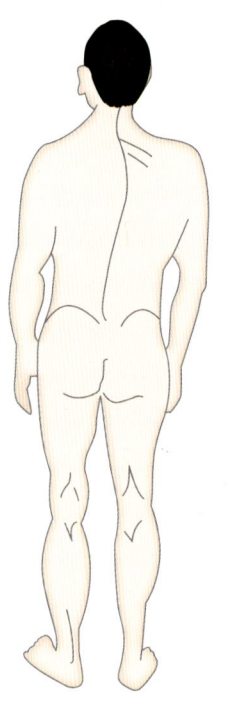

평상시 자세 습관에
주의를 기울이지 않는 사람이라면,
정렬을 개선하는 작업이
이러한 신체 준비 단계에서
불가피한 목표가 될 것이다.

기초 프로그램: 필라테스 원리에 직접적이고 효율적으로 접근하게 해줄 것이고, 원리 하나하나를 더 명확하게 이해하게 될 것이며, 인체 전반의 골격과 근육에서 일어나는 움직임의 기본 토대를 구축하게 될 것이다. 이 단계를 마치게 되면, 실전 수행에서는 정렬의 질이 더 좋아지고, 신체 효율성이 전반적으로 높아진 것을 느끼게 될 것이다. 당신의 신체 지각 능력은 움직임의 정확도와 매끄러움에서 특수 훈련에 들어가기 위한 대비를 할 것이다. 감각 레이더에서는 연습과 실전을 위한 최상의 감각을 불러일으켜줄 것이다.

헌드레드 Hundred

헌드레드는 필라테스의 모든 프로그램에서 기본적인 동작이다. 시작 자세에서 척추를 길게 늘리고 견갑골과 어깨가 멀어지도록 앞으로 내민다. 숨을 마시고 내쉴 때 상체를 들어 올린다. 팔을 힘차게 흔들 때 복부의 저항성은 몸통의 안정성과 접목된다. 이 동작은 마치 손바닥 전체로 물장구를 친다고 상상하며 수행한다. 호흡은 팔의 움직임에 맞춰 동시에 이루어져야 한다.

다섯 카운트의 팔 동작이 이루어지는 동안 호흡을 들이마시고, 나머지 다섯 카운트 동안에는 내쉬면서 들숨과 날숨 모두에서 팔의 힘과 속도를 동일하게 유지한다. 하나의 호흡 사이클 동안 10회의 팔동작이 이루어지고, 들숨과 날숨에 각각 5회씩 진행하면서 이러한 팔동작을 총 100회까지 수행하는 것이 목표다.

> 이 동작은 필라테스의 모든 프로그램에 들어가기 전의 준비 단계나 웜업으로 수행한다.

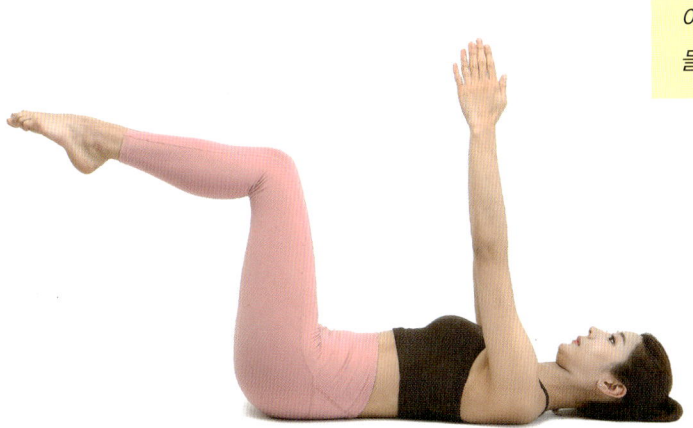

날숨에 맞춰 몸통의 움직임과 다리를 쭉 뻗는 동작을 진행한다.
몸통은 견갑대가 바닥에서 떨어질 정도로만 들어 올린다.
팔은 잘 정렬된 상태로 유지하고,
손목을 곧게 뻗은 채 마치 작은 공을 튀기듯 힘차게 흔든다.

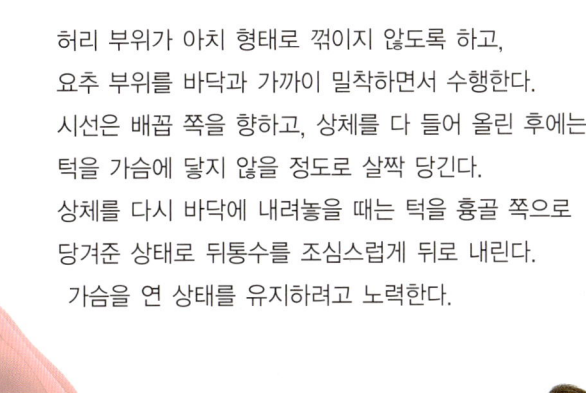

허리 부위가 아치 형태로 꺾이지 않도록 하고,
요추 부위를 바닥과 가까이 밀착하면서 수행한다.
시선은 배꼽 쪽을 향하고, 상체를 다 들어 올린 후에는 턱을 가슴에 닿지 않을 정도로 살짝 당긴다.
상체를 다시 바닥에 내려놓을 때는 턱을 흉골 쪽으로 당겨준 상태로 뒤통수를 조심스럽게 뒤로 내린다.
가슴을 연 상태를 유지하려고 노력한다.

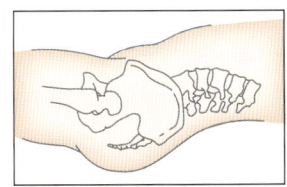

골반이 누운 자세를 취하지 않도록 한다.

PILATES & GOLF

동작을 시작할 때, 목만 굴곡시키는 것이 아니라
척추 상부를 개입시키도록 한다.
움직이는 동안 턱과 흉골 사이의 공간이
좁아지지 않도록 한다.

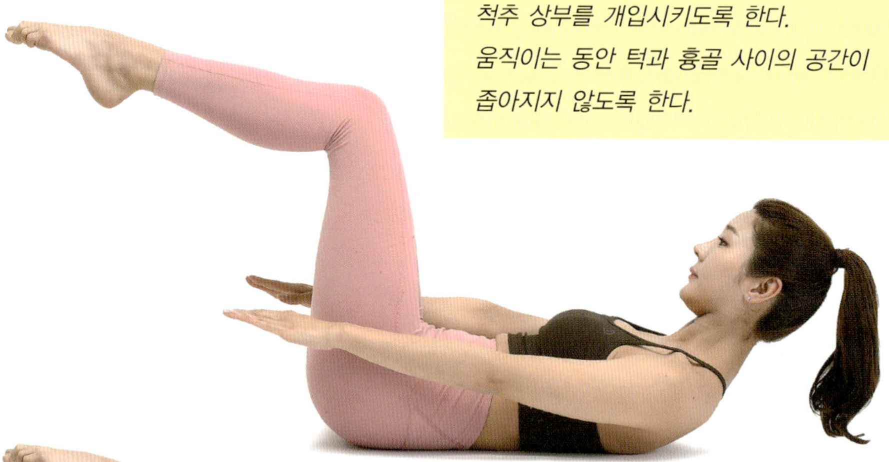

이 자세에서 정렬이 흐트러지면
목의 긴장감을 과도하게 증가시키므로
이미지에 나타난 자세를 피하도록 한다.
첫 번째 이미지와 같이 목을 정렬하는
것이 불가능하다면, 이 자세에서
작은 방석을 머리 뒤에 받치고
동작을 수행하도록 한다.

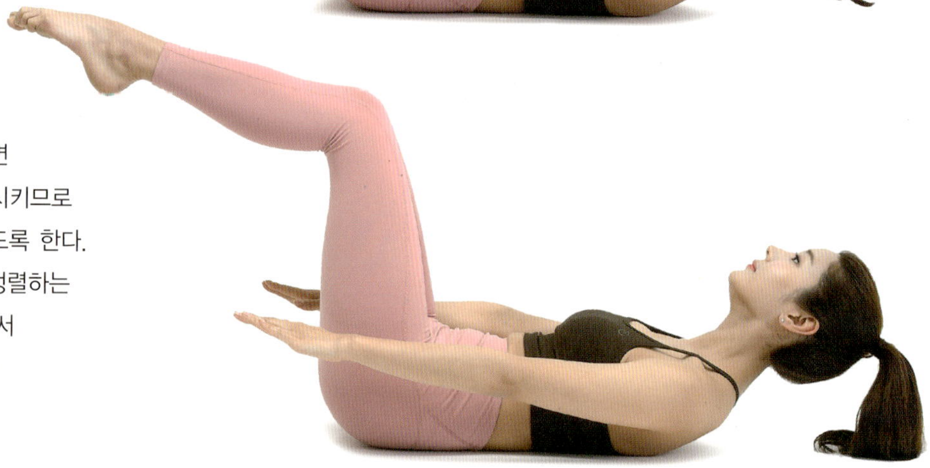

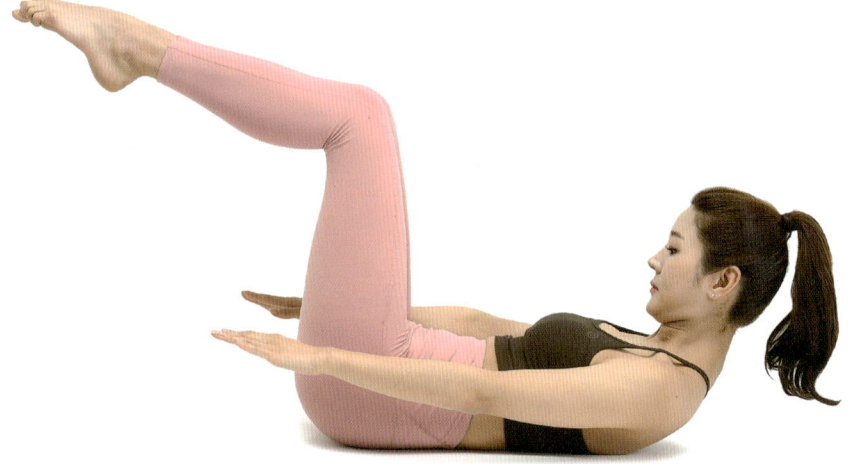

이 자세에서는 과도한 긴장으로
목 앞쪽 근육이 심하게 단축된
것을 볼 수 있다. 가슴과 목 사이에
공간을 유지하는 것이 중요한데,
가슴과 목 사이에 사과 하나를
끼워 넣었다고 상상하도록 한다.

롤업 Roll-Up

4~6회 반복 수행
이 동작의 목표는 척추 굴곡 시 코어가 제어되도록 하는 것이다.

롤업은 중급 난이도로 넘어갈 때 주로 오리지널 방식대로 진행하는 동작이다. 무력이나 반동 없이 일어날 수 있을 때까지 동작을 변형해서 수행하도록 한다. 이 동작은 척추 마디마디를 하나씩 연결하면서 수행하는 데 집중해야 함을 명심하고, 신체 후면 부위를 과하게 굴곡시키지 않도록 주의한다. 마치 바닥에 거대한 자석이 두 다리를 끌어당기고 있어 다리가 바닥에서 뜨지 않는다고 상상한다.

바닥에 등을 대고 누운 상태로 두 손은 천장을 향해 들어 올린다.
상체를 가볍게 들어 올리며 숨을 들이마시고,
내쉬며 계속해서 들어 올린다.
척추 마디마디를 하나씩 연결하여 움직이도록 한다.
척추를 마치 말굽 모양처럼 말아서 상체를 들어 올리거나,
복부 위에 큰 풍선이 올려져 있고,
상체가 올라오면서
그 풍선 위로 얹혀진다고
상상해본다.

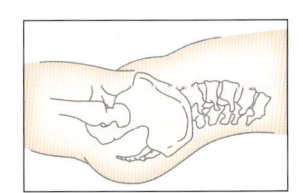

골반이 휜 자세를 취하지 않도록 한다.

이 동작은 필라테스를 처음 접했을 때 초반에 마주하게 되는 가장 도전적인 동작 중 하나다. 복부 힘이 관건일 뿐만 아니라 척추에서 어느 정도 가동범위가 확보되어야 가능한 동작이다. 동작을 처음 시도했을 때 제대로 수행하지 못했다면, 척추의 가동성을 확보하는 작업이 더 많이 필요할 수도 있다.

이 동작은 척추를 굴곡시키는 움직임에서 제어 능력을 길러준다.
또한 척추 부위별로 소화 가능한 가동범위들을 실험해보도록 한다.
이 동작의 목표 중 하나는 요추의 가동성을 증가시키는 것이다.
비교적 중요도가 낮은 또 다른 목표는
바닥에서 상체를 들어 올릴 때, 동작 초기에
턱을 가슴 쪽으로 압박하지 않도록 하는 것이다.

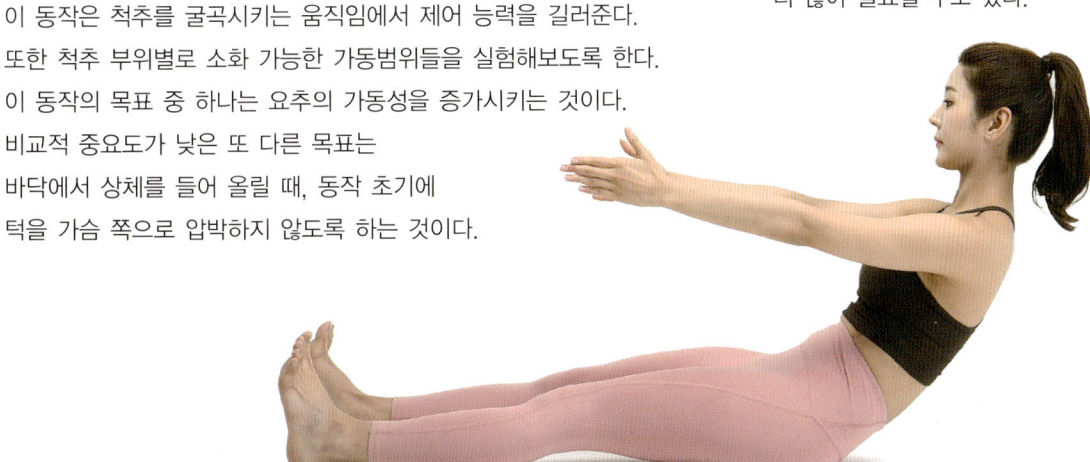

PILATES & GOLF

이 동작 파트에서는 몸을 굴곡시키는 동작을 진행하면서 코어의 긴장감이 더 심화되도록 노력한다면, 후면 전체가 스트레칭이 될 것이다. 정수리는 척추로부터 멀어지도록 부드럽게 당겨준다.

- 견갑골은 귀에서 멀리 위치하도록 한다.
- 골반은 앞으로 기울어지지 않도록 하고, 천골을 수직 상태로 유지할 수 있는지 지켜본다.
- 요추 부위가 가볍게 열리는 것을 느끼도록 한다.

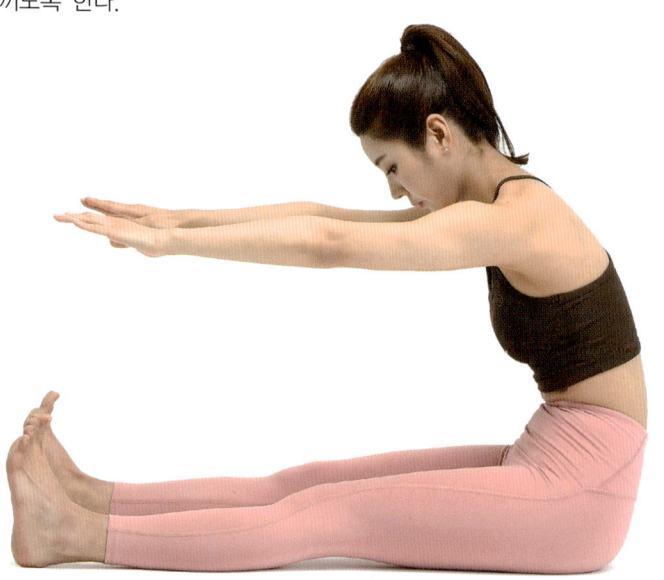

허리 부위의 가동성을 증가시키기 위해 이 변형 동작을
활용하여 척추 전반에 걸쳐 움직임을 분산하도록 한다.
동작을 나누어서 내려가는 동작만 하거나 올라오는 동작만
수행할 수도 있고, 다리를 손으로 잡지 않고 수행하는 단계로
넘어가도 된다. 상체가 올라올 때 어깨 위치에 집중한다.
어깨는 가슴 쪽으로 말려 있어서는 안 되며, 가슴은 편 상태로 유지하고
팔꿈치 양쪽은 옆을 향하도록 한다.
팔 힘만 사용하지 않도록 복부 안쪽의 긴장감을 느끼는 데 집중한다.
팔 힘은 가능한 한 적게, 필요한 만큼만 사용되어야 한다.

한쪽 다리로 원 그리기 One-Leg Circle

6~8회 반복 수행

이 동작의 목표는 엉덩이와 척추 사이의 움직임을 분리하여 엉덩이의 가동성을 증가시키는 것이다.

등을 대고 누운 상태로 다리를 쭉 뻗고 한쪽 다리를 90°로 들어 올린다. 안쪽 방향으로 원을 한 바퀴 돌기 시작할 때 숨을 들이마신다. 숨을 내쉬면서 한 바퀴 마무리하고 신체 정렬을 유지하려고 노력한다. 골반의 안정성을 유지하는 것이 첫 번째 목표이지만, 원을 그릴 때 복부의 깊은 근육을 사용하는 것도 놓쳐서는 안 된다. 이 동작에서는 대퇴근막이 스트레칭되는 효과도 발생한다.

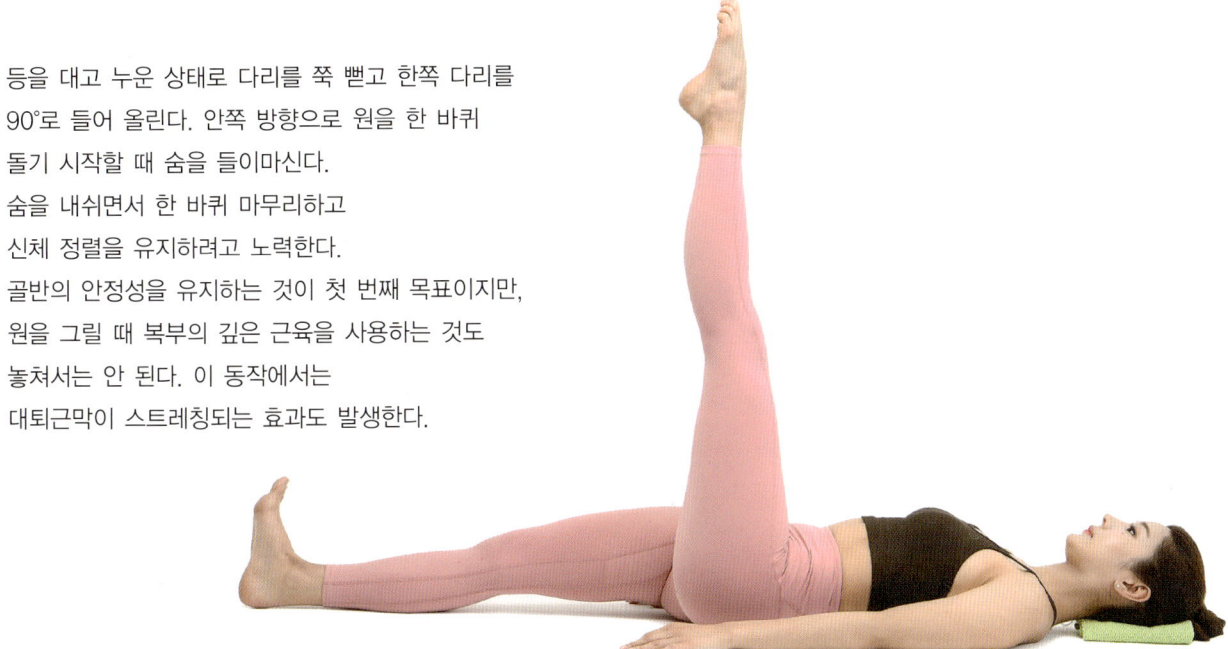

발끝으로 천장에 원을 그린다고 상상한다. 가슴은 펴고 두 팔은 바닥에 가지런히 붙인 상태를 유지한다.

원의 너비는 동작의 난이도를 결정하는 데 큰 부분을 차지하므로 주의를 기울여야 한다. 다리가 움직일 때 몸통이 좌우로 휘청거리지 않도록 한다.

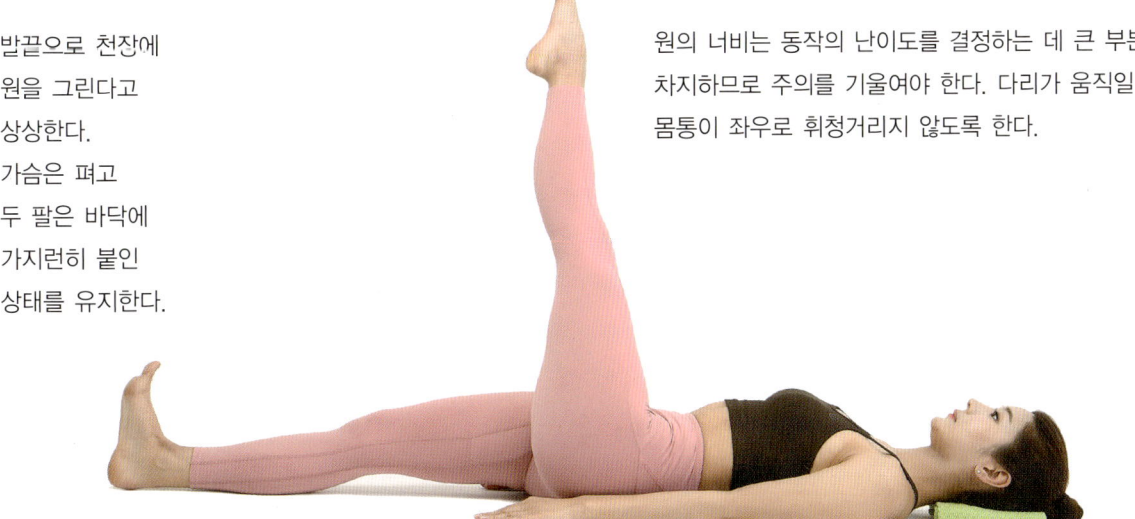

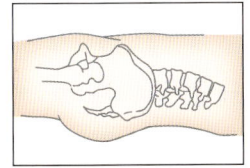

중립 상태의 골반

동작이 이루어지는 내내 골반의 위치는 중립을 지켜야 한다. 다리를 들어 올릴 때 허리가 바닥을 누르거나 다리를 내릴 때 허리가 바닥에서 뜬다면, 원을 더 작게 그리거나 변형 동작을 활용한다.

PILATES & GOLF

견갑골이 바닥에 붙어 있다고 상상하고, 양쪽 어깨 사이의 폭과 정렬을 유지하기 위해
척추를 견고하게 잡아준다. 이때, 가슴을 열어준다.
두 팔은 곧게 펴서 팔꿈치를 바깥쪽으로 향하도록 바닥에 내려놓는다.
이렇게 하면 바닥과 어깨 뒷부분 사이에 견갑골이 편평하게 자리잡히는 것을 느낄 수 있을 것이다.

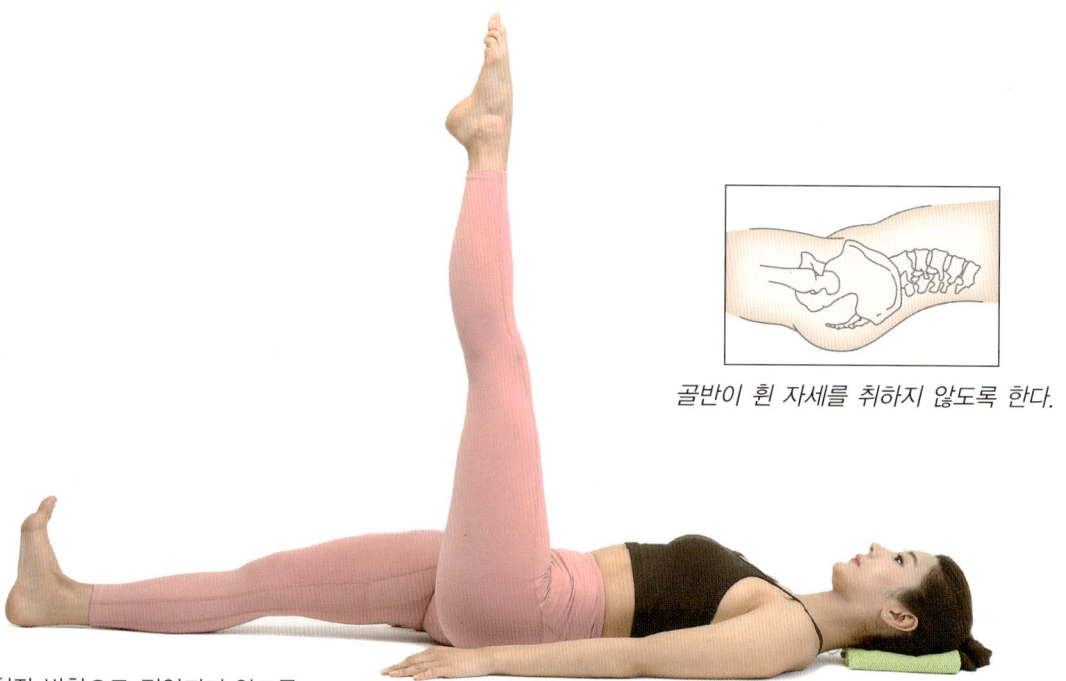

골반이 휜 자세를 취하지 않도록 한다.

늑골이 천장 방향으로 전인되지 않도록
가슴을 균형 있게 열어준다.
숨을 내쉬면서 배꼽을 척추 쪽으로 끌어당겨
흉골이 이완되는 것을 느낀다.

햄스트링이 지나치게 단축되어 있으면,
골반의 자세를 변형하지 않고서는 다리를 완전히
펴기 어려울 것이다.
이 경우에는 둔근이 바닥에서 가볍게 뜨는 것을
느낄 수 있다. 무릎을 굴곡시키고 골반에서부터
원을 그린다고 생각한다. 동작을 수행하는 동안에는
무릎 관절을 회전하지 않도록 한다. 무릎은 골반과
정렬을 유지한다.

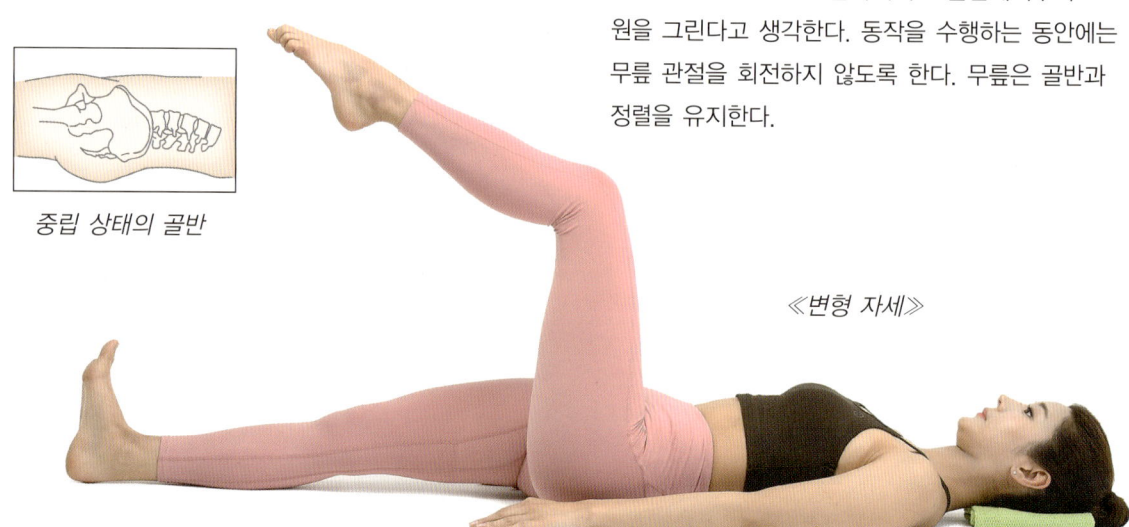

중립 상태의 골반

《변형 자세》

/ PILATES & GOLF

공처럼 구르기 Rolling Like a Ball

4~6회 반복 수행

이 동작의 목표는 밸런스를 잡는 과정에서 일어나는 불균형에 대해 코어를 제어함으로써 중심을 잡아가는 방법을 배우는 것이다.

좌골로 균형을 잡은 자세에서
손은 정강이를 감싸고
무릎은 몸통을 향해 접는다.
배꼽을 바라본 상태에서 팔꿈치는 바깥쪽으로 향한 채
숨을 내쉬면서 정수리가 닿지 않게 뒤로 굴렀다가
다시 숨을 내쉴 때 처음 자세로 돌아온다.
이 동작은 몸의 균형을 잡는 과정에서
파워 하우스와의 연결을 강화시켜준다.
어깨는 이완된 상태로 견갑골은 가능한 만큼
최대한 귀와 멀어지도록 자세를 잡는다.
흉추가 지나치게 굴곡되어 과도한 후만이 일어나지
않도록 한다. 몸을 지나치게 말지 않도록 하고,
등 전체에 아치가 균등하게 유지될 수 있도록 한다.

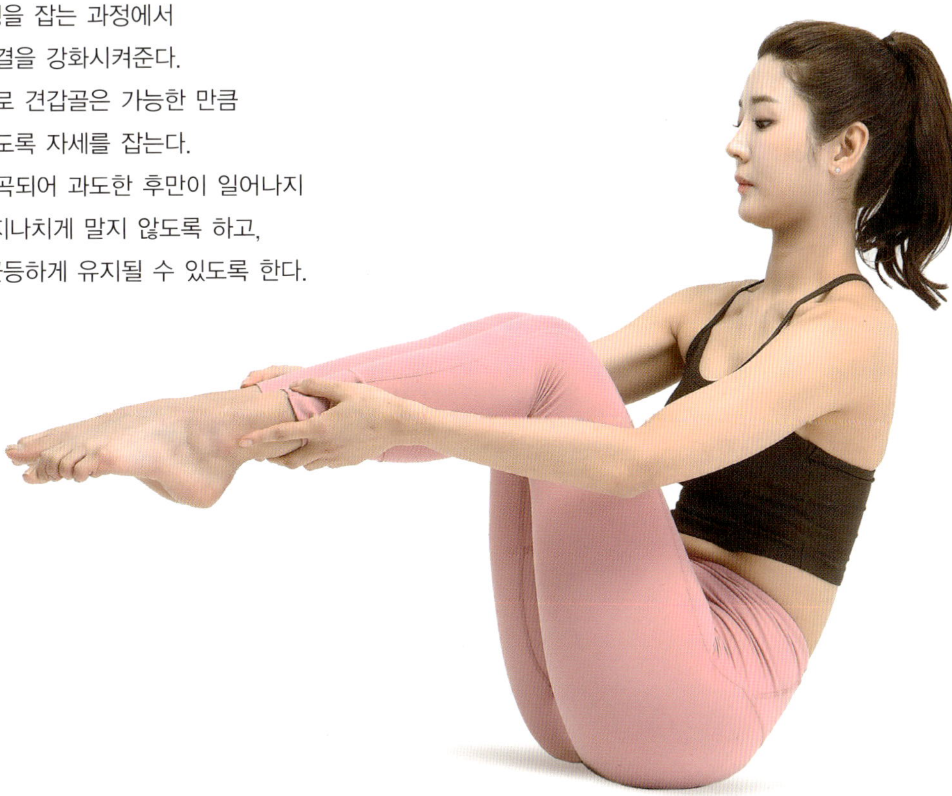

바닥에 등을 너무 거칠게 굴리지 않도록 주의한다.
특히 요추 부위가 잘 구를 수 있도록 동작을 부드럽게 수행한다.
처음 동작을 시도할 때 자신감이 부족하다고 느껴진다면,
가능하다고 생각되는 만큼만 천천히 뒤로 넘어가고
반동을 최소화하여 올라오도록 한다.
구르기를 매끄럽게 수행하도록 한다.

PILATES & GOLF

어깨가 귀에서 멀어지도록 끌어내린다.
동작을 수행할 때, 흉추를 과하게 후만시키지 않도록 한다.

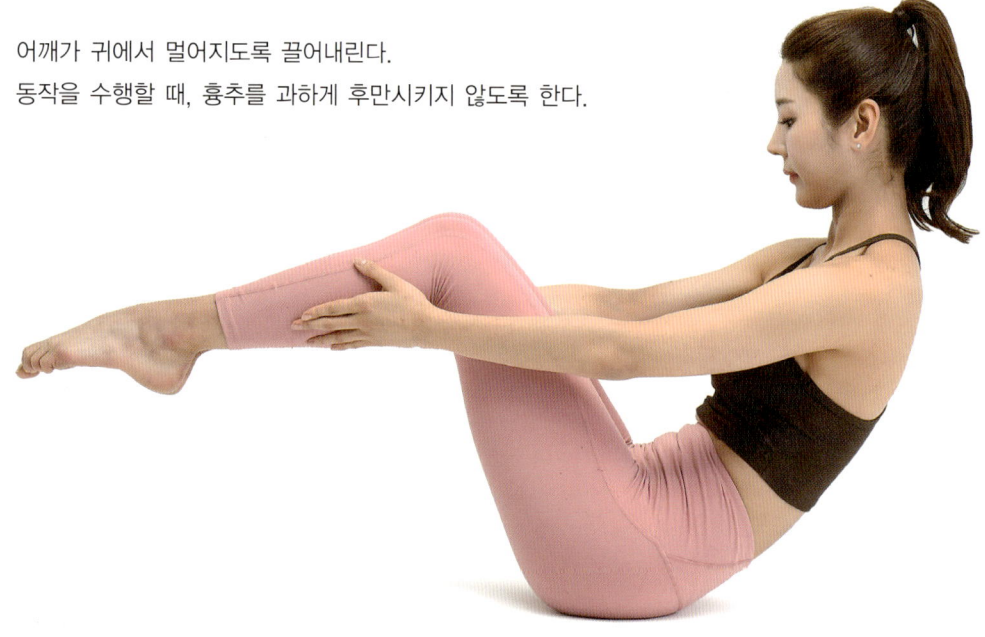

이 동작에서는 균형을 제어하고 복횡근에 긴장감을
유지하는 것이 매우 중요하다.
동작에 의해 일어나는 관성이 코어를 통해 어떻게 제어되는지를
명확하게 느낄 수 있을 것이다.
스윙은 관성의 힘을 많이 일으키는 동작임을 기억하자.

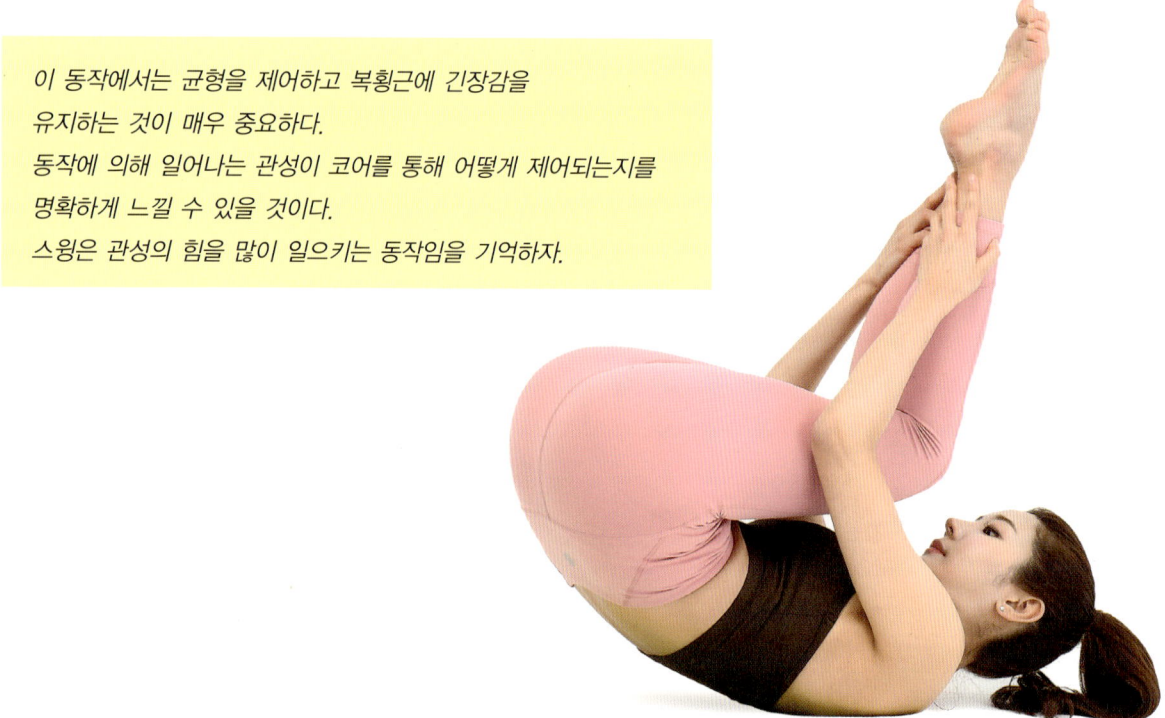

한쪽 다리 스트레칭 One-Leg Stretch

8~10회 반복 수행

이 동작의 목표는 복부를 강화하는 것이다.

이 동작에서는 다리와 팔의 협응력과 더불어 코어를 제어하는 능력을 훈련할 수 있다. 한 다리씩 교차하면서 뻗을 때, 흉곽의 안정성과 정렬을 유지한다. 목의 이상적인 정렬을 기억하고 골반이 휘청거리지 않도록 유의하면서 복부의 느낌을 더 심화시킨다.

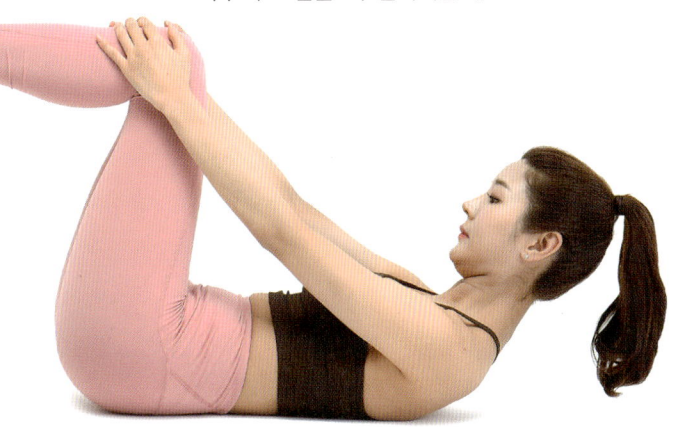

몸의 중심부가 충분히 강하지 않다면 다리를 90° 정도 뻗고, 코어가 점점 강해짐에 따라 다리를 더 내리면서 각도를 낮춘다. 이미지와 같은 자세에서 한쪽 손을 교차해 반대쪽 접힌 무릎 위에 올리고 접힌 무릎과 같은 쪽에 있는 팔은 정강이 쪽으로 움직인다. 숨을 내쉴 때 반대쪽 무릎을 펴고 반대쪽 다리와 교차하면서 들이마셨다가 반대쪽 다리를 뻗을 때 다시 내쉰다.

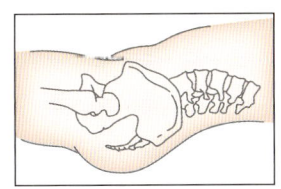

허리가 들뜨지 않도록 한다.

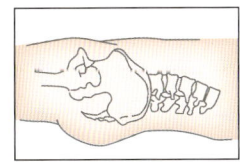

골반 중립 상태

다리를 교차하면서 숨을 들이마시고, 다리를 뻗으면서 내쉰다. 몸통을 견갑대 라인보다 더 들어 올리지 않는다. 다리를 바꿀 때 등의 정렬이 흐트러져서는 안 된다. 이러한 방식으로 균형 감각과 저항력이 강화된다.

> 두 다리가 마치 기차 레일 위에서 앞뒤로 움직인다고 상상한다.

PILATES & GOLF

양쪽 다리 스트레칭 Double-Leg Stretch

8~10회 반복 수행

이 자세의 목표는 복부를 강화하는 것이다.

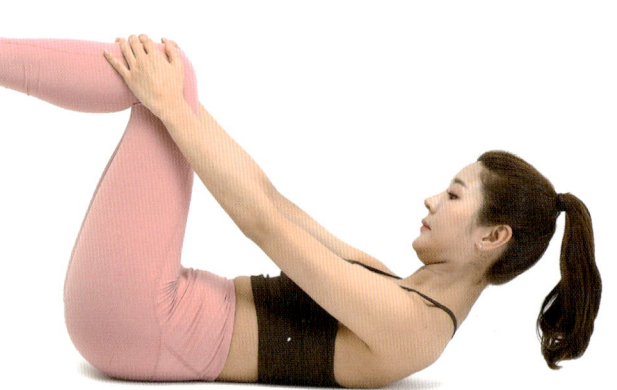

팔과 다리를 동시에 뻗으면 몸 전체의 협응력에 도전하게 되고, 코어의 통제력을 강화시켜준다. 팔은 어깨가 올라가지 않도록 뻗고, 견갑골이 잘 연결된 상태를 유지하면서 두 다리는 45° 정도로 위치시킨다. 코어의 힘이 골반을 안정화시키는 데 충분하지 않다면, 팔과 다리를 90° 정도까지만 뻗어준다.

척추를 바르게 정렬한 상태에서 팔과 다리를 동시에 움직이도록 한다. 두 팔이 반원을 그릴 때 견갑골을 안정화시키면서 목의 정렬이 흐트러지지 않도록 한다.

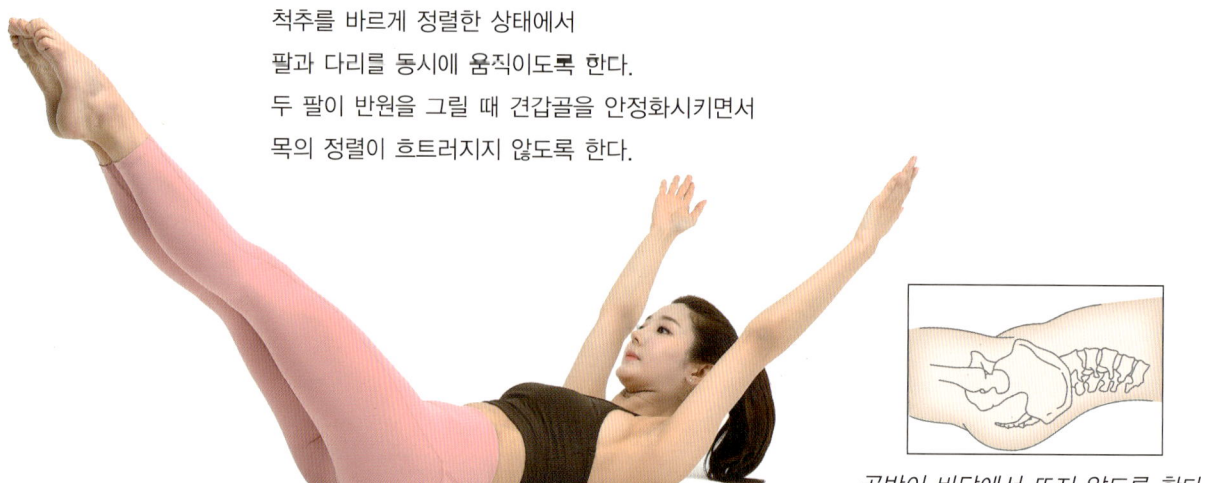

골반이 바닥에서 뜨지 않도록 한다.

이미지의 자세에서 견갑골 하단까지만 바닥에서 떨어지도록 상체를 들어 올린다. 무릎은 90° 정도 굽히고 골반은 바닥에 밀착시킨다. 팔과 다리를 뻗으면서 숨을 들이마시고 등은 바닥에 붙인 상태를 유지한다. 무릎을 몸통 쪽으로 당겨오는 동시에 팔은 무릎 쪽으로 반원을 그리며 닫아준다. 동작을 수행할 때마다 코어의 긴장을 조금씩 더 심화시킬 수 있는지 집중해서 느껴보도록 한다.

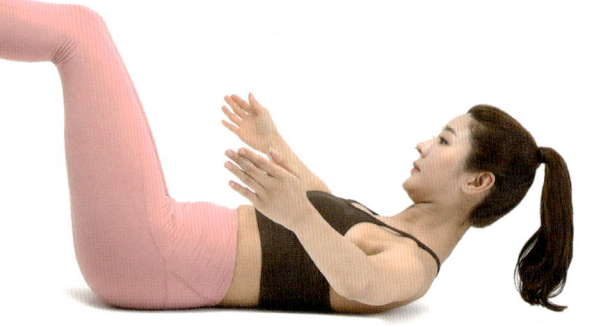

햄스트링 당기기 Hamstring Pull

8~10회 반복 수행
이 동작의 목표는 복부를 강화하고, 햄스트링을 스트레칭하는 것이다.

이미지에 나타난 자세에서 견갑골 하단까지만 상체를 들어 올린 상태를 유지한다. 팔꿈치는 연 상태로 바깥쪽을 향하도록 하고, 목은 완전히 뻗되 턱이 가슴을 조이지 않도록 한다. 이 동작은 햄스트링이 단축된 정도를 알 수 있게 해주는 지표가 될 것이다. 안정성, 코어의 제어, 경추 부위의 정렬, 동작의 매끄러움 등 지난 훈련에서 다뤘던 모든 원리가 여기에서도 마찬가지로 적용되지만, 이 동작의 경우에는 가동범위가 어느 정도인지를 명확하게 느끼면서 수행해야 하며, 동시에 척추의 정렬을 무너뜨리거나 골반의 위치를 바꾸지 말아야 한다.

다리를 교차하면서 숨을 들이마시고, 동작의 마지막에서 내쉰다. 모든 동작은 균형이 흐트러지지 않고 매끄럽게 수행해야 한다. 다리를 무릎 아래쪽으로 잡고 수행하면, 동작의 난이도가 좀 더 쉬워진다.

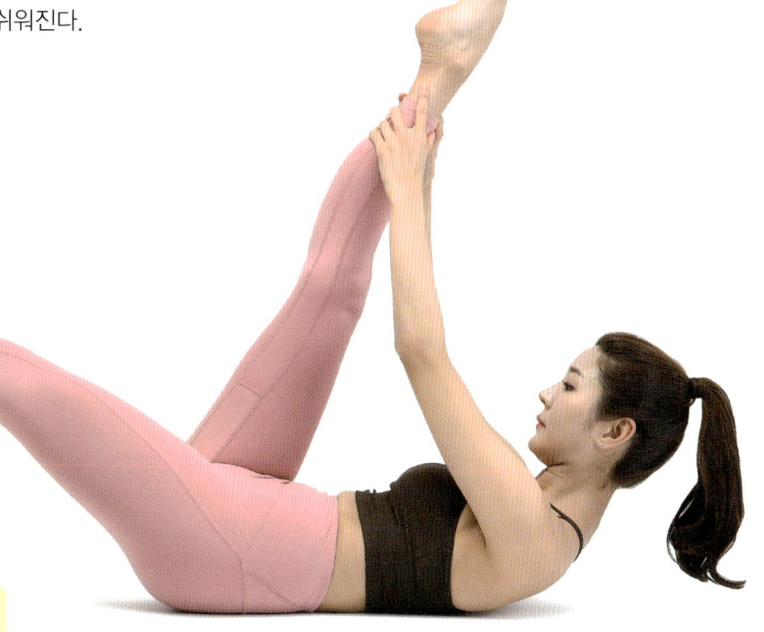

> 내려가는 쪽 다리는 바닥에 닿지 않게 하며, 반대쪽 다리는 상체 쪽으로 당겨오면서 점점 더 스트레칭한다. 가위가 되었다고 상상하고 축을 중심으로 여닫으면서 직선적인 움직임을 수행한다.

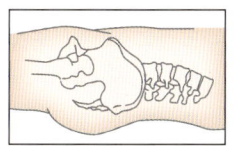

골반 중립 상태

두 다리를 서로 교차할 때 상체가 다리 쪽으로 들리지 않도록 유의한다.
이때의 핵심은 다리를 몸통 쪽으로 당겨올 때 척추를 웅크림으로써 다리의 스트레칭 작용을 보상하지 않도록 유의해야 한다.

PILATES & GOLF

동작을 반복할 때마다 숨을 들이마시고 내쉰다.
다리를 움직이는 속도는 호흡하는 속도와 조화를 이루어야 한다.
동작의 속도를 맞추기 위해 움직임의 질을 해쳐서는 안 된다.
내려가는 쪽 다리를 올라오는 다리와 동시에 움직이지 않도록 한다.

다리를 바꿀 때 골반은 기울어지려 할 것이다.
골반을 중립 상태로 유지하고 두 어깨는 같은
높이를 이루도록 노력한다.
목에 긴장감이 느껴지면 견갑골을 귀에서
더 멀어지도록 끌어내려본다.
그럼에도 계속 긴장감이 지속된다면,
머리 뒤에 작은 방석을 받치도록 한다.

골반을 안정적으로 유지할 수 있게 되면
동작의 질이 눈에 띄게 향상될 것이다.

다리를 가슴 쪽으로 당길 때,
견갑골 쪽에서 당기고 있다고 생각한다.
어깨가 가슴 쪽으로 말리지 않도록 한다.

이 변형 동작은
햄스트링이 단축되어 있거나
무릎에 긴장감이 느껴질 때
매우 유용할 것이다.

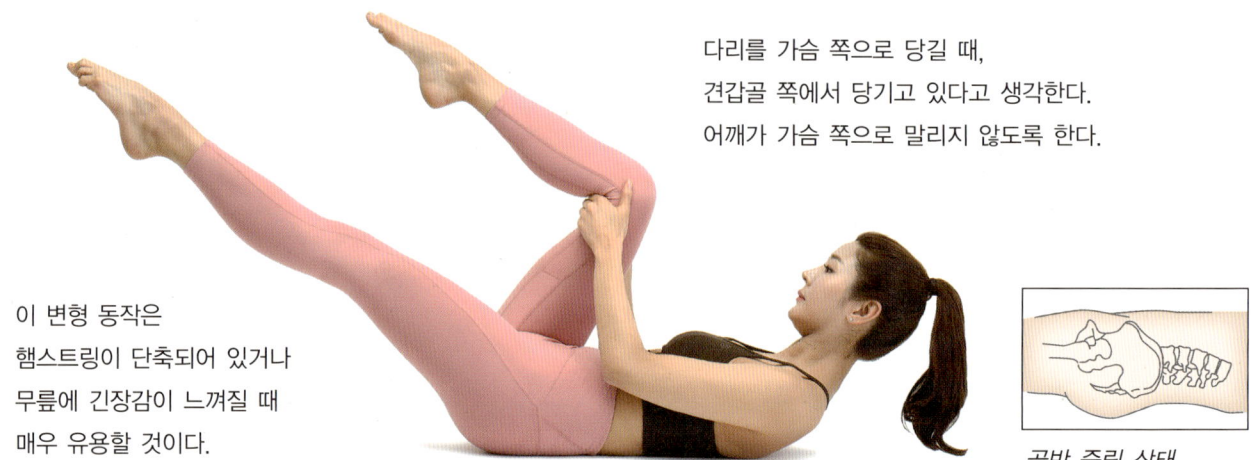

골반 중립 상태

다리 모아 균형 잡기 Double Leg Balance

8~10회 반복 수행

이 동작의 목표는 복부 강화다.

이 동작을 수행할 때 몸의 중심부에서부터 움직임을
시작한다고 생각하고 배꼽을 강하게 척추 쪽으로 당긴다.
두 다리를 천장 쪽으로 곧게 뻗으면서 숨을 내쉬고
동시에 견갑골 하단까지만 가슴을 들어 올린다.

손을 머리 뒤에 받치고, 목에 힘을 주며 일어나지 않도록
유의한다. 두 팔꿈치는 가볍게 접고, 견갑골 사이를
잘 수축시켜 목 주변을 가능한 한 넓게 확장시킨다.
다리가 내려가는 동작에서 밸런스를 잡기 전에
복부를 수축시키고 허리 부위를 안정적으로 잡아준다.
몸의 중심에서 다리가 멀어져갈수록 복횡근을 더 강하게
수축하도록 한다. 허리의 위치가 변형되지 않도록 한다.

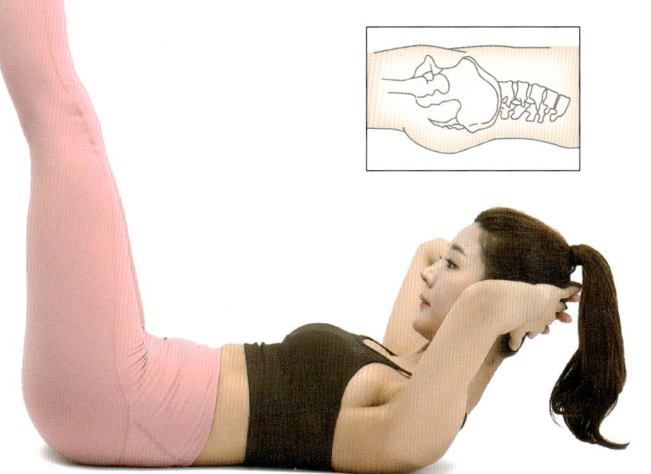

두 다리 안쪽을 수축시키고 등은 바닥 쪽으로 눌러주며
두 다리는 척추와 정렬을 이룬 상태를 유지한다.

코어가 골반의 본래 위치를 잡아주지 못한다고 느낄 때 두 다리를
낮추는 과정에서 주의를 기울여야 한다. 다리가 내려갈 때 숨을 내쉬고,
다 내려갔을 때 들이마신 뒤 되돌아올 때 다시 내쉰다. 또한, 다리를 낮추면서
숨을 내쉬고, 다시 들어 올릴 때 들이마시는 방식으로 시도해볼 수도 있다.
다리가 골반에서 멀어짐에 따라 코어의 긴장도 점차적으로 증가시켜준다.

요추 부위가
불안정하게 느껴지면,
골반 아래에 삼각형 모양으로
두 손을 받쳐준다.

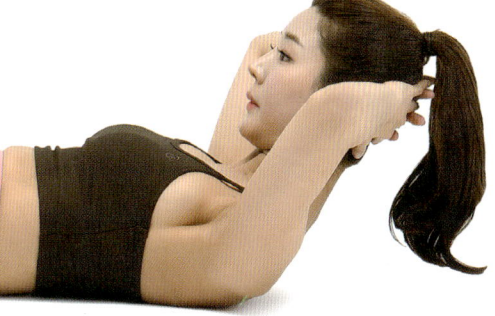

시선은 배꼽 쪽을 보려고 노력한다. 목에 과도한 긴장감이 느껴진다면 자세를
변형하도록 한다. 이 경우, 작은 방석으로 머리를 받치고 두 다리는 가볍게 구부린다.

PILATES & GOLF

크리스크로스 Crisscross

8~10회 반복 수행

이 동작의 목표는 복부 강화다.

두 무릎을 붙인 상태에서 숨을 들이마시고, 한쪽 팔꿈치를 반대쪽 펴고 있는 다리 쪽으로 교차시키면서 숨을 내쉰다.
이 동작에서는 코어를 단련시킬 뿐만 아니라 복사근도 매우 활발하게 개입한다.
척추의 정렬 상태를 유지하여 몸통을 비트는 과정에서 골반이 기울어지지 않도록 한다.

한쪽 다리를 펼 때 둔근을 수축시키고, 다리가 지나치게 많이 내려가지 않도록 한다. 동작마다 숨을 완전히 내쉬면서 코어의 긴장감을 느끼도록 한다. 집중도 있는 수축이 일어나도록 리듬을 부드럽게 타면서 가능한 한 최상의 정렬을 유지한다.

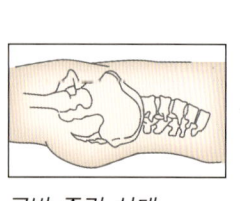

골반 중립 상태

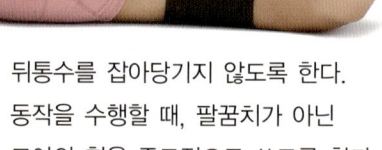

뒤통수를 잡아당기지 않도록 한다.
동작을 수행할 때, 팔꿈치가 아닌 코어의 힘을 주도적으로 쓰도록 한다.

시선은 배꼽 쪽을 향하고 어깨와 귀 사이의 공간을 가능한 한 유지할 수 있도록 한다.

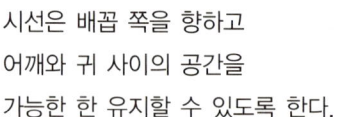

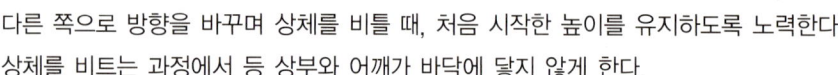

다른 쪽으로 방향을 바꾸며 상체를 비틀 때, 처음 시작한 높이를 유지하도록 노력한다.
상체를 비트는 과정에서 등 상부와 어깨가 바닥에 닿지 않게 한다.

PILATES & GOLF

척추 스트레칭 Spine Stretch Forward

6~8회 반복 수행

이 동작의 목표는 척추 전반에 걸쳐 바르게 분산시키며 굴곡 동작을 수행하는 것이다.

이미지에서 보는 바와 같이 발바닥을 수직으로 당기고,
마치 천장에서 정수리를 당기듯
등을 곧게 늘려주면서 숨을 들이마신다. 숨을 내쉬면서 배꼽을
척추 쪽으로 당기고 등을 굴곡시키는 동작을 수행하는데,
동작을 진행하는 내내 처음 시작할 때의 척추 길이를
유지할 수 있도록 한다.
이 동작에서는 처음 자세로 돌아오기가
어렵게 느껴질 수도 있다.
그럴 경우 등이 바른 자세로 정렬될
수 있도록 받침대 위에 앉은 상태로
동작을 변형하여 수행한다.

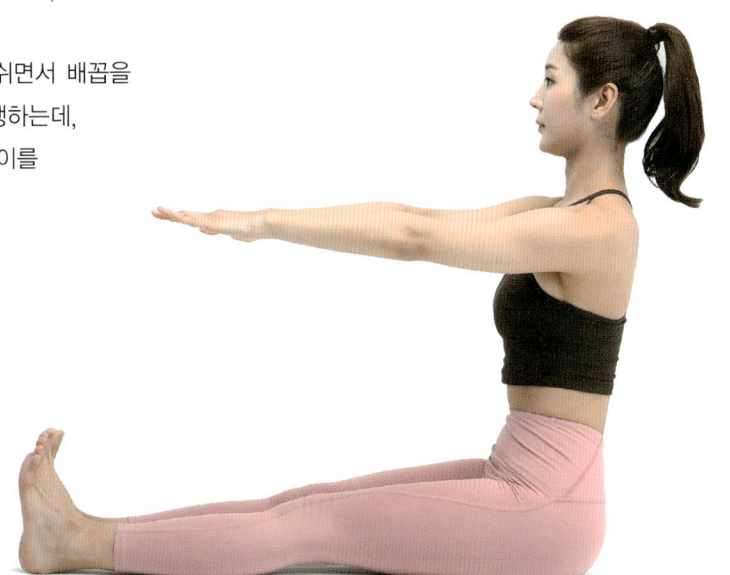

무릎이 돌아가지 않도록 하면서 동작을 완수할 수 있는지 관찰한다. 무릎이 안쪽이나
바깥쪽으로 돌아가지 않도록 해야 한다. 또한 어깨와 귀 사이의 공간을 최대한 유지하도록 한다.

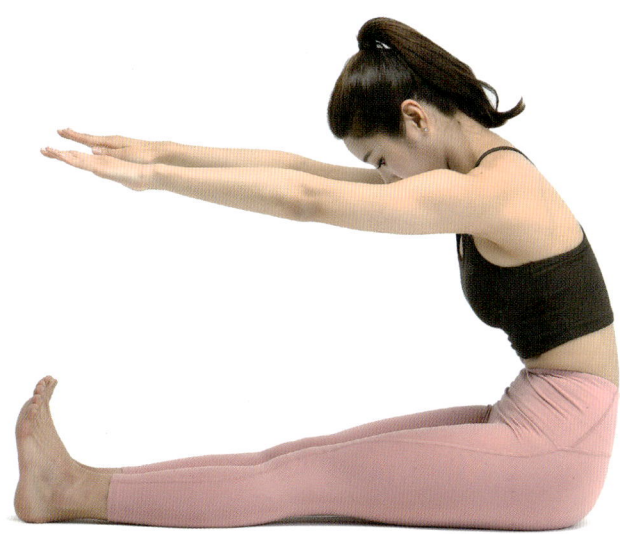

시작 자세로 돌아올 때 배꼽을
뒤쪽과 위쪽으로 당기면서
올라온다. 요추는 흉추 바로
직전에 정렬되고, 이러한
순서로 마침내 시작 자세까지
되돌아오게 된다.

PART 3 기초 프로그램

PILATES & GOLF

상부 척추 들어 올리기 Upper Spine Lift

6~8회 반복 수행

이 동작의 목표는 흉추의 신전 움직임을 개선하는 것이다.

복부를 바닥에 댄 채 엎드리고, 두 팔꿈치는 가볍게 들어 올려 몸 쪽으로 붙인 상태를 유지한다.
이 동작에서는 허리 부분을 가능한 한 안정적으로 유지하도록 노력한다. 등을 길게 늘리면서 상체를 들어 올리고,
요추 부위의 공간이 가능한 한 넓게 유지되도록 한다. 상체를 들어 올림과 동시에 배꼽은 척추 쪽으로 가까이 당긴다.
견갑골을 귀에서 멀어지도록 부드럽게 끌어내리면, 목 부위가 긴장감에서 벗어나도록 해준다.
손바닥의 압박으로 어깨에 긴장감이 생기지 않도록 한다.
팔꿈치는 천장 쪽으로 든 채 뒤쪽을 향하고, 몸통에서 떨어지지 않도록 주의한다. 이 동작의 핵심은 허리 부위를 가능한 한
안정적으로 유지하면서 흉추의 신전 움직임을 자극하는 것이다. 숨을 들이마시고 내쉴 때 올라온다.
숨을 다시 들이마시면서 처음 자세로 돌아온다.

견갑골 사이의 간격을 유지하도록 한다. 몸통을 앞쪽으로만 들어 올리는 것이 아니라
흉골 부위를 확장하면서 들어 올린다고 생각하고, 복부를 바닥 쪽으로 누르지 않도록 한다.
복부는 척추 쪽으로 수축된 상태다. 요추 부위가 가능한 한 넓게 느껴지도록 한다.

둔근을 수축하고, 요추 부위만이 아닌 척추 전반에 걸쳐 긴장감을 느끼도록 한다.
이 동작에서는 견갑골의 마지막 위치도 주의 깊게 살펴야 한다. 어깨가 귀 쪽에
가까워지지 않도록 한다. 견갑골의 느낌을 코어의 긴장감과 연결시키도록 한다.

골반 신전 Pelvis Extension

6~8회 반복 수행

이 동작의 목표는 골반 신전근들의 힘을 개선하는 것이다.

두 손을 이마 밑에 받치고 엎드린 뒤, 두 다리는 쭉 뻗어 바깥쪽으로 살짝 회전시키고 발뒤꿈치를 모은다.
다리를 들기 전에 두 견갑골 사이를 연결함으로써 목을 가능한 한 길게 늘려주도록 한다. 다리를 들어 올릴 때 복부를 깊게 수축시키고 둔근의 수축을 강화한다. 이렇게 함으로써 허리 부위를 무너뜨리지 않고 같은 쪽 골반을 신전시킬 수 있다.

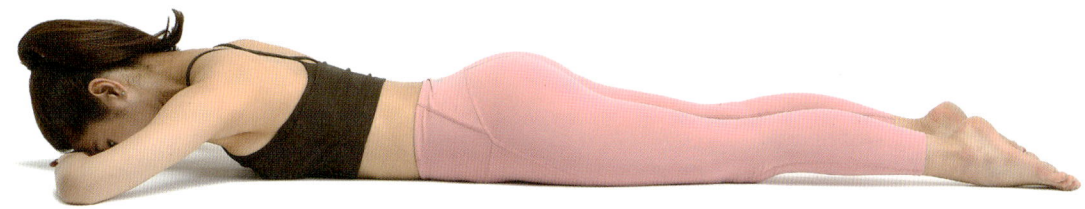

들어 올린 다리를 골반과 멀어지도록 길게 뻗고, 반동 없이 바닥에서 부드럽게 들어 올린다.
들어 올린 다리와 같은 쪽 골반의 신전 움직임은 척추의 안정성에 주의를 얼마나 기울이는지에 따라 그 질이 달라질 것이다.

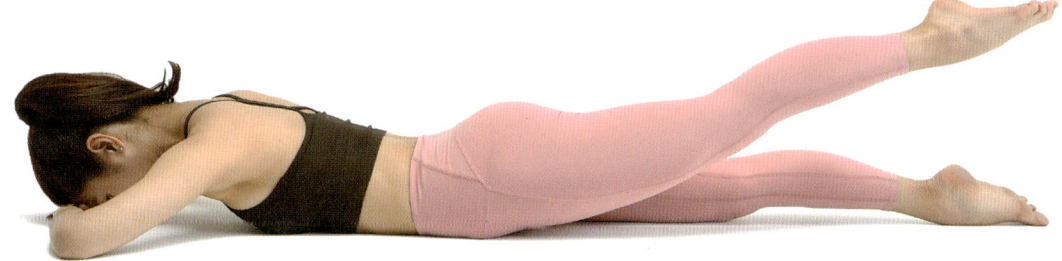

배꼽을 척추 쪽으로 깊게 당긴 다음 햄스트링과 둔근이 가장 먼저 수축할 수 있도록 한다.

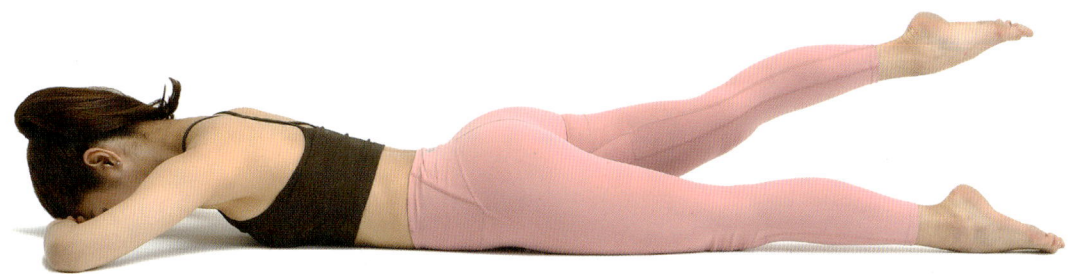

골반 굴곡근들의 단축은 스윙 동작을 바르게 수행하는 데 문제 요소가 된다. 이 동작을 주의 깊게 수행하면 허리 부위에서 느낄 수 있는 긴장감을 상당 부분 감소시킬 수 있을 것이다. 또한 많은 치료사가 주장하는 바에 따르면 요추 부위의 통증이 둔근의 현저한 약화와 연관성이 존재한다고 볼 수 있기에 둔근의 움직임을 교정하는 데 이 동작을 적용할 수 있다.

옆으로 누워 들어 올리기 Side Lying Lift

6~8회 반복 수행

이 동작의 목표는 골반 근육들을 단련시키는 것이다.

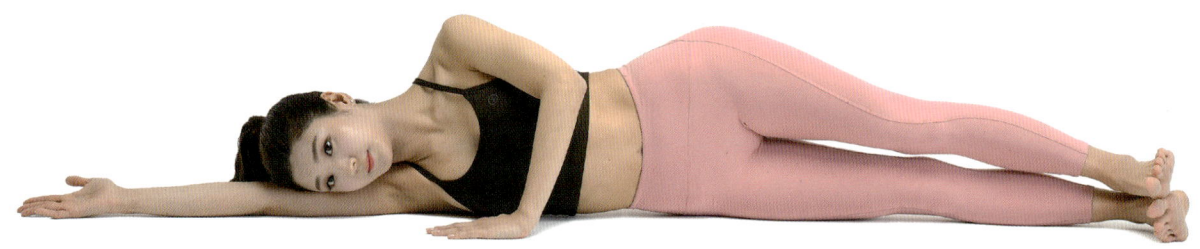

이미지의 자세에서 척추를 가능한 한 길게 늘리도록 한다. 골반은 앞뒤로 쓰러지지 않게 바닥과 수직을 이룬 상태로 유지한다. 숨을 들이마시면서 길게 늘어나는 느낌에 집중하고, 내쉬면서 배꼽을 척추 쪽으로 당김과 동시에 다리를 부드럽게 들어 올린다.

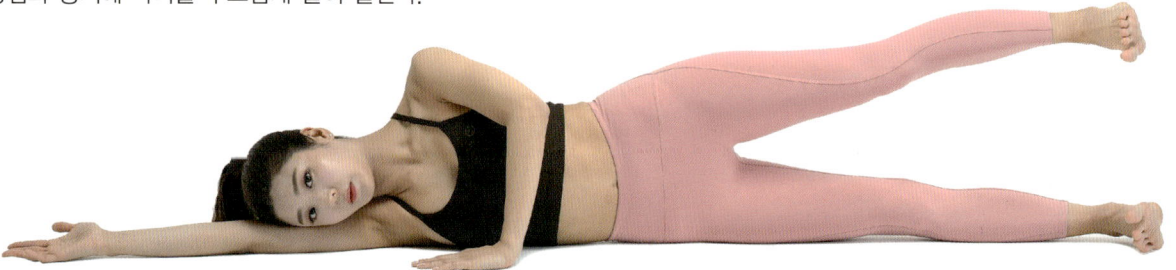

1 위쪽 다리 들어 올리기

동작에 들어가기 앞서 골반을 안정적으로 잡고 있는지 살피고 다리를 길게 뻗었는지 확인한다. 요추 부위가 좁아지지 않도록 하며, 어깨가 수축되지 않도록 유의한다.

2 아래쪽 다리 들어 올리기

위쪽 다리를 든 상태에서 아래쪽 다리를 들어 올리는 동작을 수행한다. 동작을 수행하는 내내 양쪽 발목의 정렬을 유지해야 하므로 이 동작에서는 발목의 모양도 신경 써야 할 것이다.

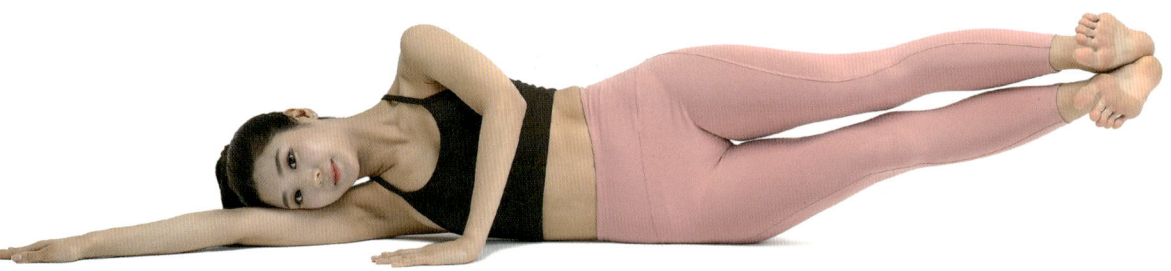

> 다리 측면의 안쪽과 바깥쪽 근육들을 강화시키면 스윙 동작 시 회전이 일어날 때 한쪽 다리에서 다른 쪽 다리로 균형을 잡는 과정에서 지지하는 다리를 고정시키는 데 도움이 될 것이다.

3 양쪽 다리 들어 올리기

두 다리를 모두 들어 올리는 동작은 골반 위치를 유지하기 더 어렵게 만들기에 다리를 들어 올리는 높이보다는 움직임의 질을 우선적으로 생각해야 할 것이다. 척추 본래의 길이를 유지하면서 아래쪽 복사근이 바닥이 닿지 않도록 수행한다. 어깨의 움직임을 잘 제어하여 어깨가 들리지 않도록 한다. 골반은 중립 자세를 유지하도록 노력하고, 움직임이 코어에서부터 비롯되어야 한다는 것을 명심하도록 한다.

옆으로 누워 차기 Side Kick

6~8회 반복 수행

이 동작의 목표는 외전근들을 단련시키고 골반과 척추를 분리하는 연습을 하는 것이다.

위쪽 다리를 앞쪽으로 잘 뻗은 상태로
숨을 내쉬어 다리의 균형을 잡아준다.
동작을 매회 반복할 때마다 두 번의 바운스로
움직임의 범위를 더욱 넓히도록 노력한다.
몸통의 위치는 가능한 한 안정적으로 유지되도록
하며, 동작의 범위를 더 넓히기 위해 척추를
아치 형태로 꺾지 않도록 한다. 다리의 움직임이
어깨나 목에 긴장감을 초래해서는 안 된다.
동작을 수행할 때 코어가 주도적인 역할을
할 수 있도록 하고, 매회 반복할 때마다
척추를 길게 늘리고 있는지,
골반이 바닥과 수직을 이루고 있는지 등을
중점적으로 살피며 수행한다.

이 동작에서는 코어와 견갑대를 제어하는 것이
매우 중요한 역할을 한다. 동작을 수행하면서
심한 불균형이 느껴진다면, 아래쪽 다리를 구부려서
동작을 변형시키도록 한다. 다리를 들고 앞으로 차는
동작에서 항상 좌골과 뒤꿈치를 같은 선상에 맞춘 상태로
수행하는 것이 중요하다. 이렇게 하면, 다리를 움직이는
축을 통해 가상의 축이 어떤 식으로 움직이게 되는지
느낄 수 있을 것이다. 지지하고 있는 팔은 단지 척추의
균형을 감시하는 역할을 할 뿐이며,
동작의 주체가 되지 않도록 유의한다.

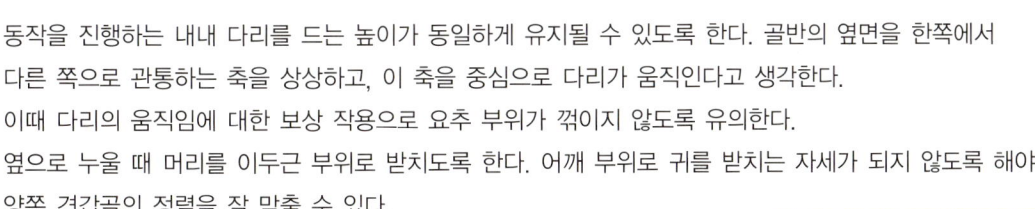

동작을 진행하는 내내 다리를 드는 높이가 동일하게 유지될 수 있도록 한다. 골반의 옆면을 한쪽에서
다른 쪽으로 관통하는 축을 상상하고, 이 축을 중심으로 다리가 움직인다고 생각한다.
이때 다리의 움직임에 대한 보상 작용으로 요추 부위가 꺾이지 않도록 유의한다.
옆으로 누울 때 머리를 이두근 부위로 받치도록 한다. 어깨 부위로 귀를 받치는 자세가 되지 않도록 해야
양쪽 견갑골의 정렬을 잘 맞출 수 있다.

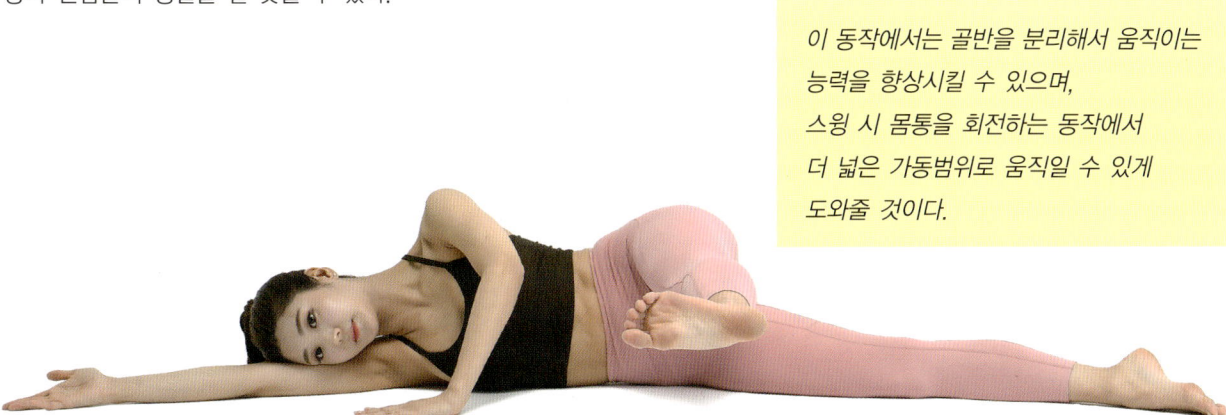

이 동작에서는 골반을 분리해서 움직이는
능력을 향상시킬 수 있으며,
스윙 시 몸통을 회전하는 동작에서
더 넓은 가동범위로 움직일 수 있게
도와줄 것이다.

PILATES & GOLF

옆으로 구부리기 Side Bend

6~8회 반복 수행

이 동작의 목표는 척추를 굴곡시키고 어깨를 안정화시키는 것이며, 특히 척추를 움직일 때 어깨의 지지하는 힘을 단련시켜준다.

매트 위에 앉아서 지지하는 손바닥을 손목과 골반에 맞춰 정렬한다. 위쪽 다리의 발바닥은 단단하게 고정하고, 아래쪽 다리는 다리 옆면으로 지지한다. 위쪽에 있는 손은 한쪽 방향을 향하도록 하고, 양쪽 어깨는 귀에서 멀리 끌어내린다. 동작을 수행하기 전에 척추를 길게 늘렸는지 확인하는 것도 한 가지 확인해야 할 사항 중 하나다. 숨을 들이마시고 내쉬면서 코어를 활성화시키고 몸통의 초기 정렬을 놓치지 않도록 유의하면서 골반을 들어 올린다. 위쪽 다리와 경추 부위 사이에 넓은 아치가 생기도록 동작을 수행한다. 또한 지지하는 손바닥과 아래쪽 무릎 사이에 아치형 다리 하나가 생긴다고 상상할 수도 있다.

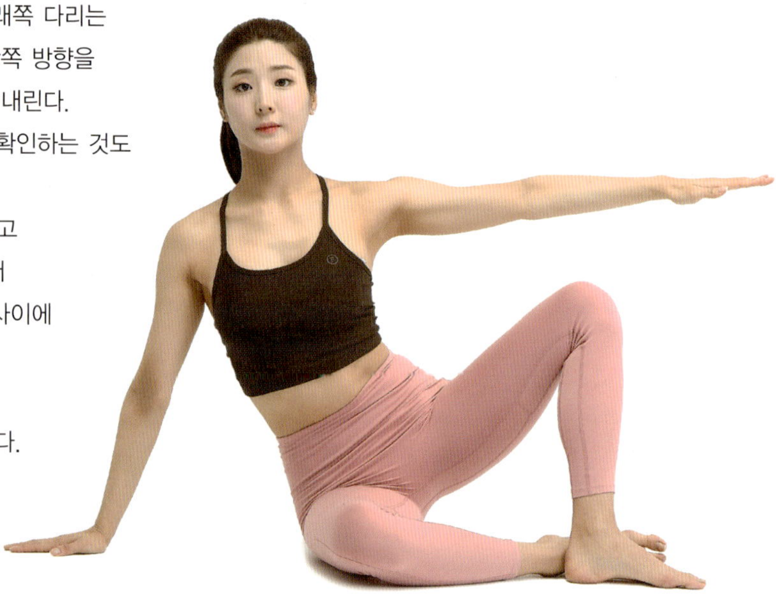

> 목 부위가 동작에 참여할 때는 긴장감이 증가되지 않도록 유의한다.

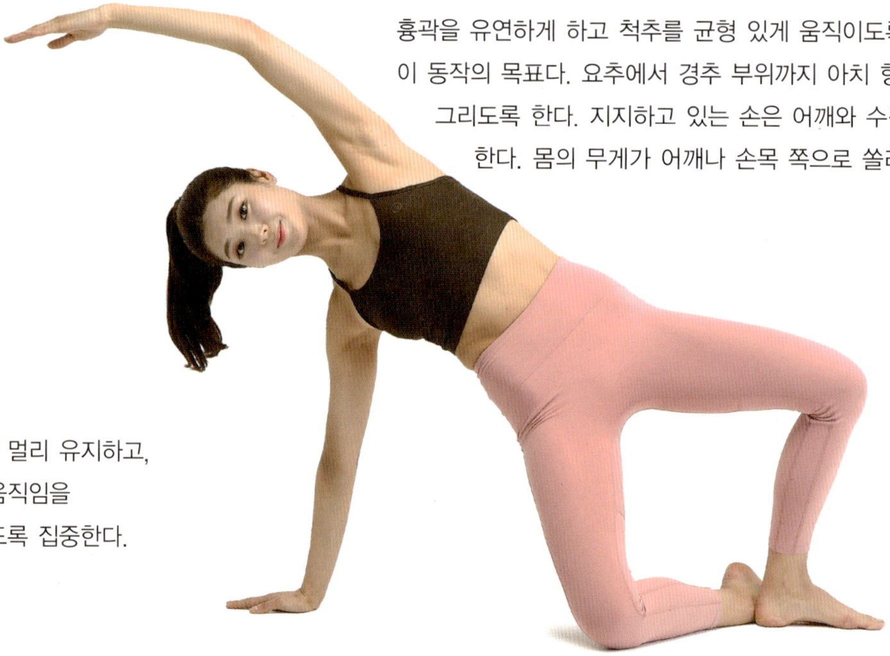

흉곽을 유연하게 하고 척추를 균형 있게 움직이도록 하는 것이 이 동작의 목표다. 요추에서 경추 부위까지 아치 형태를 고르게 그리도록 한다. 지지하고 있는 손은 어깨와 수직선상에 위치해야 한다. 몸의 무게가 어깨나 손목 쪽으로 쏠리지 않도록 유의한다.

어깨를 귀에서 멀리 유지하고, 코어를 통해 움직임을 제어할 수 있도록 집중한다.

푸시업 I Push-Up 1

6~8회 반복 수행

이 동작의 목표는 척추의 정렬과 더불어 견갑대의 제어 능력을 향상시키는 것이다.

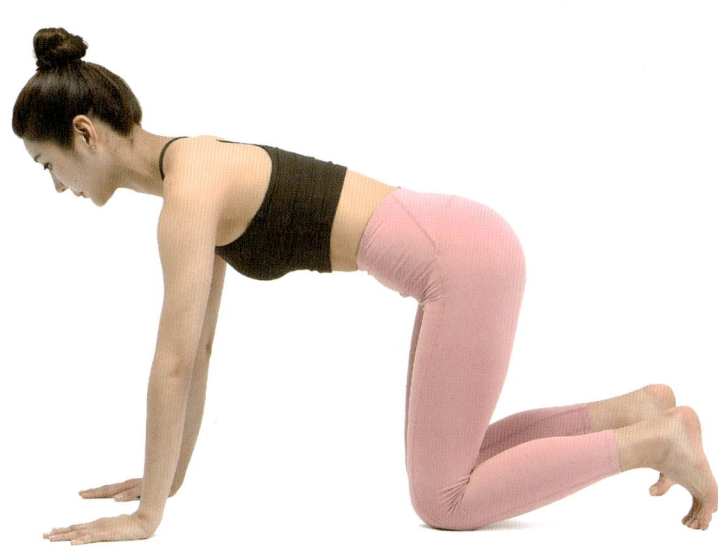

기어가는 자세에서는 복횡근의 수축을 간단하고 명료하게 느낄 수 있도록 한다. 동작에 들어가기 앞서 지지하고 있는 두 손과 두 다리 및 척추의 정렬을 유지하면서 호흡을 두세 차례 함으로써 코어 활성화에 집중할 수 있다.
손목은 어깨 바로 아래에 위치하고, 무릎은 골반과 정렬을 이루도록 한다. 척추는 중립 자세를 유지하도록 한다. 허리 부위의 정렬이 무너진 상태로 동작을 시작하지 않도록 유의한다.

척추를 길게 늘리면서 숨을 들이마시고, 척추 마디 사이의 정렬을 유지한 상태로 숨을 내쉬면서 무릎을 바닥에서 띄운다.

바닥에 손바닥을 짚을 때, 손바닥의 바깥쪽 부분으로 지지하면 손목의 부담을 줄일 수 있다. 따라서 손목의 정렬을 유지하면서 지지하고 있는 손바닥을 살짝 바깥쪽으로 틀어준다. 어깨 위치를 잡아주고, 견갑골 위치를 어깨에 맞춰준다. 견갑골 내측연이 천장을 향해 들리면 손바닥으로 바닥을 밀어냄으로써 몸통을 바닥에서 지속적으로 멀어지게 한다고 상상하고, 이때 척추는 아치 형태로 꺾이지 않도록 유의한다.

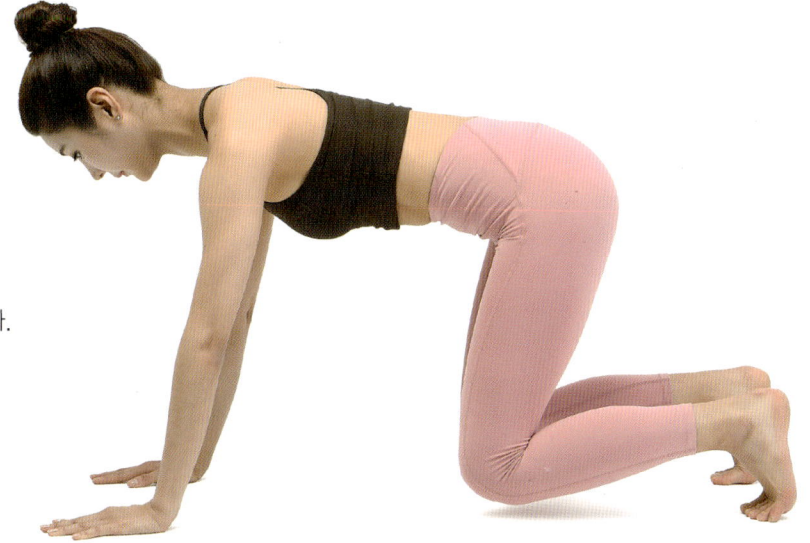

이 동작에서는 전거근의 제어 기능, 팔의 힘, 코어를 다루는 능력 등을 단련시킬 수 있다. 이 모든 측면은 스윙의 효율성을 향상시킨다고 볼 수 있다.

푸시업 II Push-Up 2

4~6회 반복 수행

이 동작의 목표는 움직임을 진행하는 동안 척추의 정렬을 유지하는 것이다.

이 동작에서는 앞에서 자세히 다룬 전반적인 측면들에 대해 훨씬 더 도전하게 될 것이다. 팔과 척추의 정렬을 세부적으로 관찰하고, 동작을 진행할 때마다 진전하는 정도를 수치화할 수 있다. 두 가지 푸시업 동작을 동일한 반복 횟수로 수행하는 것에 초점을 두고, 정렬의 질적인 면에 지장을 주지 않도록 유의한다. 지지하고 있는 손에서는 더 많은 무게가 느껴질 것이고, 손목이 불편하다고 느껴지면 팔 사이에 마치 훌라후프를 끼운 것처럼 손목을 정렬하도록 한다(팔꿈치를 가볍게 구부리고, 손바닥의 바깥쪽 부분으로 지지하도록 한다).

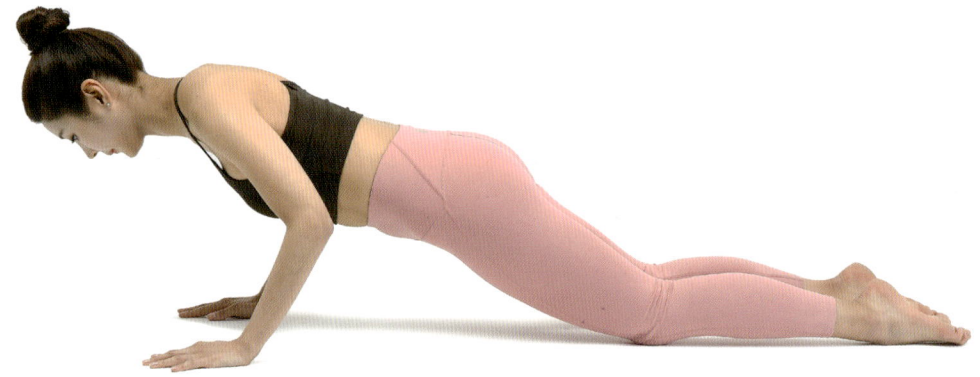

골반이 이러한 자세를 취하지 않도록 한다.

팔꿈치를 접을 때 바깥쪽을 향하지 않도록 몸통 가까이 유지한다. 이 동작에서는 모든 원리를 적용하는 것이 간단하지 않을 수 있다. 무릎의 지지 없이 동작을 수행하는 단계로 넘어가기 전에 이 단계에서 인내심을 가지고 동작의 모든 디테일을 지켜서 수행하도록 한다.

둔근을 수축하면서 척추를 길게 연장하고, 배꼽은 위로 당겨서 마치 보이지 않는 실로 천장을 향해 끌어올리고 있다고 상상한다. 숨을 들이마시고 내쉬면서 내려가기 시작하여 코어를 제어할 수 있는 지점까지만 몸통을 낮추고, 그 지점에서 다시 숨을 들이마시고 내쉬면서 처음 자세로 돌아온다. 견갑골 사이에서 척추가 무너져 견갑골이 천장 쪽으로 들리면, 이전 동작을 더 연습해야 할 것이다. 마찬가지로 허리 부위가 무너지면서 팔꿈치를 접을 때 방해 요소가 되기도 한다. 이 두 가지 경우 모두 견갑대에서든 코어에서든 제어하는 힘이 부족하다는 것을 나타낸다. 이전 동작에서 이 두 가지 측면을 뛰어넘지 못했다면, 이 단계로 넘어가지 않도록 한다.

척추의 가동성 향상을 위한 동작

몇 가지 동작은 필라테스가 만든 것이 아닐지라도 프로그램의 효과를 극대화하기 위해 본 교재에 포함하기로 했다. 이 장에서는 모든 동작에 필라테스의 원리를 적용해본다. 이 동작들은 훈련의 기초 프로그램에 입문한다는 가정하에 척추가 유용하게 움직일 수 있는 폭을 확장하려는 취지를 갖고 있다. 우리의 유일한 목표는 유익함이 최대한으로 보장된 상태에서 특수 프로그램에 들어가기 위한 최소한의 신체 조건을 만들어내는 것이다.

척추에서 형성되는 커브들의 가동범위에 집중하면서 자신의 현재 신체 조건이 감당할 수 있는 한계를 초과하지 않도록 한다.

이 동작 시리즈는 기초 프로그램의 마지막 단계에서 수행해야 한다. 동작을 수행하기 전에 척추의 움직임과 코어를 인지하는 감각이 깨어 있어야 한다. 척추를 가동할 목적으로 짜인 이 짧은 시리즈는 흉곽과 골반 사이의 연결고리를 이해하는 데 훨씬 더 도움이 될 것이고, 이 연결고리는 곧 스윙 동작에서 반드시 느끼게 되는 요소이기도 하다. 이 시리즈의 후반부에서는 몇 분간 휴식 자세를 취해 어깨를 내려놓도록 한다.

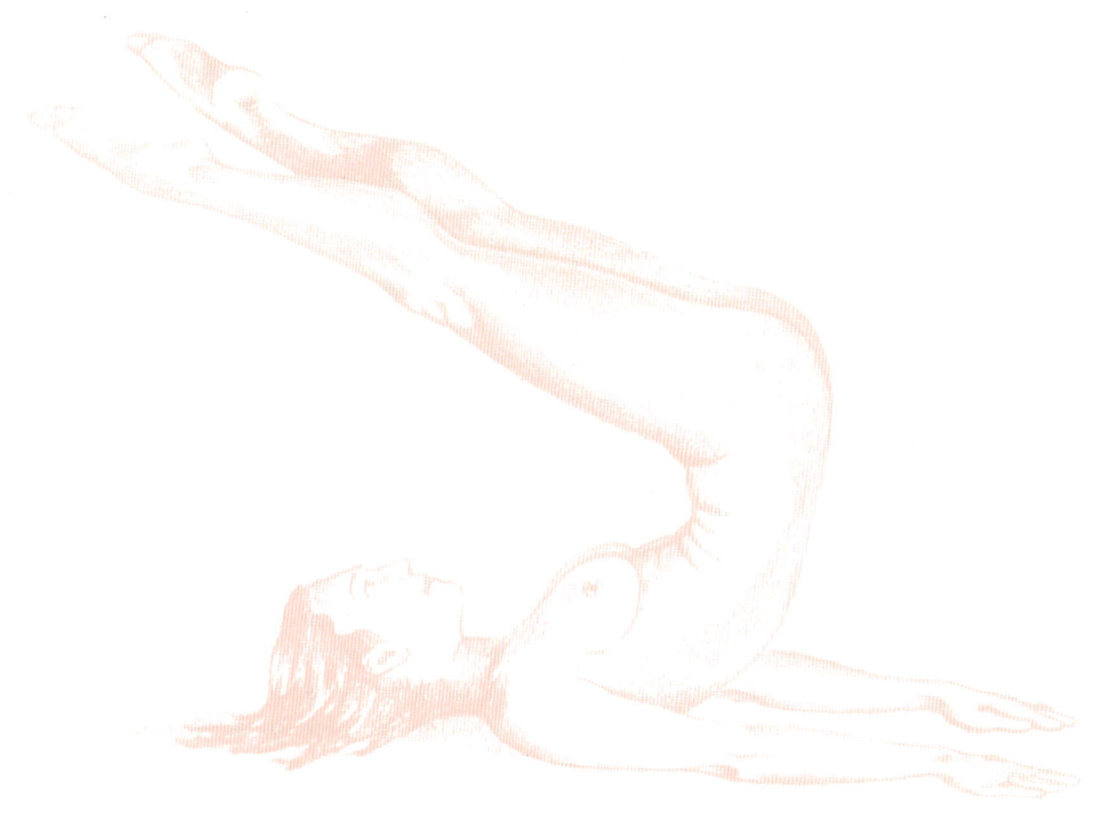

척추의 신전과 굴곡 Spine Flexion & Extension

6~8회 반복 수행

이 동작의 목표는 척추 전반에 걸쳐 굴곡과 신전의 움직임을 고르게 분산시키는 것이다.

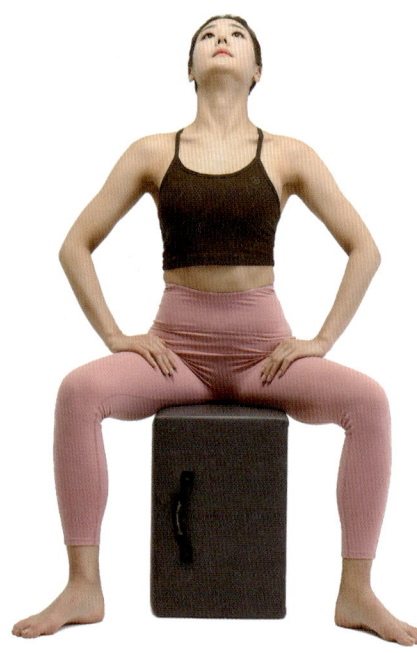

이 동작에서는 척추의 굴곡과 신전 움직임의 기능을 실험해볼 수 있을 것이다. 자세를 형성하는 골격과 이를 지지하는 근육들로 인해 각 개인의 척추는 굴곡과 신전 움직임 중 한 가지를 더 수월하게 작동할 수 있다. 따라서 굴곡 동작을 바르게 수행하는 것은 쉽지만, 신전 동작을 균형 있게 수행하는 것은 어렵다고 느껴질 수 있다. 요추에 해당하는 아래쪽 척추들과 경추에 해당하는 위쪽 척추들 사이에 아치를 그리려고 노력해야 할 것이다. 굴곡 시에는 비록 별다른 어려움 없이 움직인다는 인상을 받을 수 있을지라도 같은 목표를 가지고 수행해야 할 것이다. 척추 각 부위의 전반에 걸쳐 이러한 움직임을 고르게 분산시키는 법을 습득해야 할 것이다.

신전 움직임은 골프를 치는 동안 다양한 스윙 동작에서 일어난다. 이 동작은 늑골을 벌리지 않은 상태로 척추를 신전하는 움직임을 감지하고 알아차리는 데 도움이 될 것이다.

동작을 한 회 수행하는 데 두 번의 호흡을 사용한다. 어깨와 목이 긴장하지 않도록 하여 척추의 움직임이 더 용이해지도록 한다. 시선은 가동범위 안에서 방향을 알아차리는 데 가장 신뢰할 만한 단서가 될 것이다. 신전 시 시선은 천장 쪽을 향하고, 굴곡 시에는 바닥을 향한다. 굴곡과 신전의 각 동작마다 시선을 보낼 기준점을 하나씩 정하여 반복하는 동안 모든 동작을 더욱 정교하게 수행한다.

신전 동작에서 가장 움직이기 어려운 부분은 일반적으로 흉추 부위다. 신전하는 동안 움직임이 요추 부위에서만 일어나지 않도록 늑골들의 연결감에 주의를 기울여야 할 것이다. 굴곡 동작에서는 요추 부위를 움직이는 데 더 많은 어려움이 느껴질 것이므로 배꼽을 척추 쪽으로 깊이 당겨옴으로써 요추들을 더욱 효과적으로 연결하도록 한다.

흉곽의 측면 이동 Thoracic Side Move

6~8회 반복 수행

이 동작의 목표는 흉추 부위의 가동성을 증가시키는 것이다.

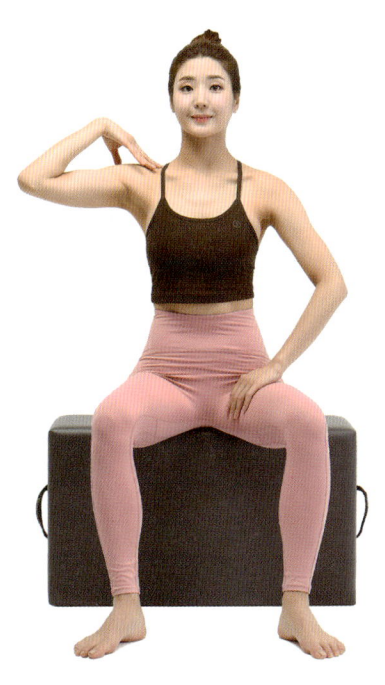

좌골 부위를 대고 앉은 상태로 양쪽 좌골에 균등하게 무게를 분산시킨다. 머리가 마치 천장에 매달려 있는 것처럼 척추를 길게 늘려 아래쪽 늑골을 골반과 분리시켜주고, 등은 중립 상태를 이룰 때까지 자세를 잡아준다. 골반은 한쪽으로 비틀어지지 않도록 하며, 두 어깨의 높이는 같아야 한다. 팔꿈치를 접어 어깨 위로 손을 올리면, 흉곽이 이동하는 방향을 잡는 데 도움이 될 것이다. 팔꿈치가 접힌 쪽의 옆구리가 이 동작을 주도하는 부위다. 늑골 사이의 공간을 열어주면서 옆구리를 확장시키도록 한다.

어깨 높이에서 측면을 향해 팔꿈치를 직선으로 이동시킨다. 목이 반대쪽으로 부드럽게 기울어지며, 흉골이 마치 가상의 레일을 타고 치골의 한쪽 면으로 이동한다고 이미지화한다.

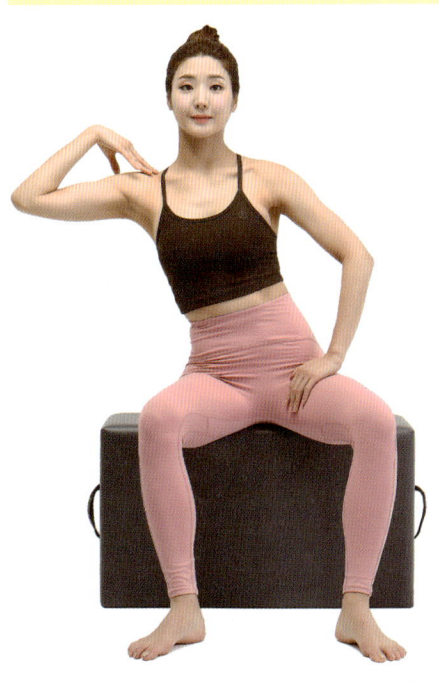

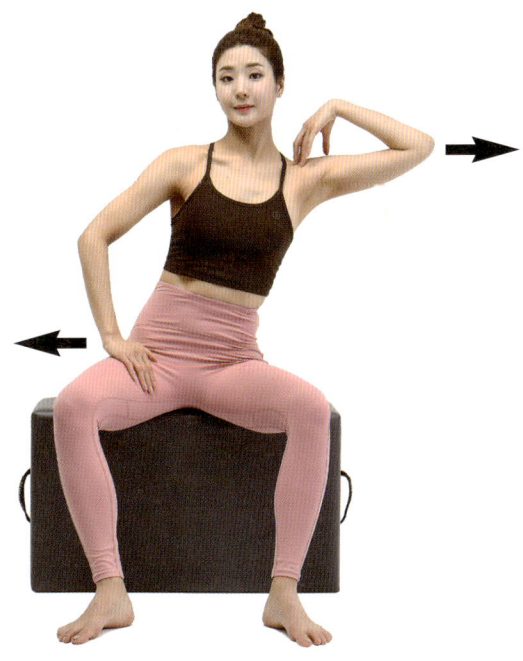

목은 항상 동작의 시작 축과 가까이 위치하게 하며, 어깨 가운데에 수직으로 위치하지 않도록 한다. 경추는 머리와 반대 방향으로 움직여 흉곽의 움직임이 용이해지도록 한다.

측면 굴곡 Side Flexion

6~8회 반복 수행

이 동작의 목표는 흉추의 유연성 향상이다.

앉은 상태에서 척추를 중립으로 유지하고,
몸을 길게 늘리면서 견갑골이 귀에서 멀어지도록
부드럽게 끌어내린다. 목은 길게 늘려주고
어깨 사이의 한가운데에 오게 한다.
양쪽 좌골을 의자에 붙인 상태로 측면 굴곡을 시작한다.
동작의 목표는 가능한 한 고르게 넓은 아치를
형성하는 것이다. 척추 전체가 움직임에 관여하게 되고,
목의 긴장감이 과해지지 않도록 한다.
귀가 어깨에 눌려 경추 부위를 압박하지 않도록 유의한다.

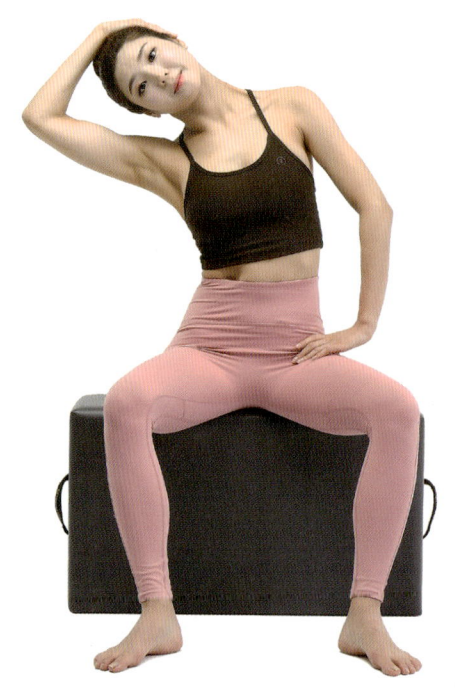

그림에 나온 자세가 더 편하게 느껴진다면,
이 동작을 변형하여 수행할 수 있다.

흉곽의 가동성을 높여주면
스윙 동작에서도 한층 더
자연스러워질 것이다.
양쪽 흉곽이 확장되는 느낌에
집중하도록 한다.
좌측과 우측의 가동범위가
비슷한지 평가한다.

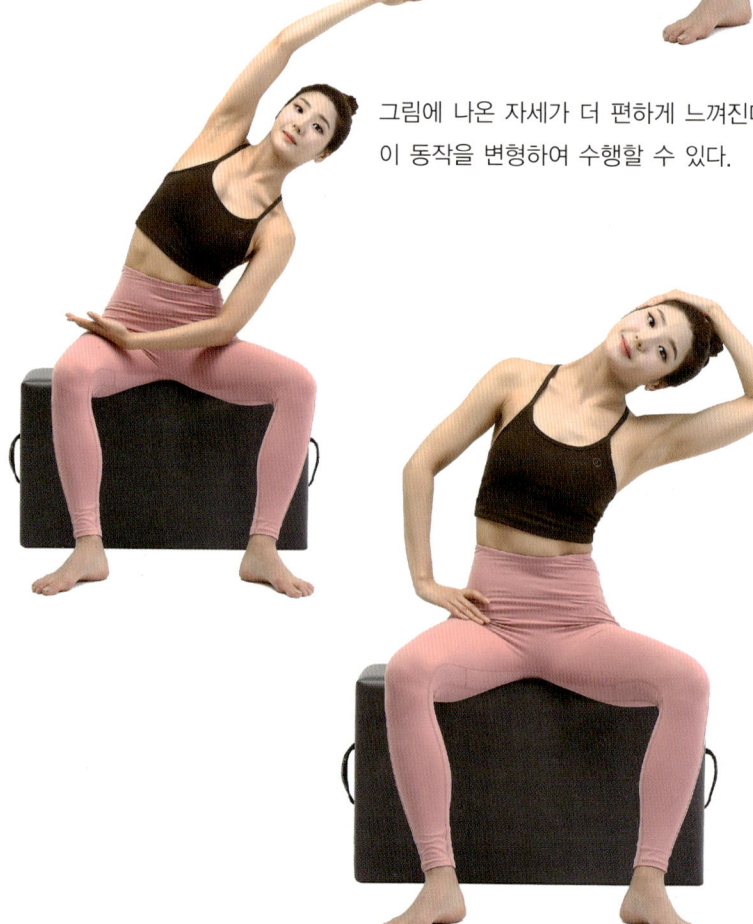

이상적인 움직임은 흉곽의 가동성을
기반으로 해야 한다. 척추를 옆으로
기울이는 데만 치우치지 말고
굴곡의 바깥 방향으로 흉곽을 확장할 수
있는지에 집중한다. 늑골이 부채라고 상상하고,
그 부채를 최대한 넓게 펼친다고 생각한다.

척추 비틀기 Spine Twist

6~8회 반복 수행

이 동작의 목표는 회전 동작을 굳이 최대 범위로 수행할 필요 없이 올바른 자세로 시작하는 것이다.

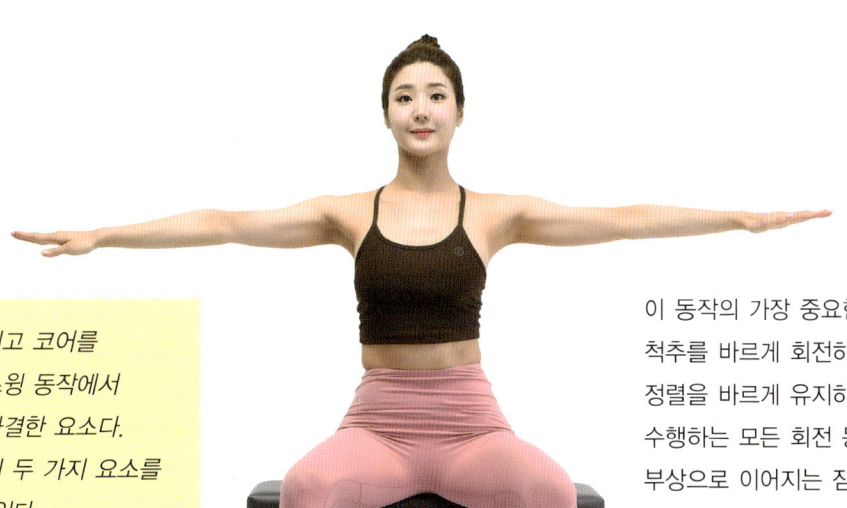

척추를 길게 늘리고 코어를 제어하는 것은 스윙 동작에서 두 가지 필수불가결한 요소다. 이 동작에서는 이 두 가지 요소를 함께 연습할 수 있다.
몸을 가능한 한 길게 늘려주면서, 코어가 움직임을 주도하도록 한다.

이 동작의 가장 중요한 목표 중 하나는 척추를 바르게 회전하는 것이다.
정렬을 바르게 유지하지 않은 상태에서 수행하는 모든 회전 동작은 머지않아 부상으로 이어지는 잠재적인 원인으로 간주될 수 있다. 이는 동작을 정확하게 수행하는 것이 발전할 수 있는 유일한 요소라고 보는 이유다.

한 개의 축만 회전한다고 생각한다.
처음부터 완벽한 회전 동작을 수행하는 것은 쉽지 않겠지만, 이를 염두에 두고 수행할수록 회전 동작을 더욱 바르게 할 수 있을 것이다. 움직임을 어깨가 주도하지 않도록 한다. 어깨를 이완하고, 턱은 흉골에 맞춰 정렬한 상태로 회전을 수행한다. 척추는 스스로 요구하는 정도에 따라 회전 폭을 넓혀가면서 여러 개의 축으로 회전하려 할 것이다. 따라서 절대 움직임의 폭에 초점을 두지 말고, 척추가 한 개의 축을 중심으로 움직인다는 느낌이 들 때까지만 회전한다.

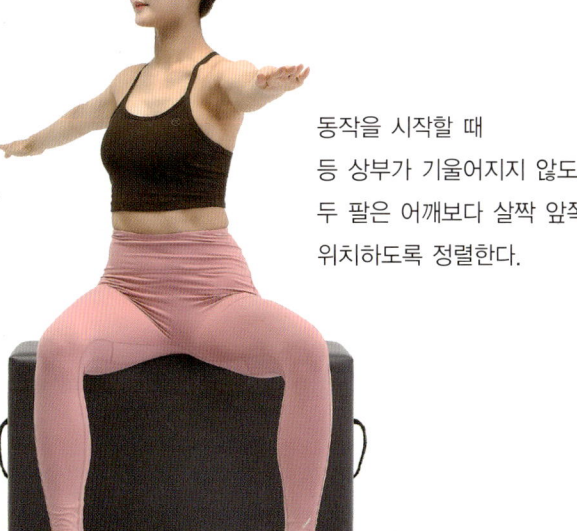

동작을 시작할 때 등 상부가 기울어지지 않도록 유의하고, 두 팔은 어깨보다 살짝 앞쪽에 위치하도록 정렬한다.

기초 훈련 프로그램

(이 동작들은 골프에 응용된 프로그램에 입문하기 위한 신체적 기반을 다지는 데 도움이 됩니다)

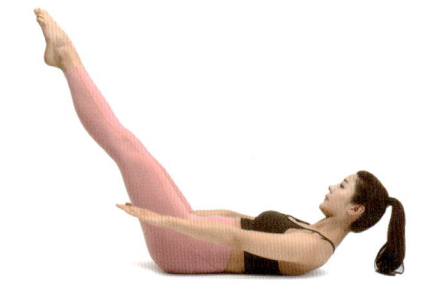
헌드레드 87쪽

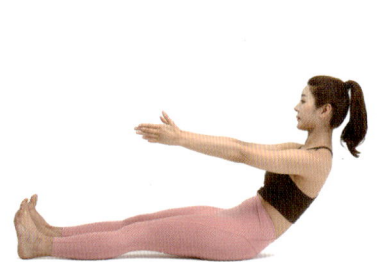
몸통 감기 89쪽

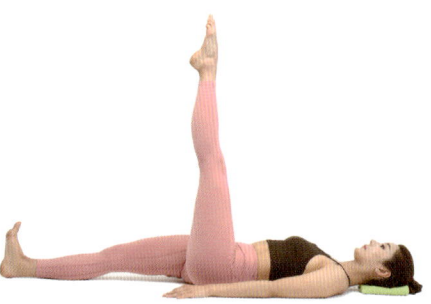
한쪽 다리로 원 그리기 91쪽

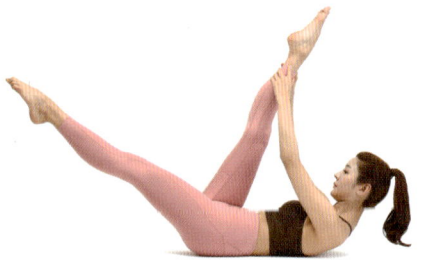
햄스트링 당기기 97쪽

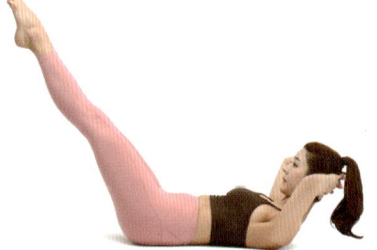
다리 모아 균형 잡기 99쪽

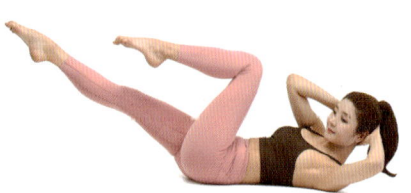
크리스크로스 100쪽

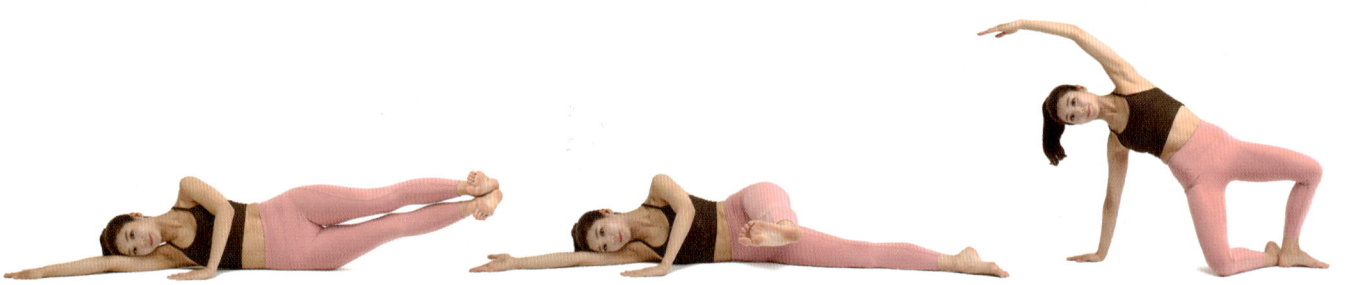

옆으로 누워 들어 올리기 104쪽 · 옆으로 누워 차기 105쪽 · 옆으로 구부리기 106쪽

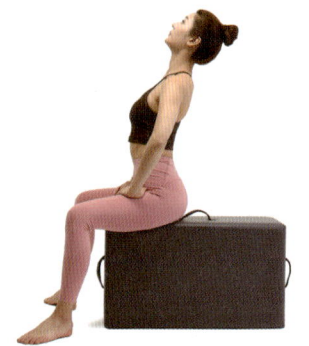
척추의 신전 104쪽

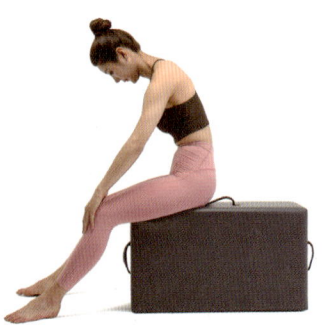
척추의 굴곡 110쪽

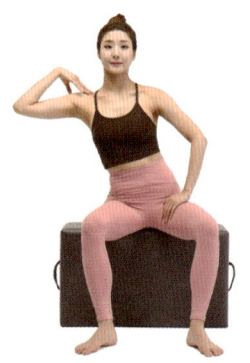
흉곽의 측면 이동 111쪽

PILATES & GOLF

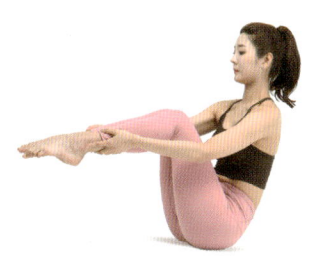
공처럼 구르기 93쪽

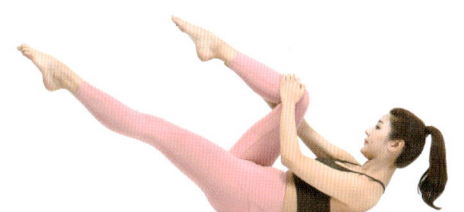
한쪽 다리 스트레칭 95쪽

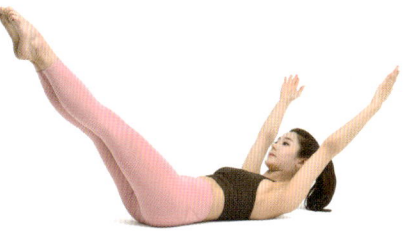
양쪽 다리 스트레칭 96쪽

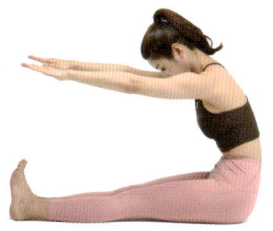
척추 스트레칭 101쪽

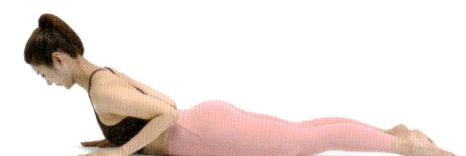
상부 척추 들어 올리기 102쪽

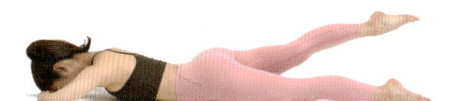
골반 신전 103쪽

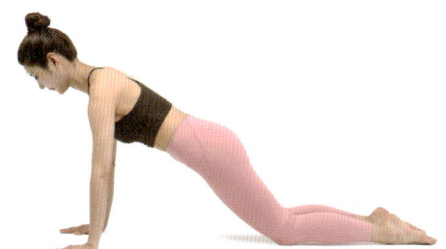
푸시업 II 108쪽

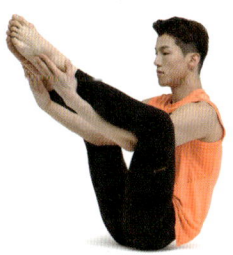
물개 자세 137쪽

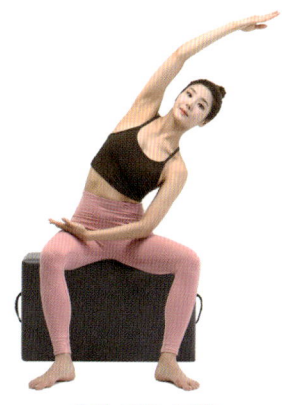
측면 굴곡 112쪽

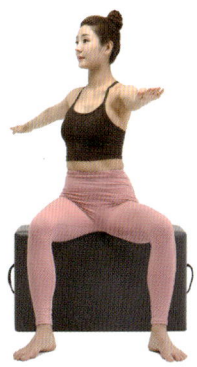
척추 비틀기 113쪽

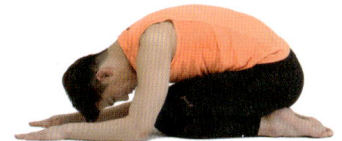
휴식 자세 158쪽

PART 3 기초 프로그램

신체 구조가 바르게 기능할 때
우리 몸은 노력하지 않아도
저절로 균형을 이룰 것이다.

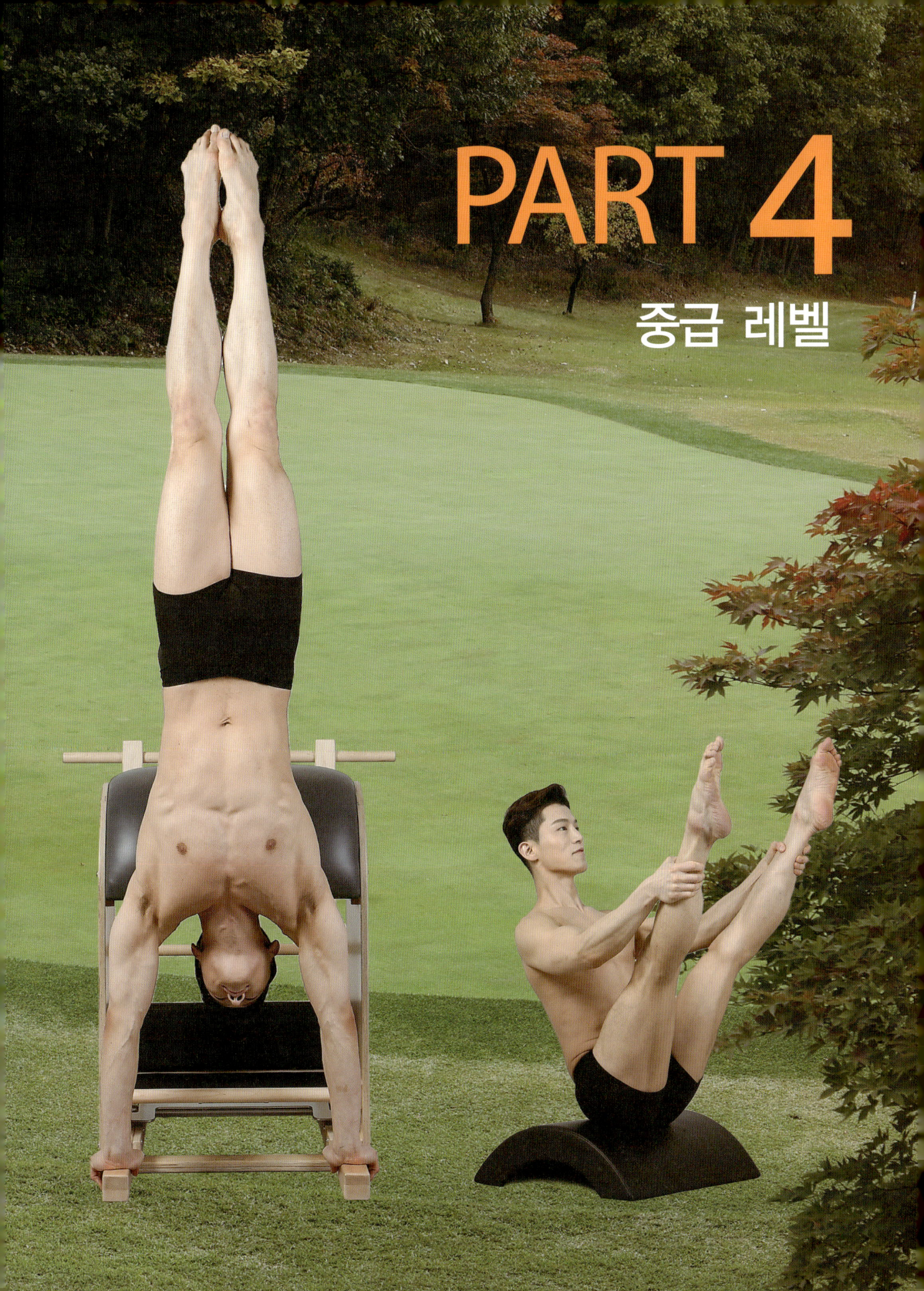

PART 4
중급 레벨

특수 프로그램

이 프로그램에서는 필라테스의 오리지널 프로그램 고유의 동작들뿐 아니라 오리지널 동작들의 변형 혹은 심화 동작들도 만나볼 수 있을 것이다. 이 시점에서 우리는 필라테스의 오리지널 프로그램은 골프 수행이라는 특수한 목적을 가지고 고안된 것이 아니라는 점을 염두에 두어야 할 것이다.

이 장에서는 동작의 정확한 시퀀스나 몇 가지 구체적인 동작을 소개하기보다는 고전 레퍼토리에 충실하게 접근하여 필라테스가 고안한 본래 동작들의 원리를 가능한 한 더 정확하게 적용하는 데 중점을 둘 것이다. 따라서 골프 수행 능력을 극대화하기 위해 필요한 특수한 요소들만 짚고 넘어갈 것이다. 각 원리는 올바른 훈련을 위해 필요한 매우 강력한 자원들을 담고 있으며, 스포츠 중에서 구체적으로 골프라는 종목에 요구되는 힘과 체력, 협응력 등을 갖추기 위해 우리 몸이 필요로 하는 적응 능력을 향상시키는 데 큰 도움이 될 것이다.

따라서 우리는 필라테스가 디자인한 동작들을 다수 다룰 것이고, 각 원리를 적용하여 수행할 수 있는 동작들도 추가로 다룰 것이다. 우리의 최종 목표는 필라테스가 고안한 오리지널 동작들의 기초 원리와 논리에 입각하여 훈련 프로그램을 구성하는 것이다.

또한, 필라테스의 현 체계에 등장하는 몇몇 내용도 활용할 예정이지만, 이 책에 수록된 내용 중에서는 필라테스가 직접 창시한 것은 전혀 없다는 사실을 명시할 필요가 있다. 이 장에 등장하는 유용한 내용들은 시간이 지남에 따라 여러 학교가 연구에 참여하면서 통합된 후세 발전의 결과물이다. 필라테스 본래의 창시자가 창조한 내용은 분명히 아니지만, 각 내용마다 오리지널 필라테스를 보완할 수 있는 잠재적인 요소를 갖고 있다고 생각한다.

당신의 훈련 루틴에서 이 프로그램의 질과 정확도는 충분히 높은 수준으로 이어가야 할 것이다. 그렇게 몇 주간 훈련을 반복하면 동작 수행 능력과 더불어 동작을 수행할 때 느껴지는 감각에 대한 중요한 변화들을 세심하게 알아차릴 수 있을 것이다. 이 수준에 이르면 경기 실전에서 더욱 효율적이고 자신감 넘치는 퍼포먼스를 발휘할 수 있을 것이다.

기술적인 관점에서 설명하자면, 첫째로 이 프로그램은 타격 시 수행 능력을 극대화하는 데 도움을 줄 것이다. 이러한 수행 능력에는 안정성이라는 요소가 결합되어야 하는데, 이는 곧 움직임을 수월하게 제어하려면 가동성이 향상될수록 안정성도 그만큼 높아져야 함을 의미한다. 이 훈련 사슬의 마지막 고리로서 우리는 안정성, 가동성, 제어력을 극대화하기 위해 구성된 동작들을 통해 비로소 협응력을 단련할 수 있는 단단한 기반이나 큰 틀을 갖게 될 것이다.

앞서 언급된 모든 측면 외에도 경기력 향상을 위한 특수 프로그램에서는 각 동작에 작용하는 근육들의 기억력을 자연스럽게 향상시키게 될 것이다. 여기서 언급하는 기억력은 일반적인 의미로 설명하자면, 공을 타격할 때 신체 시스템이 타격 동작을 수행하기 위해 근육들을 미리 대비시키려는 반사적인 작용을 뜻한다. 이러한 근육 작용이 바르게 일어나지 않는다면 아마도 근육들은 과하게 뭉치거나 반대로 동작에 충분히 대비하지 못할 것이다. 이러한 근육 작용은 타격 동작의 자연스러움에 직접적인 영향을 준다. 근육의 이러한 반사적 작용을 바르게 일으키는 법을 습득하는 것은 회전 동작에 불가피할 것이다.

특수 프로그램을 통해 스윙에 필요한 힘과 제어력을 정교하게 단련할 수 있을뿐더러 움직임을 일으키는 주체인 신체가 기능하는 데 필요한 고유수용감각을 향상시켜줄 것이다.

첫 번째 단계에서는 정렬을 더 정확하게 잡아야 하는 동작들을 통해 근신경에 척추 커브의 각도를 유지하는 기억을 심어주려고 한다. 고유수용감각 체계를 더 정교하게 단련하기 위해 여러 가지 움직임 면을 다룰 것이다. 또한 움직이는 동안 정렬을 개선하려고 노력할 것이다.

두 번째 목표는 각각의 동작을 코어가 주도하도록 노력하는 것이다. 코어가 스윙의 원동력으로 움직임에 참여하여 타격이 더욱 정확해지도록 한다. 신체의 움직임을 코어가 주도하게 되면 스윙의 정확도가 더 높아질 수 있다. 스윙 동작을 진행할 때 의식적으로 수행하도록 노력한다. 코어를 중심으로 타격을 수행하는 법을 배우면 힘이 골반에서부터 발생하도록 하고, 스윙의 스프링 효과를 증가시켜주어 팔과 어깨 힘으로만 공을 타격하는 일을 피할 수 있을 것이다.

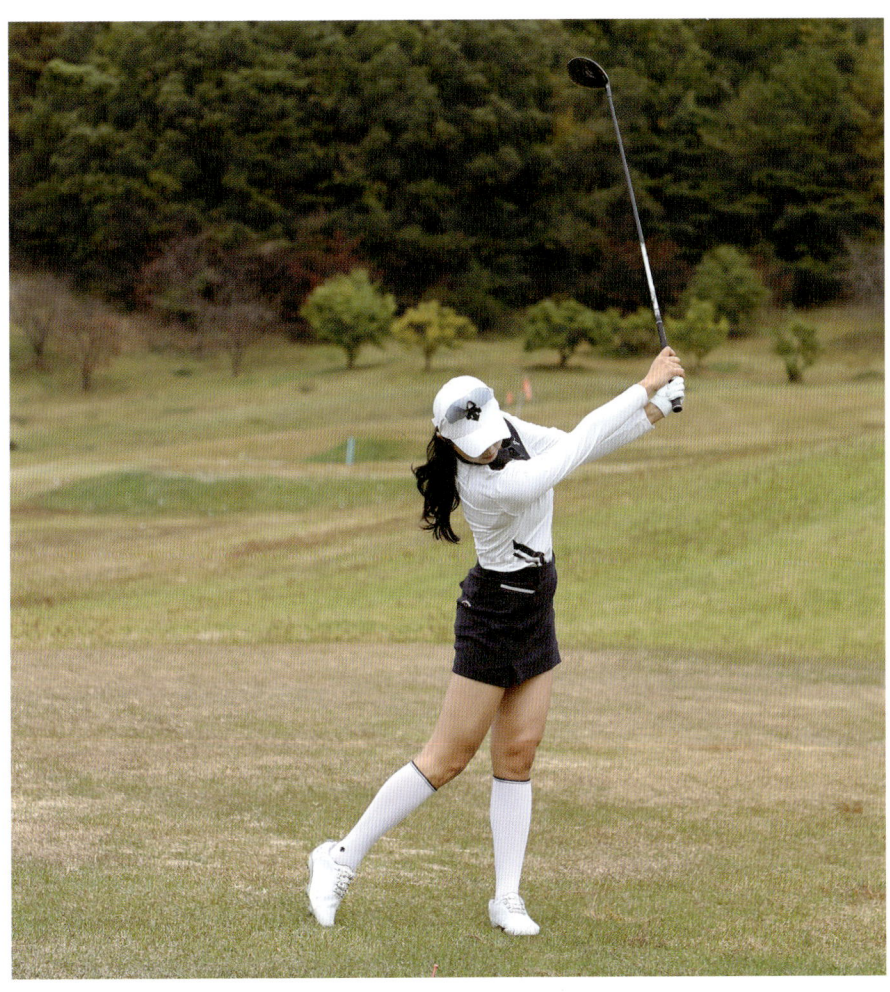

또한, 이 레벨에 적용된 신체 훈련은 관성을 제어하는 능력을 더욱 향상시켜줄 것이다. 움직임이 진행되는 동안 다리에서 무게중심이 이동할 때도 몸통, 골반, 하지의 상호 관계가 유기적으로 잘 연결되어 있으면 더욱 효율적일 것이다. 이 장을 통해 동작의 매끄러움을 개선시킬 수도 있다. 감각 시스템은 근육 시스템을 지배하고, 이 두 시스템이 완벽하게 협업하면 움직임이 효과적이고 경제적이며 편안해질 것이다. 이는 곧 신체 구조가 잘 소화해낼 수 있는 움직임들이라고 할 수 있다.

PILATES & GOLF

밴드를 이용하여 등 말기 Roll Back with Band

6~8회 반복 수행

이 동작의 목표는 척추 상부를 이완된 상태로 유지하면서 코어를 강하게 수축하는 것이다.

그림과 같이 앉은 자세에서 발바닥에 밴드를 걸고 두 손으로 잡은 채 팔꿈치는 반쯤 접힌 상태를 유지한다. 몸을 최대한 길게 늘려주기 위해 숨을 들이마시면서 동작을 준비한다. 이어서 숨을 내쉬며 방금 전 길게 늘린 자세를 유지한 채 굴곡 동작을 시작하는데, 이때 골반이 첫 번째로 움직일 수 있도록 한다. 코어가 단단하게 잡아줄 수 있는 각도까지만 도달하고, 어깨는 가능한 한 올라가지 않도록 한다. 항상 어깨 부위가 바르게 정렬된 상태에서 동작을 시작한다.
이 동작은 몸을 길게 늘리며 정렬을 맞추는 부분과 어깨가 가능한 한 움츠러들지 않도록 굴곡 동작을 수행하는 부분으로 구분할 수 있다.

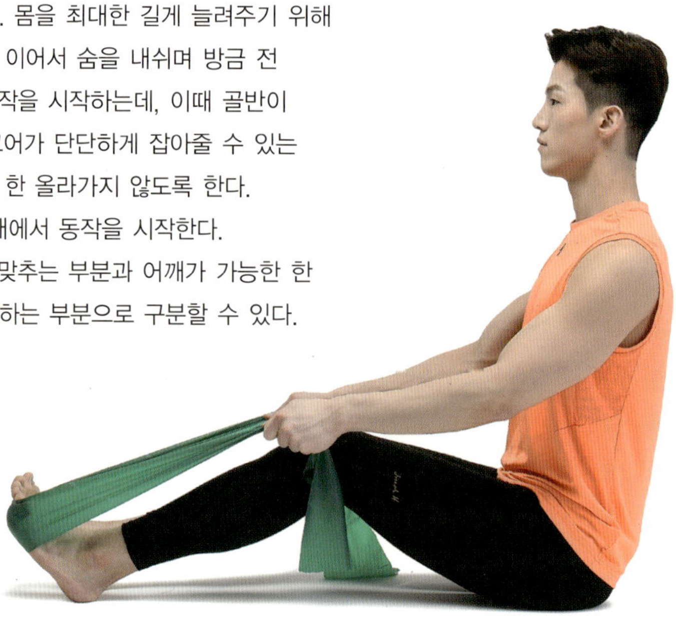

밴드의 장력을 이용해 몸통을 당겨준다.
밴드를 팔로 잡아당기지 않도록 하여 밴드의 장력이 코어의 힘에 보태지도록 한다.
이렇게 되면 복부에는 더 깊은 수축을 느끼게 될 것이고, 요추에는 긴장감이 덜 느껴질 것이다.
골반이 움직임을 주도하도록 하고, 어깨가 가슴 위쪽으로 움츠러들지 않게 유의하면서
척추 마디마디가 어떻게 움직이는지를 이미지화한다.
이미지에서 살펴볼 수 있듯이, 턱이 흉골 부위를 조이지 않도록 한다.
이렇게 하면 목에 과한 힘이 들어가는 것을 피할 수 있다.

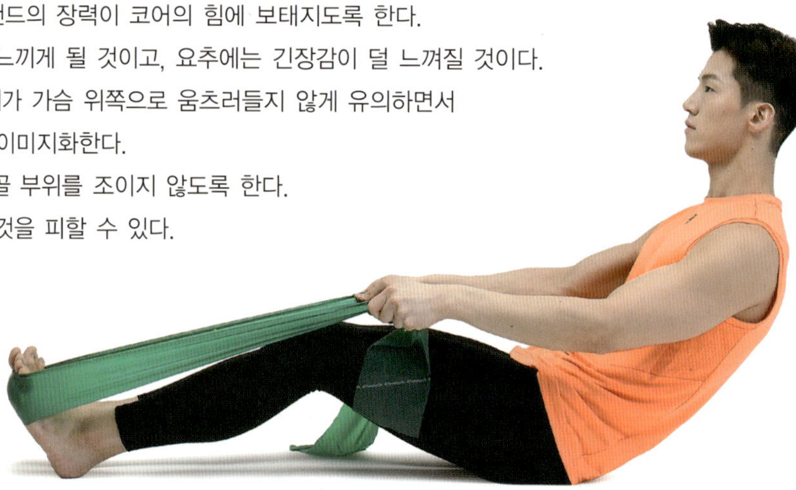

회전하며 등 말기 I Roll Back Twist with Band 1

6~8회 반복 수행

이 동작의 목표는 몸통 상부가 이완된 상태에서 상체의 회전 동작을 훈련하는 것이다.

이미지에서 보이는 자세와 같이 앉아서 발바닥 밑에 밴드를 걸고,
발목을 과하게 꺾지 않도록 유의한다. 척추를 길게 늘리면서 숨을 들이마시고,
등 상부에서 견갑골 양쪽이 나란히 맞춰지는 것을 느낀다.
숨을 내쉬면서 몸을 굴곡시키고, 동시에 척추를 부드럽게 회전시킨다.
이 자세에서 다시 숨을 들이마시고 내쉬면서 시작 자세로 돌아온다.
밴드의 장력은 오직 척추의 움직임에 의해서만 증가되도록 하고,
팔꿈치를 더 접어서 밴드를 잡아당기려 하지 않는다.
내려가고 올라오는 동작 내내 밴드가 몸통을 당겨주도록 한다.

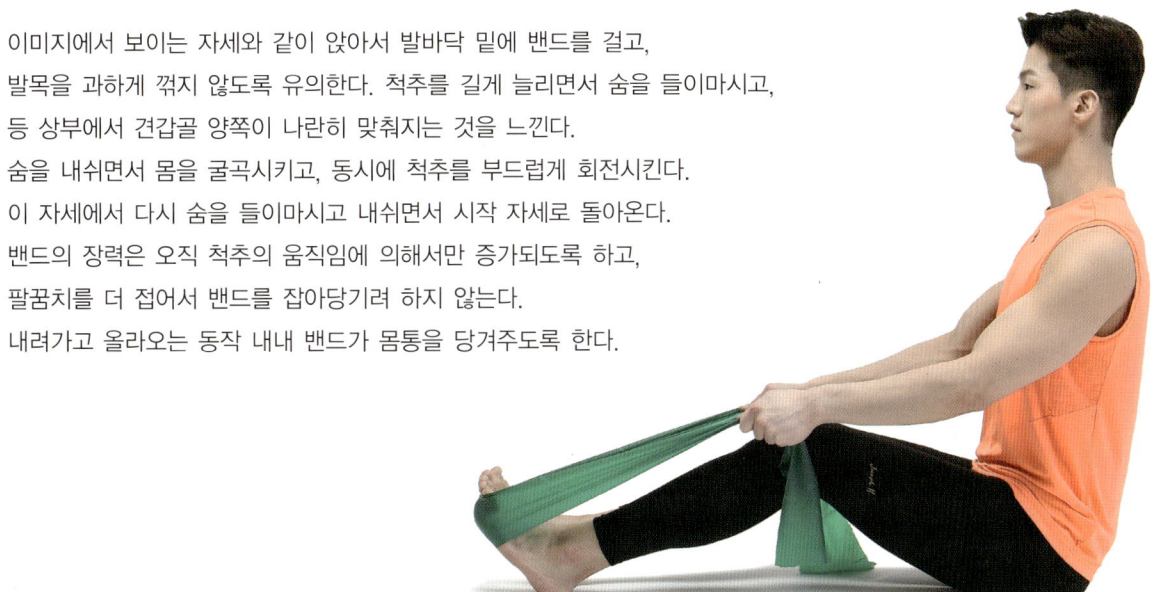

회전 시 두 어깨는 서로 대칭적으로 움직여야 한다. 밴드의 도움으로 코어의 제어력이
더욱 심화될 것이다. 이 동작에서는 밴드 효과로 몸통 위쪽 부분이 더 이완될 수 있다.

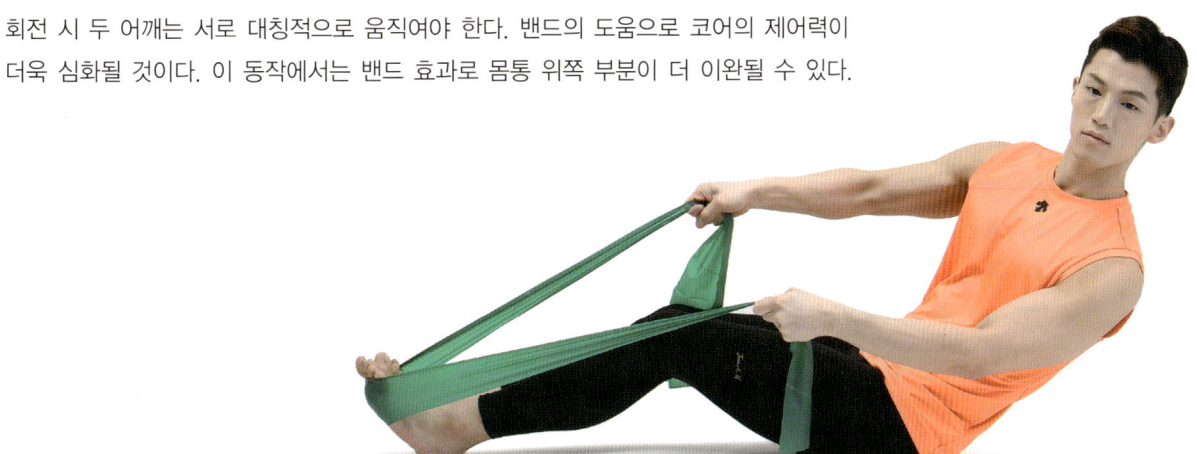

동작이 시작될 때부터 상체의 회전이 끝날 때까지 팔꿈치 사이의 각도를 동일하게 유지하도록 한다.
골반이 움직임을 주도하도록 한다. 척추 중간 부위가 과하게 구부러지지 않은 상태로 동작을 수행할 수 있는지 살핀다.

PILATES & GOLF

공을 이용하여 등 말기 Roll Back with Ball

6~8회 반복 수행

이 동작의 목표는 척추의 제어 능력과 함께 코어의 힘을 향상시키는 것이다.

이미지와 같이 앉은 자세에서 좌골(앉았을 때 엉덩이에서 느껴지는 뼈)이 잘 지지해줄 수 있도록 둔부를 바닥에 대고 상체를 일으킨다. 무릎 사이에 공을 끼우고, 내전근들이 항상 최소한의 긴장감을 유지할 수 있도록 한다. 이 동작에서는 코어와 내전근들의 연결감을 느끼도록 한다. 이 요소는 움직임을 심화시키는 데 도움이 될 수 있다.
가슴 앞에서 팔짱을 끼면서 견갑골 양쪽이 등 상부 바깥쪽으로 부드럽게 미끄러져 움직이는 것을 느낀다.

두 발이 바닥에서 떨어지지 않도록 한다. 코어가 척추를 바르게 잡아줄 수 있을 때까지만 몸을 굴곡시키도록 한다. 후두골과 견갑골, 천골을 처음 자세 그대로 유지하도록 노력한다.

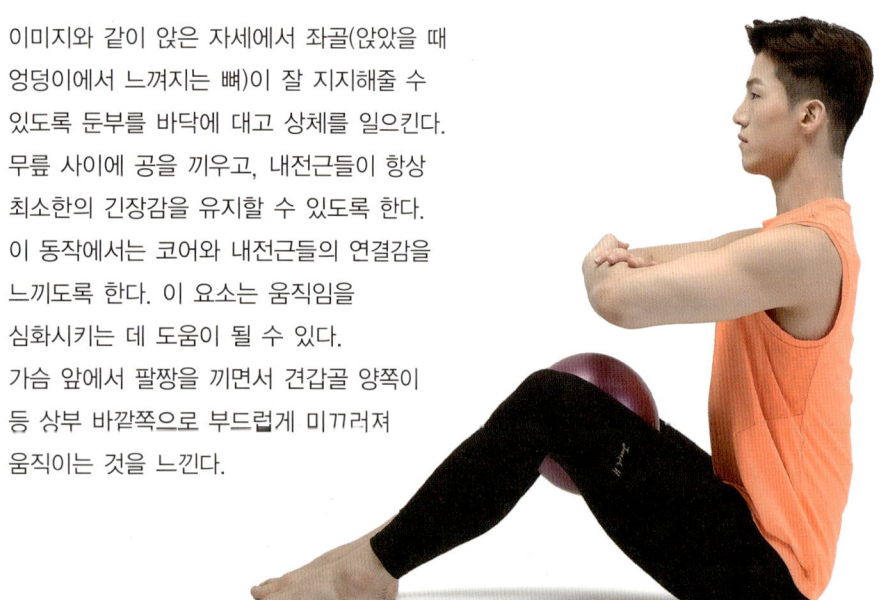

견갑골이 귀에서 멀어지도록 끌어내리고, 척추를 길게 늘려주면서 숨을 들이마신다. 무릎 사이에 끼운 공을 조이면서 숨을 내쉬고, 그와 동시에 몸을 굴곡시키면서 늑골을 닫아준다. 골반이 척추의 움직임을 주도하도록 하여 척추 마디마디가 부드럽게 움직이도록 한다. 바닥과 가까워질수록 공을 조이면서 복부의 깊은 부위가 더 강하게 수축한다. 한 동작에 호흡을 2회 수행한다.
숨을 들이마시고 내쉬면서 처음 자세로 돌아온다.

상체가 움직일 때 턱이 가슴 쪽을 조이지 않도록 한다. 이렇게 함으로써 동작이 진행되는 동안 목이 긴장감에서 해방될 수 있을 것이다.

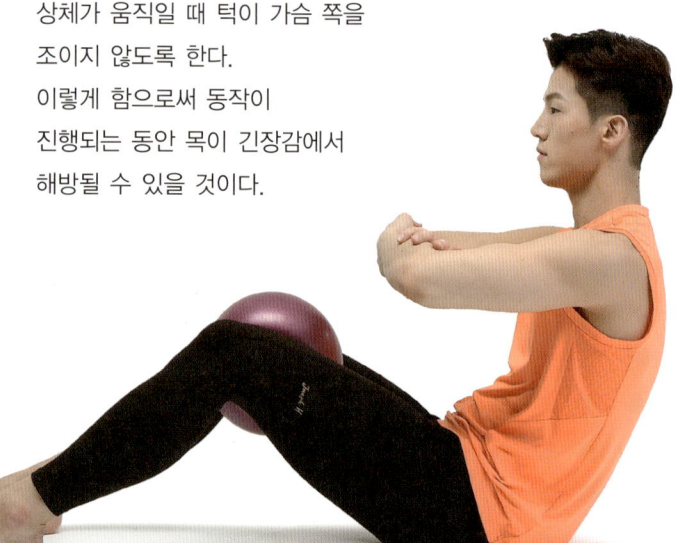

회전하며 등 말기 II Roll Back Twist with Band 2

6~8회 반복 수행

이 동작의 목표는 척추의 회전 움직임을 훈련하고, 복사근과 복부를 강화하는 것이다.
공은 허리 부위를 더욱 안정적으로 잡을 수 있게 도와줄 것이다.

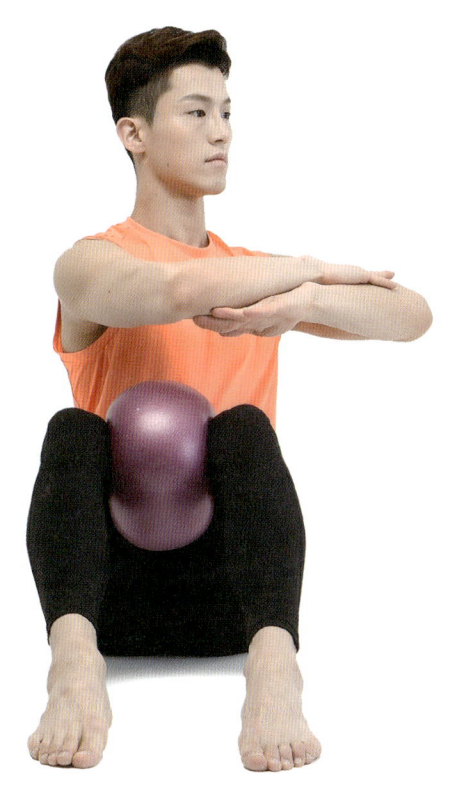

회전 동작을 수행할 때 적당한 정렬을 유지할 수 있도록 시작 자세에 최대한 주의를 기울인다. 회전과 동시에 몸을 굴곡시켜 척추가 반대쪽으로 기울지 않도록 한다.
이 동작에서는 복사근의 수축을 분명하게 느낄 수 있을 것이다.
이 느낌을 심화시키면서 움직임을 부드럽게 수행한다.

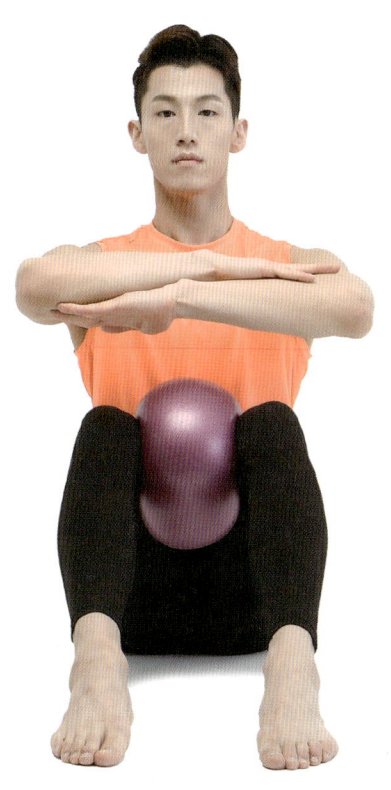

숨을 들이마시면서 몸을 길게 늘리고, 등 상부의 양쪽 어깨를 정렬한다. 몸을 길게 늘린 상태를 유지한 채 숨을 내쉬면서 척추를 굴곡시키고 무릎 사이의 공을 압박한다. 등을 굴곡한 상태에서 다시 숨을 들이마시고 내쉬면서 처음 자세로 돌아온다.

> 턱이 가슴 쪽에 가까워지지 않도록 하고, 두 발은 바닥에서 들리지 않게 하며, 양쪽 견갑골은 귀에서 멀리 끌어내린다.

PILATES & GOLF

회전하며 등 말기 Ⅲ Roll Back Twist with Band 3

6~8회 반복 수행

이 동작의 목표는 척추의 회전 움직임을 훈련하고, 복사근과 복부를 강화하는 것이다.
공은 허리 부위를 더욱 안정적으로 잡아줄 수 있게 도와줄 것이다.

이 동작은 이전 동작의 심화된 형태라고 볼 수 있는데,
굴곡과 회전 움직임을 동시에 고르게 수행하기 위해서는
많은 주의력이 요구되기 때문이다.
이 일련의 동작들을 통해 실제로 얼마만큼이나
이 움직임의 난이도를 감당할 수 있는지를 탐색할 수
있을 것이다. 오른쪽 이미지 같은 자세에서
척추를 길게 늘리면서 숨을 들이마시고
등 상부에서 양쪽 견갑골의 정렬을 맞춰준다.
숨을 내쉴 때 몸을 굴곡시키면서 과하게
움츠러들지 않도록 유의하고, 두 팔은 한쪽으로
이동하면서 아치 형태의 넓은 곡선을 그린다.
동작의 끝에서 숨을 들이마시고
다시 내쉬면서 처음 자세로 돌아온다.

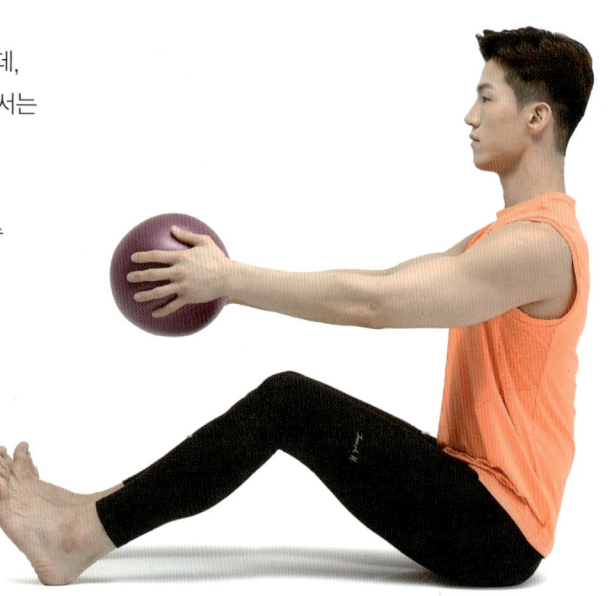

회전 시 양 손바닥 사이에 잡은 공을 압박하고,
내려가고 올라오는 동작에서 숨을 내쉬도록 한다.
초반부터 회전 범위를 최대한으로 넓히려고 노력할
필요는 없다. 폭이 넓지만 제어력이 부족한 움직임보다
깊고 유기적인 움직임을 선택한다.

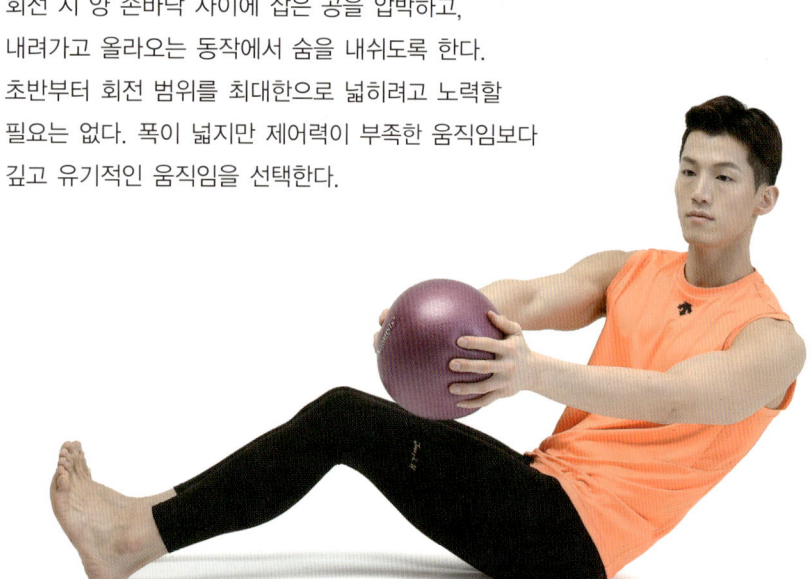

회전 시 두 어깨의 높이가 같게
유지되도록 노력한다. 한쪽으로
기울어지지 않도록 주의한다.

PILATES & GOLF

햄스트링 스트레칭 Hamstring Stretch

8~10회 반복 수행

이 동작의 목표는 햄스트링을 스트레칭하고, 척추에서 골반을 분리하여 움직이는 방법을 탐색하는 것이다.

아래 이미지와 같이 등을 대고 누워서 밴드를 발바닥에 걸고 두 손으로 잡은 채, 두 팔꿈치를 구부려서 바닥 쪽에 붙인다. 뻗은 다리를 그대로 들어 올리고, 골반은 다리를 들 때와 내릴 때 모두 중립 상태를 유지하도록 한다. 척추를 길게 늘리면서 숨을 들이마시고, 다리를 들어 올릴 때 내쉰다. 골반이 바닥에서 들리는 느낌이 들 때 동작을 중지한다. 이 동작은 다리 뒤쪽 부분을 스트레칭하기 위한 동작임을 기억하도록 한다. 그 부위가 스트레칭되는 느낌이 드는지 살펴본다.

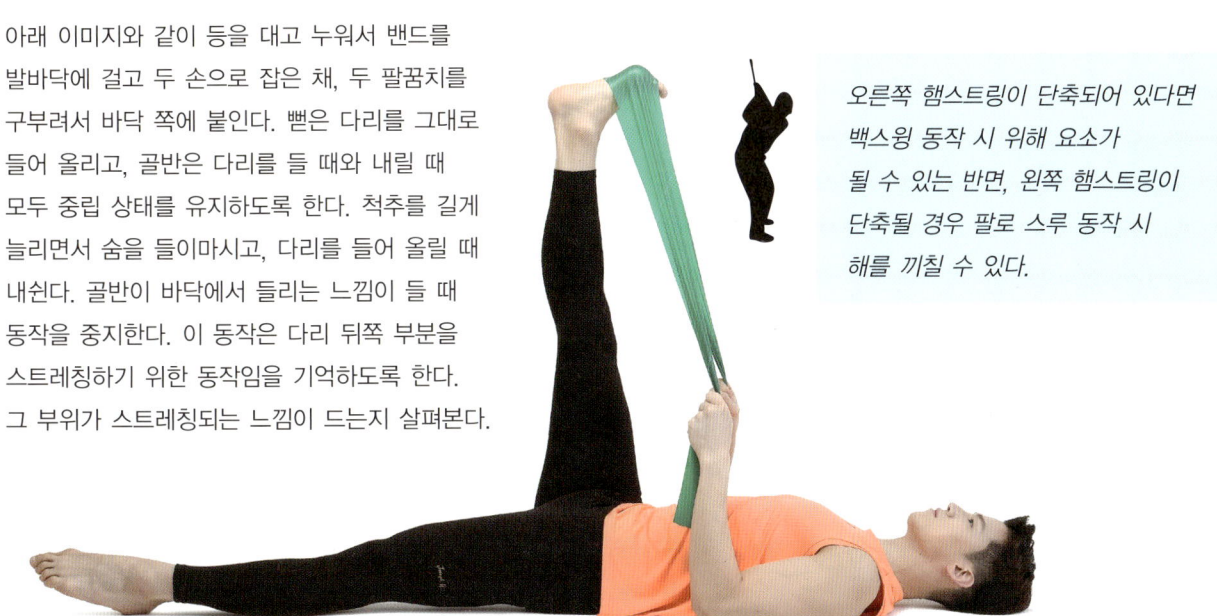

오른쪽 햄스트링이 단축되어 있다면 백스윙 동작 시 위해 요소가 될 수 있는 반면, 왼쪽 햄스트링이 단축될 경우 팔로 스루 동작 시 해를 끼칠 수 있다.

가슴이 확장된 상태에서 척추의 정렬을 유지하도록 한다. 숨을 내쉴 때 배꼽을 척주 쪽으로 당겨 늑골을 조일 수 있는지 집중해본다. 이때 상체가 마치 물로 가득 찬 풍선이라고 상상하면, 복부에 해당하는 한쪽 부분을 압박했을 때 정수리에 해당하는 반대쪽 부분이 부푸는 것처럼 느껴질 것이다.

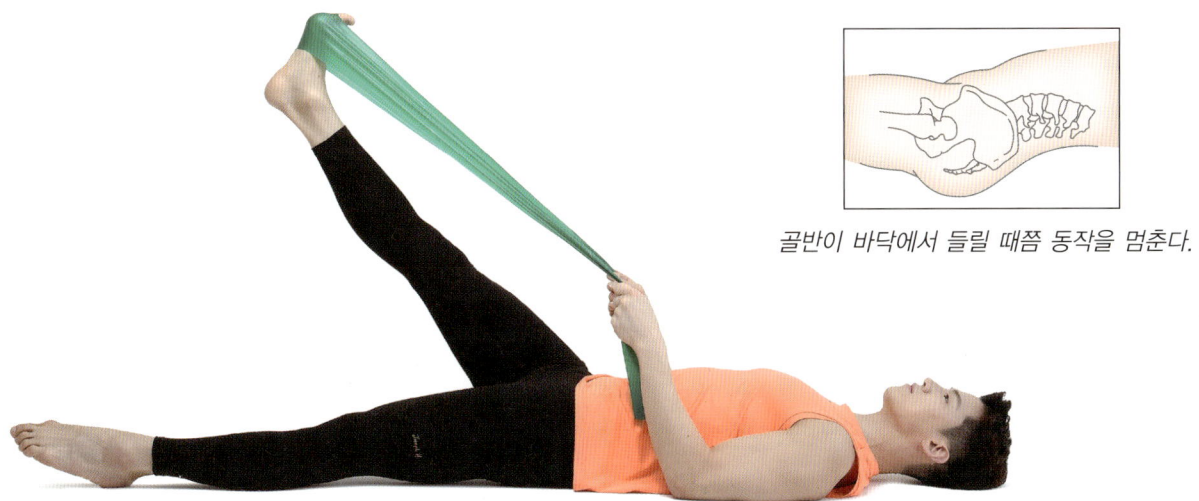

골반이 바닥에서 들릴 때쯤 동작을 멈춘다.

해먹 자세를 위한 준비 I Hammock Step 1

6~8회 반복 수행

이 동작의 목표는 골반 근육들을 단련시키는 것이다.

좌골 위에서 중심을 잡을 수 있는 자세를 찾아본다.
발을 바닥에 짚지 않도록 하고 척추의 위쪽 부분이
지나치게 굴곡되지 않도록 한다.
코어의 긴장감이 높아질수록 모든 동작이 더욱 안정적으로
느껴질 것이다. 균형이 흐트러지지 않도록 유의하면서
다리를 한쪽씩 번갈아가며 움직인다.
다리를 펴는 순간마다 숨을 들이마시고 내쉰다.

팔꿈치는 바깥쪽을 향하도록 유지하고,
등 상부에서 양쪽 견갑골은
가운데로 모아준다.

들어 올린 다리를 완전히 펼 수 없다면
무릎 아래를 잡아준다. 다리를 높게
들어 올릴수록 척추는 더 후만되려는
경향을 보일 것이다. 척추 자세와
다리를 들어 올리려는 높이 사이에
균형을 맞출 수 있는 동작을 수행한다.

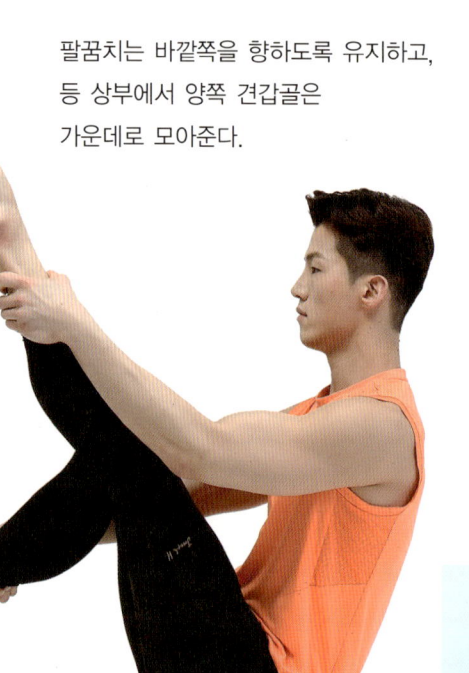

이 동작은 균형 감각이 불안정해지는 동작에서
흔들림 같은 타성을 제어하는 능력을 강화시켜줄 것이다.
이때 코어는 모든 발생 가능한 타성을 제어하는
중심 역할을 한다.

해먹 자세를 위한 준비 II Hammock Step 2

6~8회 반복 수행

이 동작의 목표는 외전근들을 단련시키고 골반과 척추를 분리하는 연습을 하는 것이다.

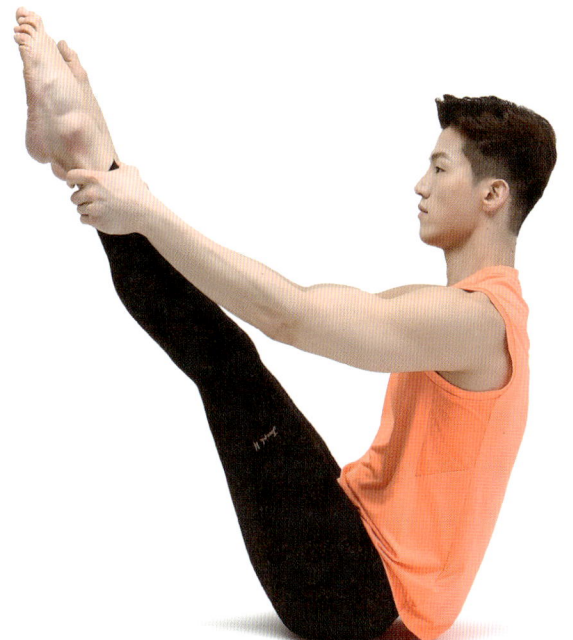

이 동작은 이전 동작의 심화된 단계다.
두 다리를 골반 너비만큼 열었다가
다시 처음 자세로 닫아준다.
두 다리를 여는 동작에서 숨을 들이마시고
닫을 때 내쉰다. 동작이 진행되는 동안
균형을 유지하면서 어깨가 올라가지 않도록
잡아주는 것이 관건이다.
코어는 들숨 시에도 약간의 긴장감을
유지해야 한다. 복부를 부풀리면서 숨을 들이마시면
불안정한 느낌이 증가할 것이다.

처음 자세에서 척추가 과하게 움츠러든 느낌이 든다면
양쪽 무릎 뒤를 손으로 잡아준다.

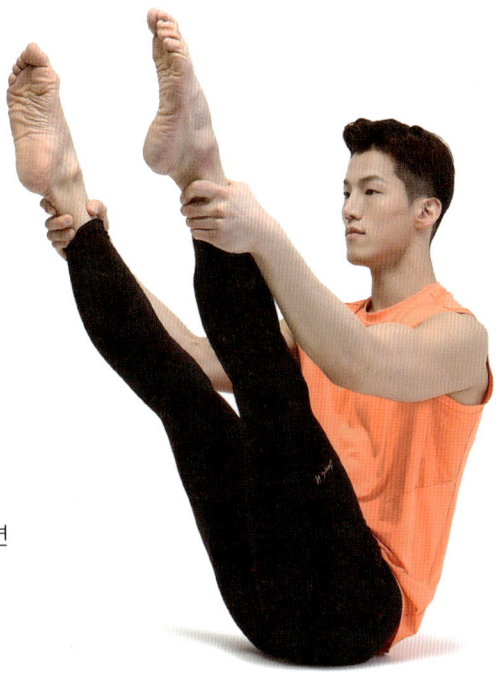

PILATES & GOLF

해먹 자세 Hammock

6~8회 반복 수행

이 동작의 목표는 복부를 강화하는 것이다.
밸런스를 잡아주는 힘은 코어의 제어 능력과 동작의 균형력 사이에 더 깊은 연결고리를 형성할 것이다.

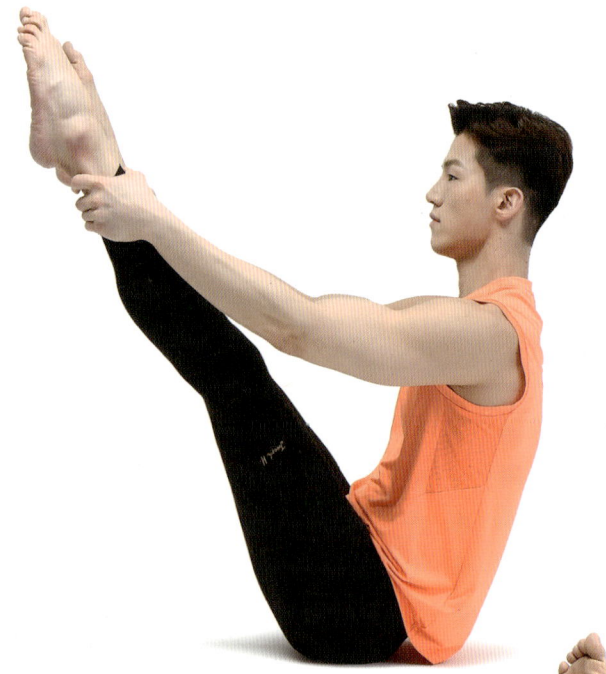

양쪽 좌골에 무게를 균형 있게 분산시키면서 두 다리를 열어준다. 뒤로 구르면서 배꼽을 척추 쪽으로 깊게 끌어당긴다. 견갑골이 바닥을 지지해주는 느낌이 들 때까지만 뒤로 굴러 머리가 바닥에 닿지 않도록 하고, 다시 숨을 내쉬면서 처음 자세로 돌아온다.

이 동작은 척추를 허리에서부터 머리까지 둥글게 말아서 수행하므로 움직임이 매끄럽고 수월하다. 이 동작에서는 등의 만곡이 심해지지 않도록 유의한다.

동작을 수행할 때 머리의 반동을 이용하지 않도록 하고,
복부 깊은 곳에서 주도적으로 균형을 잡아줄 수 있게 한다.
목에서 지나친 긴장감이 느껴진다면, 양쪽 어깨를 귀에서
멀어지도록 끌어내리고 동작을 수행해본다.
동작 초기에 등을 바닥에 치지 않도록 하기 위해
동작이 진행되는 내내 시선은 배꼽을 향한다.
척추를 바닥에 치지 않고 부드럽게 마사지
하듯이 움직인다.

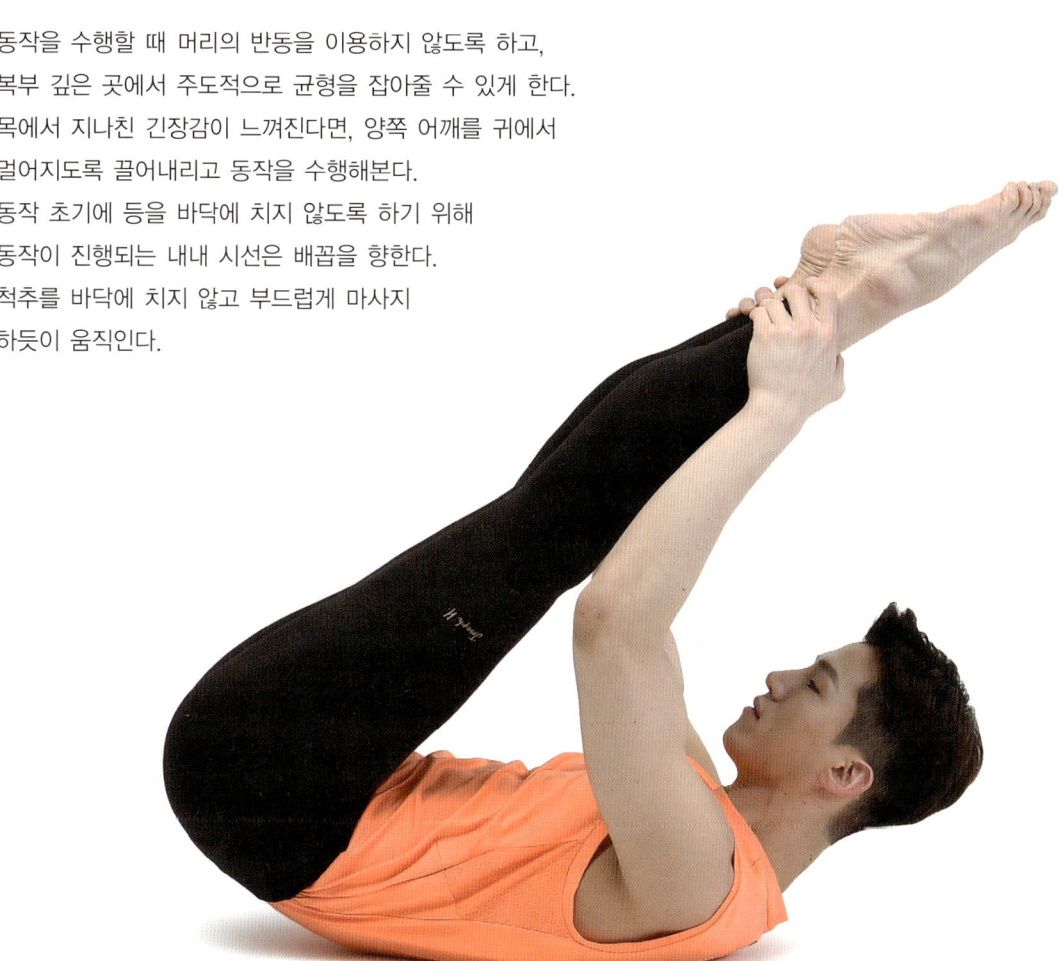

동작의 매끄러움과 함께 부드러움도 강조하면서 움직인다.
어깨나 목에 긴장감이 적을수록 구르기 동작과 균형을 잡는 과정이 더욱 수월해질 것이다.

PILATES & GOLF

소우 Saw

6~8회 반복 수행

이 동작의 목표는 복사근과 복부를 강화하고 회전과 굴곡이 조합된 움직임을 훈련하는 것이다.

처음 자세에서 좌골이 무게를 지지해주도록 한다. 좌골이 바르게 지지해주지 못하는 느낌이 든다면, 벤치나 의자에 앉아서 시작하도록 한다. 두 팔은 어깨와 같은 높이로 들어 올리고, 어깨보다 살짝 앞에 위치하도록 한다. 한 개의 축에서 구르기 동작이 진행된다고 생각하고, 척추가 수직으로 중립을 유지할수록 이 축의 움직임이 더욱 안정적으로 느껴질 것이다.
숨을 들이마시면서 척추를 길게 늘려주고 동시에 45° 정도 회전시킨다.
그런 뒤 숨을 내쉬고, 회전한 상태 그대로 이미지에서와 같이 팔을 곧게 뻗은 채
각 방향에 따라 상체를 굽힌다. 다시 숨을 들이마시고 굴곡된 상태의 척추를
일으키면서 숨을 내쉬어 회전된 척추를 되감아 처음 자세로 돌아온다.

회전 동작에서 양쪽 팔의 높이를
유지하도록 노력한다. 두 어깨의
움직임을 비슷하게 맞춘다.

굴곡과 회전이 조합된 동작은 복잡한 움직임이라고 볼 수 있다.
동작은 부드럽고 차분하게 수행하여 성급해지지 않도록 하고,
발 쪽으로 상체를 숙일 때 동시에 배꼽을 척추 쪽으로 당겨준다.
두 팔은 서로 반대 방향으로 교차해 움직이면서 대각선상에서
한쪽 팔이 다른 쪽과 반대 방향을 가리키도록 한다.

회전 동작이 일어날 때,
정수리부터 천장까지 올라가는
가상의 소용돌이를
확장시킨다고 생각한다.

티저 동작을 위한 준비 Teaser Preparation

처음 자세에서는 요추가 중립 상태를 이루도록 해야 한다(요추를 아치 형태로 과하게 꺾은 상태로 동작을 시작하지 않도록 하며, 요추는 바닥과 가까이 위치하도록 한다). 다리를 들어 올릴 때의 높이는 바로 이 측면과 연관되어 있다. 동작 초기에 다리를 높게 들어 올리면 상체를 들어 올리기가 더 어려워지므로 너무 높게 들지 않도록 한다. 반대로 다리를 바닥에 너무 가까이 내리면 허리의 긴장감이 증가할 것이다. 따라서 다리의 이상적인 각도는 45° 정도라고 할 수 있다.

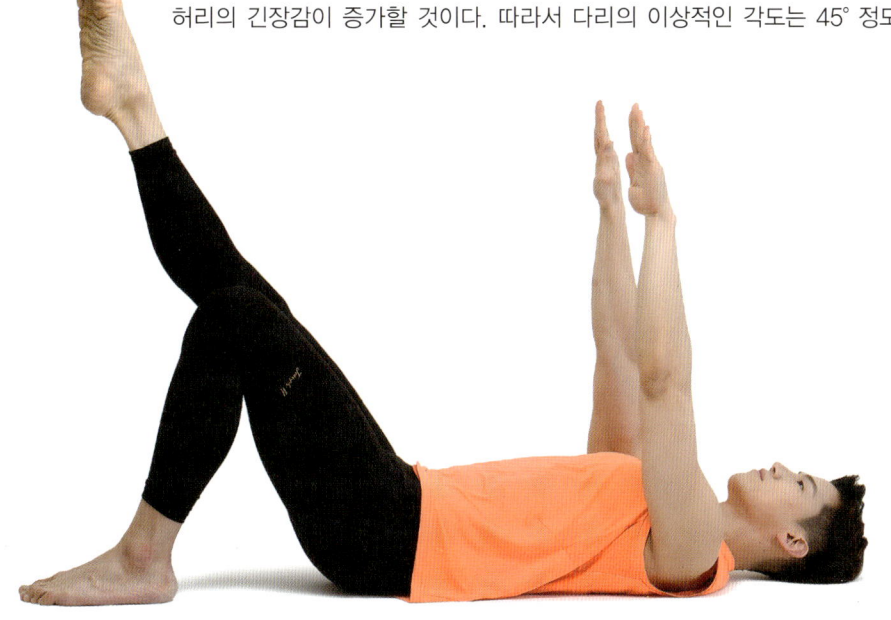

한쪽 무릎을 다른 쪽으로 압박하면서 견고한 단을 형성하여 그 위로 상체가 올라온다고 생각한다. 다리 근육 사이에 단단한 블록이 끼어 있다고 상상해본다. 상체를 들어 올리기 시작할 때 마치 거대한 자석이 발 쪽으로 상체를 끌어당기듯 척추 마디를 하나씩 움직이면서 일어나도록 한다.

숨을 들이마시고 내쉬면서 상체를 들어 올리기 시작한다. 다리는 바닥에서 뜨지 않아야 한다. 필요하다면 손을 보조 삼아 무릎 뒤를 잡고 동작을 시작할 수 있다.

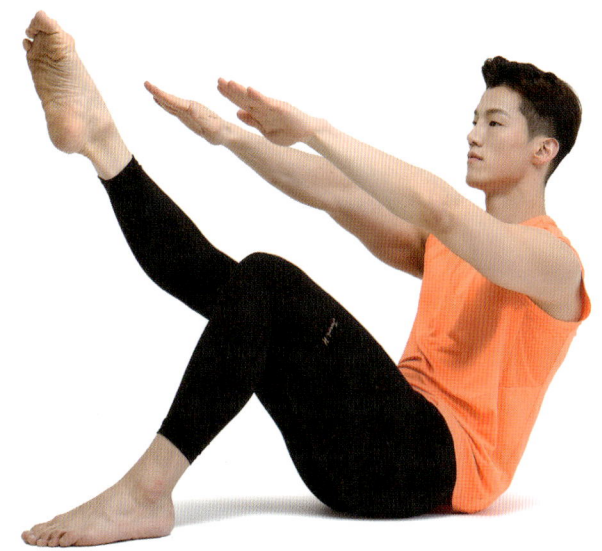

척추 관절 마디마디를 움직이고, 코어를 강화하며, 움직임을 몸 전체로 분산시키는 것은 이 동작이 가져다주는 몇 가지 유용한 점이다.

PILATES & GOLF

티저 Teaser

4~6회 반복 수행

이 동작의 목표는 척추 관절을 움직이고 안정화시키면서 복부를 강화시키는 것이다.

바른 시작 자세를 찾기 위해서는 두 다리를 잘 모아서 강하게 뻗어주고, 허리를 안정적으로 잡아줄 수 있는 높이로 유지해야 한다. 마치 거대한 자석이 끌어당기듯이 두 발 쪽으로 상체를 들어 올릴 때, 두 팔을 머리 뒤에서 나란히 띄워 중심을 잡아준다. 숨을 들이마시면서 두 팔로 앞쪽을 가리킨다. 내쉬면서 배꼽을 안쪽으로 숨기고, 몸통을 발 쪽으로 매끄럽게 들어 올린다. 내려올 때는 다시 숨을 내쉬면서 두 다리를 공중에 잘 뻗은 상태로 천천히 내려온다.

상·하체를 일으키는 동작을 수행하기 전에 마치 기둥을 타고 올라가듯이 두 다리를 조이고 길게 늘리도록 한다.

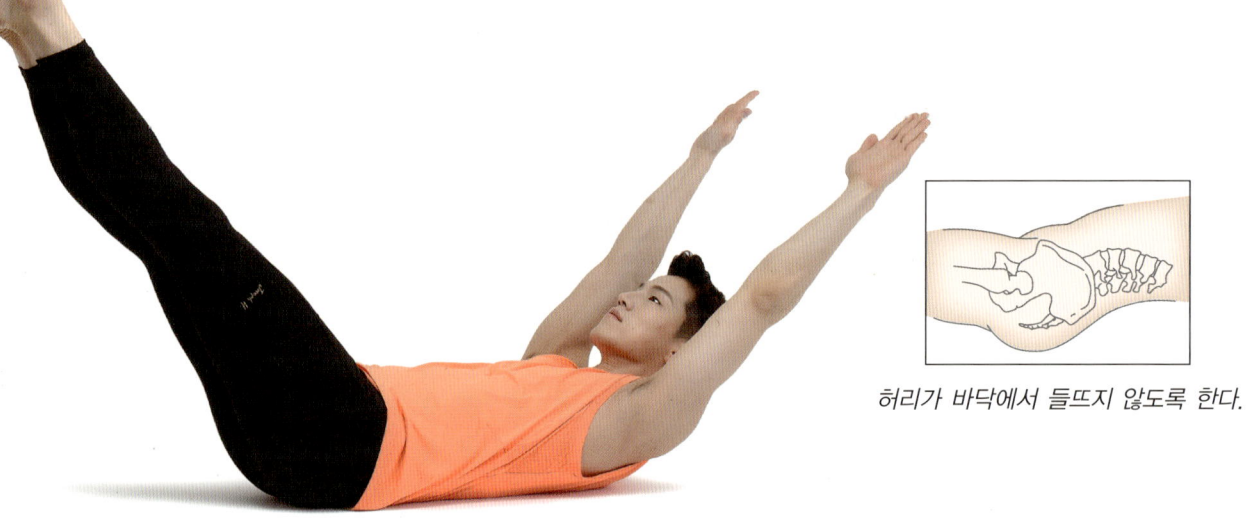

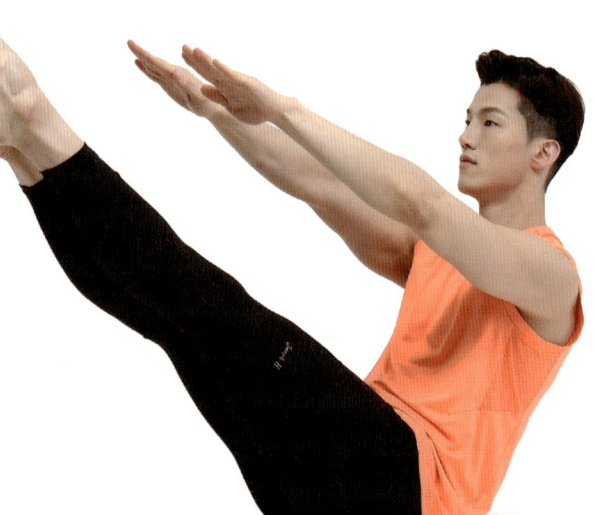

허리가 바닥에서 들뜨지 않도록 한다.

동작은 매끄럽고 안정적이며 제어된 상태로 진행해야 한다. 동작을 수행할 때는 견갑골과 척추의 각 커브가 유기적으로 잘 움직일 수 있는 속도로 움직이도록 한다. 어깨는 귀에서 멀어지도록 끌어내리고, 척추는 천골 위에 잘 지지된 상태로 유지한다.

PILATES & GOLF

클라임 어 트리 회전 Climb A Tree & Twist

4~6회 반복 수행

이 동작의 목표는 척추 관절의 마디마디를 움직여주고, 복부와 복사근을 강화하는 것이다.

이 동작은 필라테스의 오리지널 동작인 '클라임 어 트리(Climb a Tree)'를 기반으로 한다. 이 동작의 경우에는 복사근이 개입되도록 동작을 변형했다. 두 손으로 발목을 잡았을 때 햄스트링의 유연성이 따라주지 않는다면 무릎 쪽으로 손을 옮기도록 한다. 이 동작에서는 척추를 가능한 한 똑바로 세운 채 회전시키는 데 초점을 두도록 한다. 숨을 내쉬면서 회전하고, 다시 들이마실 때 척추를 최대한 길게 늘리려고 노력하면서 처음 자세로 돌아온다.

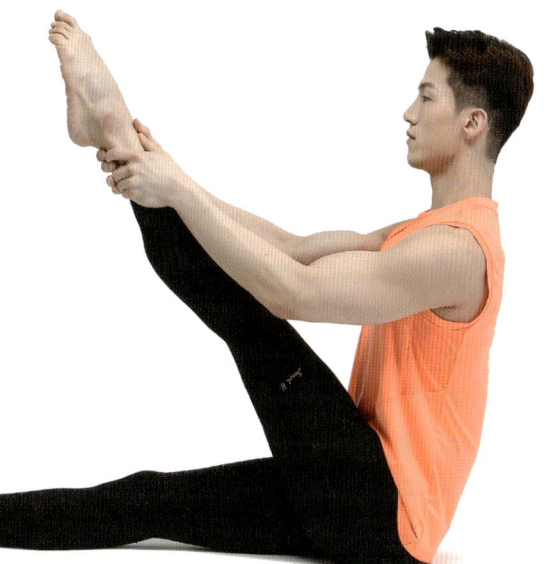

햄스트링의 장력과 코어의 제어력 및 상체의 회전이 조합된 움직임이 필의 외회전과 힙처지는 동작이며, 이 모든 움직임은 균형력을 기반으로 한다. 이 동작은 심화된 형태의 동작이다.

회전할 때 등이 움츠러들지 않도록 유의한다. 회전을 진행하는 동안에도 몸을 길게 늘려주면서 수행한다.

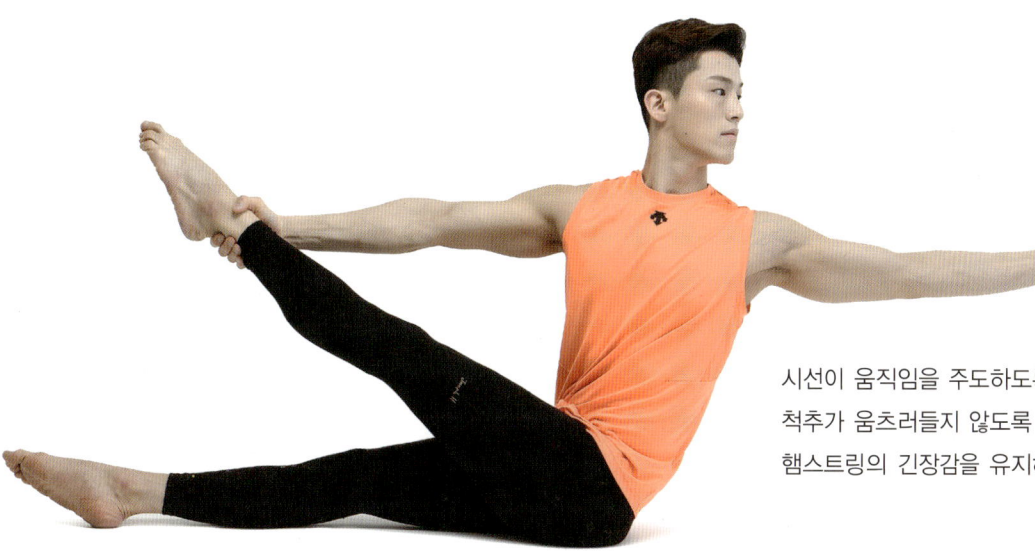

시선이 움직임을 주도하도록 한다. 척추가 움츠러들지 않도록 하면서 햄스트링의 긴장감을 유지하도록 한다.

PART 4 중급 레벨 133

PILATES & GOLF

스위밍 동작을 위한 준비
Swimming Preparation

6~8회 반복 수행

이 동작의 목표는 척추의 신전근들을 강화하는 것이다.

시작 자세에서의 정렬이 중요하다. 복부를 바닥에 깐 상태로 동작을 시작하지 않도록 한다.
배꼽을 척추 쪽으로 당기고, 흉골 부위를 바닥에서 부드럽게 띄우면서 대각선상에 있는 경추 부위는 길어진다.
목에서 긴장감이 느껴진다면 경추를 등 상부 쪽으로 과하게 신전시키고 있다는 신호다. 시선으로 움직임을 주도하여
목의 정렬을 잘 유지하도록 한다. 이렇게 하면 상체를 일으키는 동안 경추 부위를 바르게 움직일 수 있을 것이다.

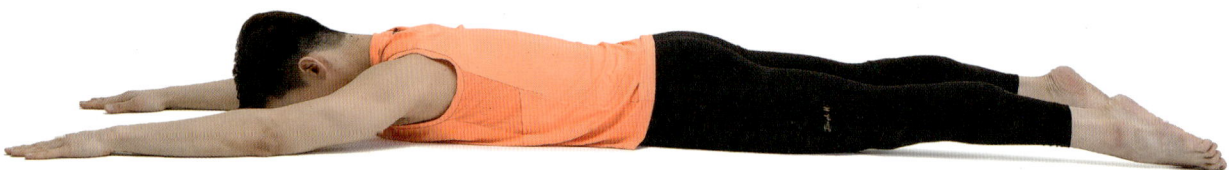

이 동작은 원래 동작으로 돌아가는 움직임이다. 원래 동작에서 하부 승모근을 다루는 부분은 동일하게
유지하도록 할 것이다. 견갑골의 움직임을 통해 척추를 신전하는 것이 이 동작의 핵심이다.
동작이 일어나는 동시에 견갑골이 두 팔을 끌어온다고 상상한다.

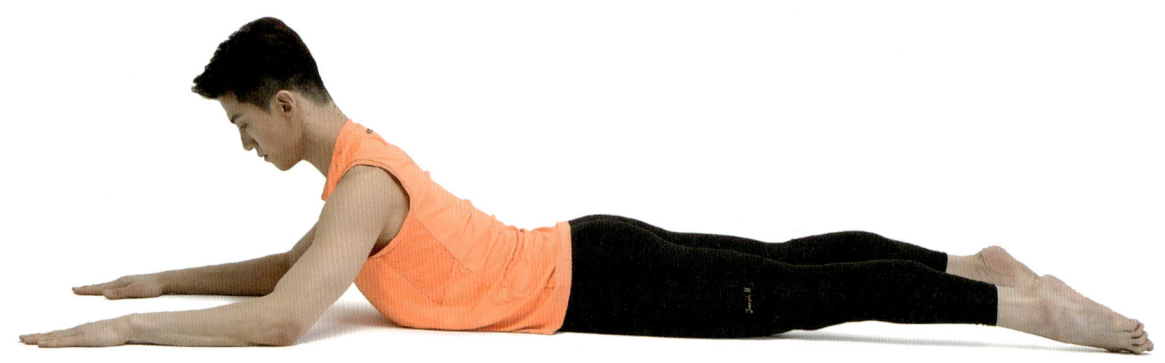

동작을 마무리하면서 요추 부위가 과도하게 단축되거나 수축될 가능성이 있다. 동작을 수행하면서 등 하부의 정렬을
무너뜨리지 않아야 한다는 것을 명심하도록 한다. 이 경우 골반의 안정화를 위해 둔근을 가볍게 수축시키도록 한다.
이러한 방법으로도 긴장감에서 벗어나지 못한다면, 요추 부위의 공간을 넓게 유지할 수 있는 각도까지만
상체를 들어 올리는 것으로 움직임을 제한한다.

밴드를 이용한 스위밍 동작 준비
Swimming Preparation with Band

6~8회 반복 수행

이 동작의 목표는 상체를 신전하는 동안 견갑대를 유기적으로 움직이고 척추 신전근들을 강화하는 것이다.

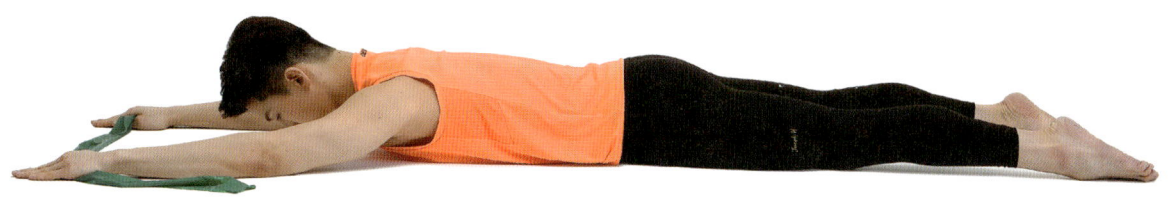

이 동작에서는 척추 신전근과 견갑대의 안정화 근육들이 서로 조합되어 움직이는 것을 실험해볼 수 있을 것이다. 보조 역할을 하는 밴드는 동작의 효과를 심화시키는 데 도움이 될 것인데, 특히나 요추 부위를 지지하는 요소로 복부의 제어 기능에 기여할 것이다.

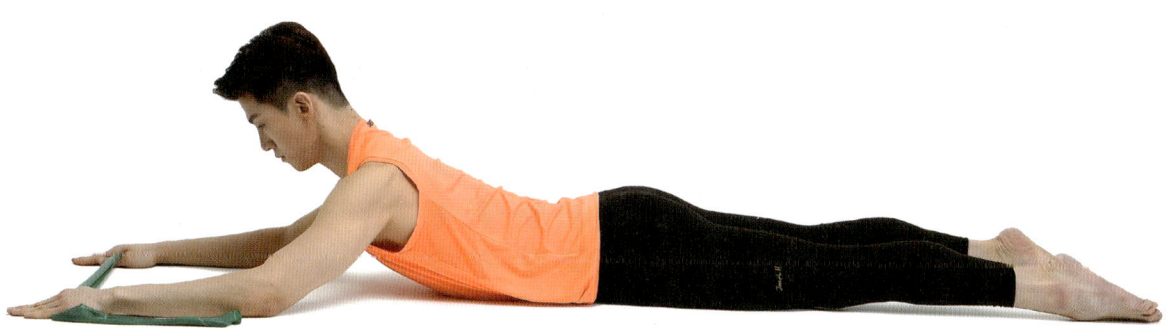

숨을 내쉴 때 경추 부위를 대각선 방향으로 길게 늘리면서 흉골 부위를 들어 올린다.
허리 부위가 지나치게 짧아지면서 무너지지 않도록 주의한다.
상체를 든 상태에서 한쪽 팔을 골반 쪽으로 가져가면서 밴드를 팽팽하게 늘려준다.
이 동작은 몸통이 기울거나 반대쪽 어깨가 들리지 않도록 유의하면서 수행한다.

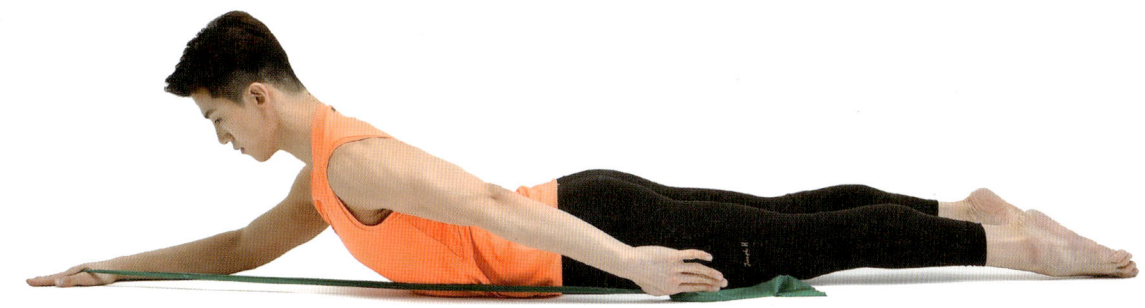

스위밍 Swimming

6~8회 반복 수행

이 동작의 목표는 몸통을 안정적으로 유지하면서 팔과 다리를 대각선으로 들어 올리는 움직임을 해내는 것이다.

이 동작은 요추 부위 근육들을 직접적으로 동원하여 움직이지만, 골프를 위한 프로그램에서의 목표는 이 부위를 강화하는 데만 국한하지 않고 동작 자체를 유기적으로 수행하는 데 초점을 둘 것이다. 이 동작에서 두 어깨의 올바른 위치와 코어의 적당한 긴장감(복부 속근육) 및 두 팔과 다리의 협응력은 코어와 어깨 부위를 사지의 움직임과 통합시키는 연습을 하는 데 좋은 요소들이다. 이로써 신체는 서서히 이 동작의 목표를 소화하게 될 것이다. 움직임을 제어하지 못하는 상태에서 동작을 10회 이상 반복하지 않는다. 차라리 같은 시간에 최대한 주의를 기울여서 5회만 수행하도록 한다.

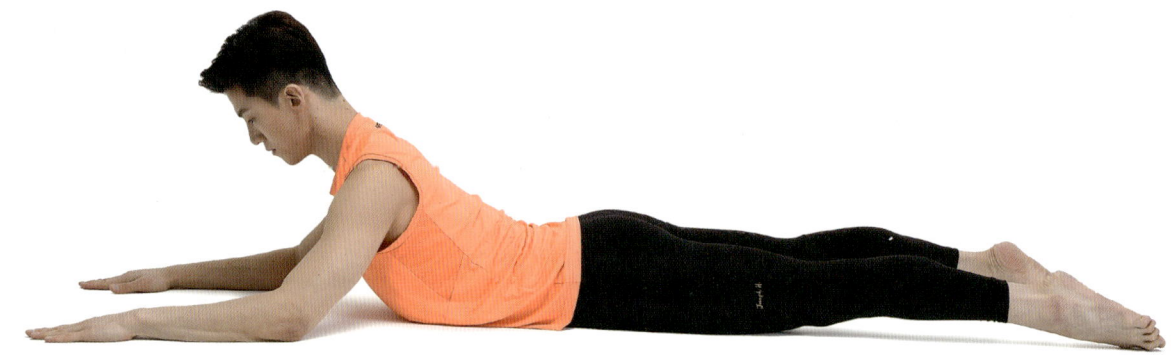

여기서는 원래 동작을 살짝 변형하여 움직임을 두 부분으로 나누도록 한다. 첫 단계에서는 견갑대의 움직임이 잘 연결된 상태에서 상체를 들어 올린다. 두 번째 단계에서는 오른쪽 팔과 왼쪽 다리를 들고 시선은 정면을 향해 유지한다. 호흡을 자연스럽게 이어가면서 두 팔과 다리를 번갈아가며 움직인다. 복부가 바닥에 깔린 상태가 되지 않도록 유의한다. 배꼽을 척추 쪽으로 당겨오고, 팔이 움직일 때 목 뒤쪽에 인위적으로 힘을 주지 않도록 한다.

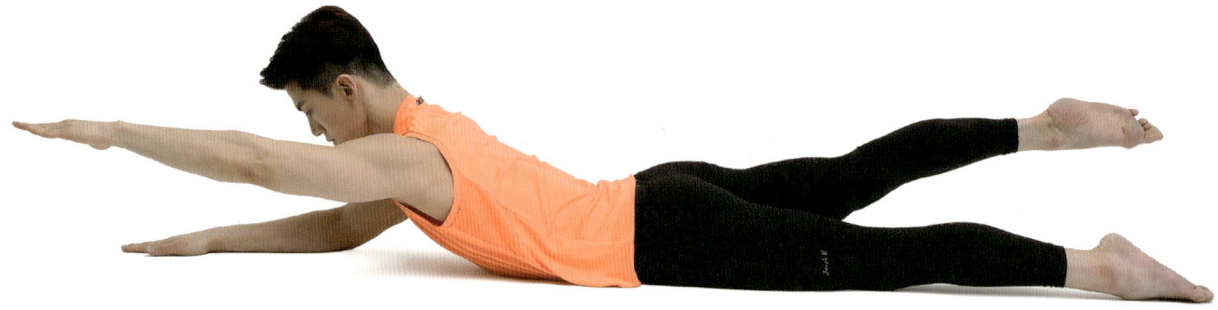

이전 동작에서 골반과 허리에 관해 지적한 주의사항들은 여기서도 해당한다. 팔과 다리를 높이 드는 것이 동작의 목표라고 혼동해서는 안 된다. 동작의 높이보다는 바른 정렬에 신경쓰도록 하며, 동작을 더 높게 수행하기 위해 불안정하거나 유기적이지 못한 움직임을 일으키지 않도록 한다.

물개 자세 Seal

6~8회 반복 수행
이 동작의 목표는 균형 감각 및 밸런스를 조절하는 능력을 향상시키는 것이다.

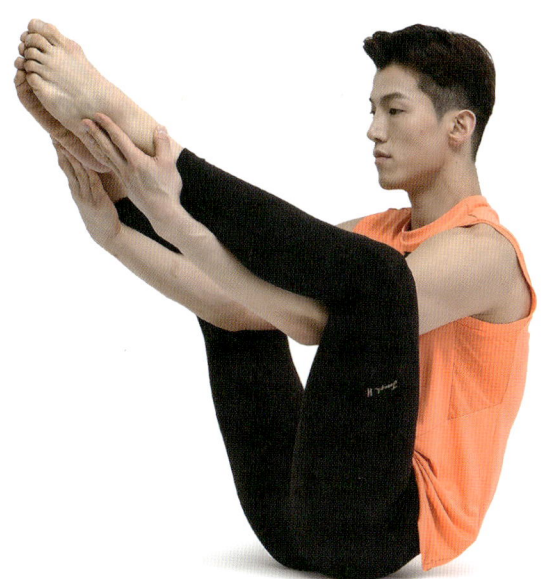

이 동작에서는 밸런스 조절 능력에 크게 도전하게 될 것이다. 가능한 한 부드럽게 구르면서 척추를 마사지하도록 한다. 균형을 잡은 자세에서 척추를 움직이지 않게 해주고, 발바닥으로 박수 치기를 3회 수행한다. 박수를 치는 동작은 엉덩이에서부터 일어나도록 하고, 발목으로만 수행하지 않도록 한다.
숨을 내쉬면서 뒤로 구르고, 누운 상태에서 균형을 유지하면서 다시 발바닥으로 박수 치기를 3회 수행한다.

뒤로 구르는 동작 시 머리가 바닥에 닿지 않도록 한다. 밸런스는 매끄럽게 잡도록 한다. 등 상부의 어깨 부위가 바닥에 닿을 때, 완전히 펴진 상태가 되지 않도록 한다.

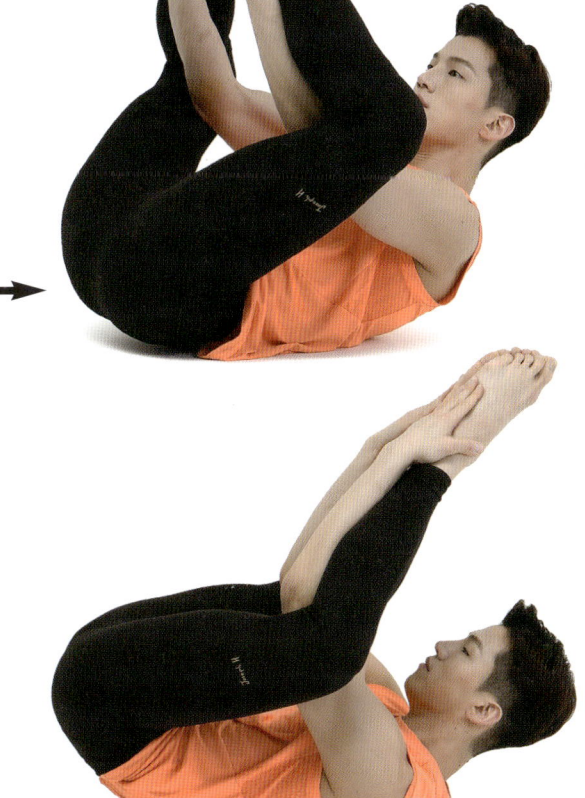

이 동작에서 코어를 주도적으로 사용하지 않으면 어깨나 목에 긴장감이 나타날 수 있다. 배꼽을 척추 쪽으로 가까이 당기고 두 어깨가 이완된 상태인지 확인한다. 동작 시작 전에 균형을 잡은 자세에서 발바닥으로 박수 치는 동작만 따로 연습할 수 있다. 이전 단계를 통해 다음 동작을 더욱 수월하게 진행할 수 있다.

PILATES & GOLF

골반 들어 올리기 Pelvis Elevation

4~6회 반복 수행
이 동작의 목표는 척추 관절 마디의 움직임을 개선하는 것이다.

등을 대고 바로 누운 상태로 척추를 가능한 한 길게 늘리고, 두 손은 발 쪽을 향해 내려놓아 목이 잘 정렬된 느낌이 들도록 한다. 그와 동시에 두 어깨는 바닥 쪽으로 부드럽게 내려놓으면서 가슴을 가볍게 열어준다.
이제 허리 위치를 구분하여 아치가 납작해지지 않도록 천천히 바닥 쪽으로 가까이 낮춘다. 척추는 중립 상태를 유지한다. 골반, 어깨, 목의 3가지 요소가 서로 균형을 잘 이루도록 한다. 이 중 한 가지 요소에만 지나치게 신경쓰게 되면, 다른 두 요소의 정렬이 질적으로 악화될 것이다.

이 동작에서는 둔근들의 움직임이 많이 개입된다. 이 근육들이 약해지면 요추 부위에 통증을 유발하는 경우가 다수 발생한다. 둔근을 천천히, 그러나 강하게 단련시키도록 한다.

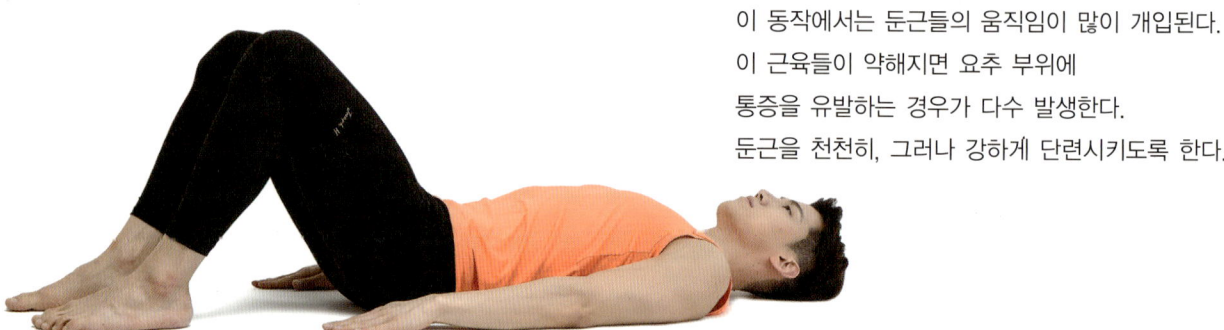

처음 자세를 완전히 체화한 상태에서 골반을 부드럽게 들어 올리기 시작하면, 배꼽을 척추 쪽으로 당길 때 치골이 흉골 쪽에 가까워진다. 이때 우리의 목표는 요추 관절 마디를 하나씩 움직이고, 특히 가장 경직된 느낌이 드는 요추 부위를 부드럽게 풀어주는 것이다.

이 동작을 통해 허리 부위의 가동범위를 알아볼 수 있을 것이다. 동작의 제어 능력과 정확도를 향상시킨다면 동작이 가져다주는 이득을 극대화할 수 있다.

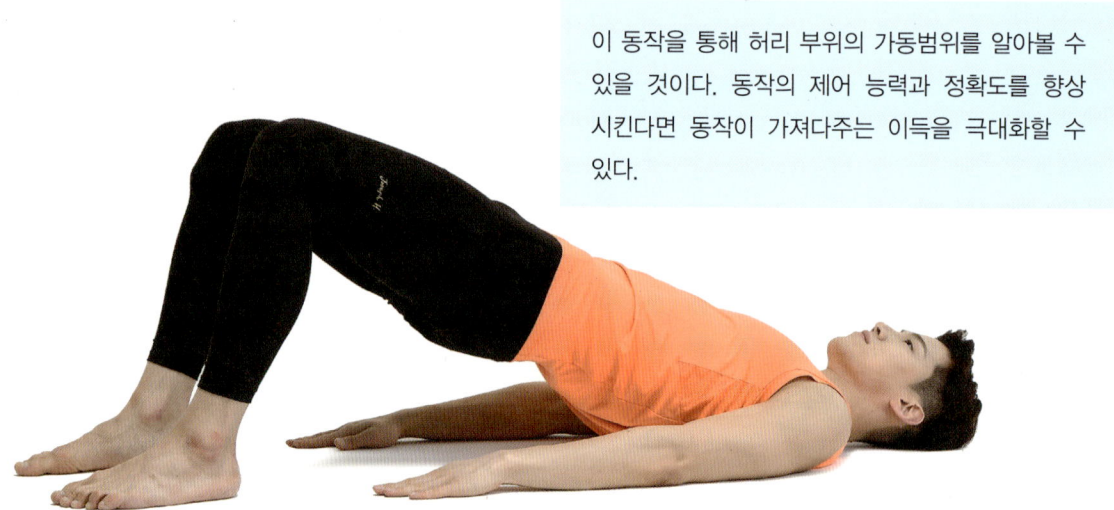

골반을 들어 올리는 동작에서는 발뒤꿈치가 둔근을 향한 상태로 바닥을 밀 수 있도록 하고, 목과 가슴 사이의 공간을 최대한 넓게 유지하면서 턱은 항상 흉골 방향을 가리키도록 한다.

측면 들어 올리기 I Lateral Elevation 1

2~4회 반복 수행

이 동작의 목표는 엉덩이 근육을 강화하고 견갑대의 안정성을 증가시키는 것이다.

측면으로 누운 상태에서 척추를 중립 상태로 유지하고, 엉덩이가 가능한 한 수직선상에 위치할 수 있도록 허리 자세에 특히 주의를 기울인다.
두 어깨는 정렬된 상태로 한쪽 팔을 펴고, 머리는 양쪽 어깨가 대칭되도록 한가운데에 위치하며, 한쪽 다리는 다른 쪽 다리 위로 포개어놓는다.
배꼽을 척추 쪽으로 당기면서 동작을 시작하여 몸이 대각선을 이룰 때까지 골반을 바닥에서 부드럽게 들어 올린다. 지탱하고 있는 팔의 견갑골과 등 쪽의 긴장감을 유지하도록 한다(지탱하는 팔의 겨드랑이 밑 부분).
지탱하는 팔의 같은 쪽 어깨와 귀 사이의 간격은 올라가고 내려오는 동작 내내 동일하게 유지되도록 한다.

골반을 들어 올렸으면 척추의 정렬을 잃지 않도록 유의하면서 숨을 들이마시고 내쉬면서 천천히 내려온다. 바닥에 내려올 때는 무릎을 먼저 내려놓고 그다음에 골반을 내려놓도록 하며, 옆구리가 바닥 쪽으로 무너지지 않도록 유의한다. 아래쪽에 위치한 다리는 흔들림 없이 동작을 버텨내야 한다. 지탱하고 있는 다리의 바깥쪽 근육이 수축하는 것을 느끼면서 두 다리 사이에는 가벼운 긴장감을 유지한다.

이 동작은 견갑대의 안정성을 다루면서 다리 외전근들의 저항력을 강화시키는 데 도움이 될 것이다.
이 두 가지 측면 모두 스윙에서 중요한 요소로 작용한다.

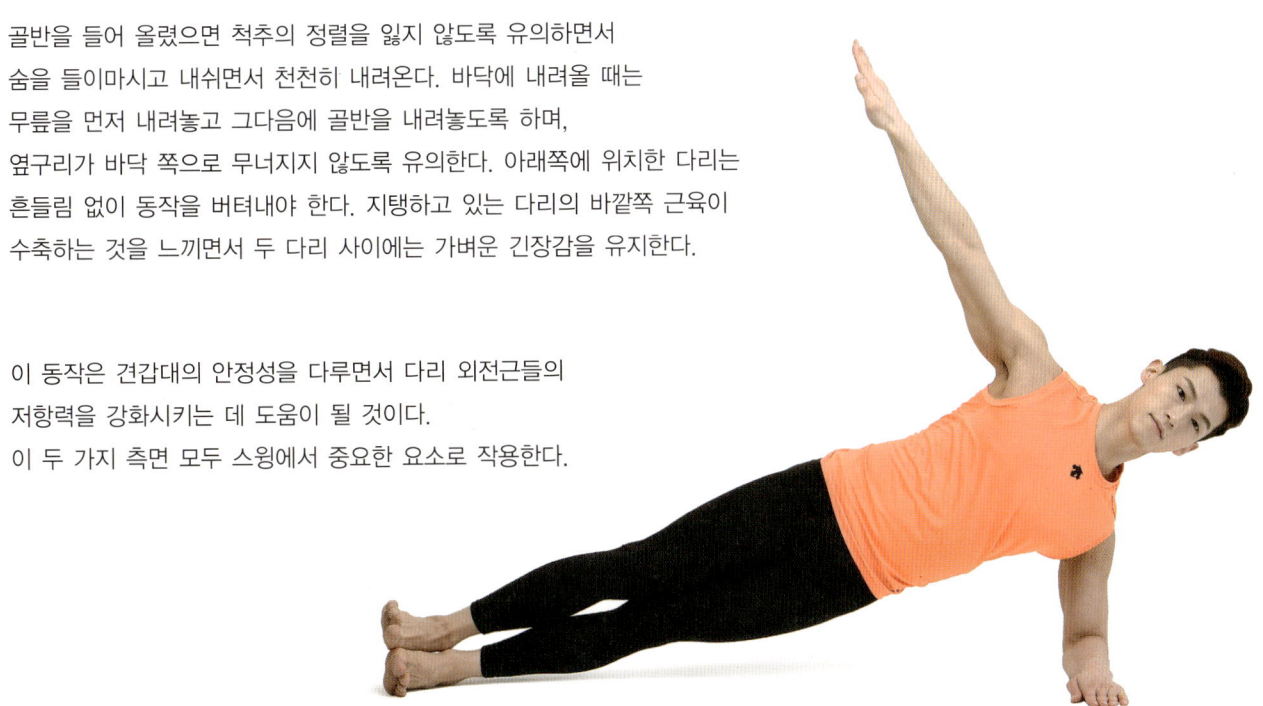

PILATES & GOLF

측면 들어 올리기 II Lateral Elevation 2

2~4회 반복 수행

이 동작의 목표는 엉덩이 근육들을 강화시키고 견갑대의 안정성을 향상시키는 것이다.

척추는 중립 자세를 유지해야 한다. 요추 부위에 집중하고 다리를 들어 올릴 때 이 부위가 흔들리지 않도록 노력한다. 움직임을 코어가 주도할 수 있도록 하고, 목과 승모근 같은 척추 상부의 긴장이 가능한 한 느슨해지지 않도록 한다.

이 동작에서는 불균형을 제어하는 과정이 난이도가 높은 편이기에 위쪽 다리를 들어 올리는 높이보다는 동작의 원리를 적용하는 것이 우선시되어야 할 것이다. 견갑골의 움직임이 상당히 증가하므로 척추를 가능한 한 바르게 정렬할 수 있는 범위 안에서 코어의 기능, 견갑골의 안정화, 외전근들의 수축이라는 요소들이 조화를 이룰 수 있는 시퀀스로 동작을 수행하도록 한다.

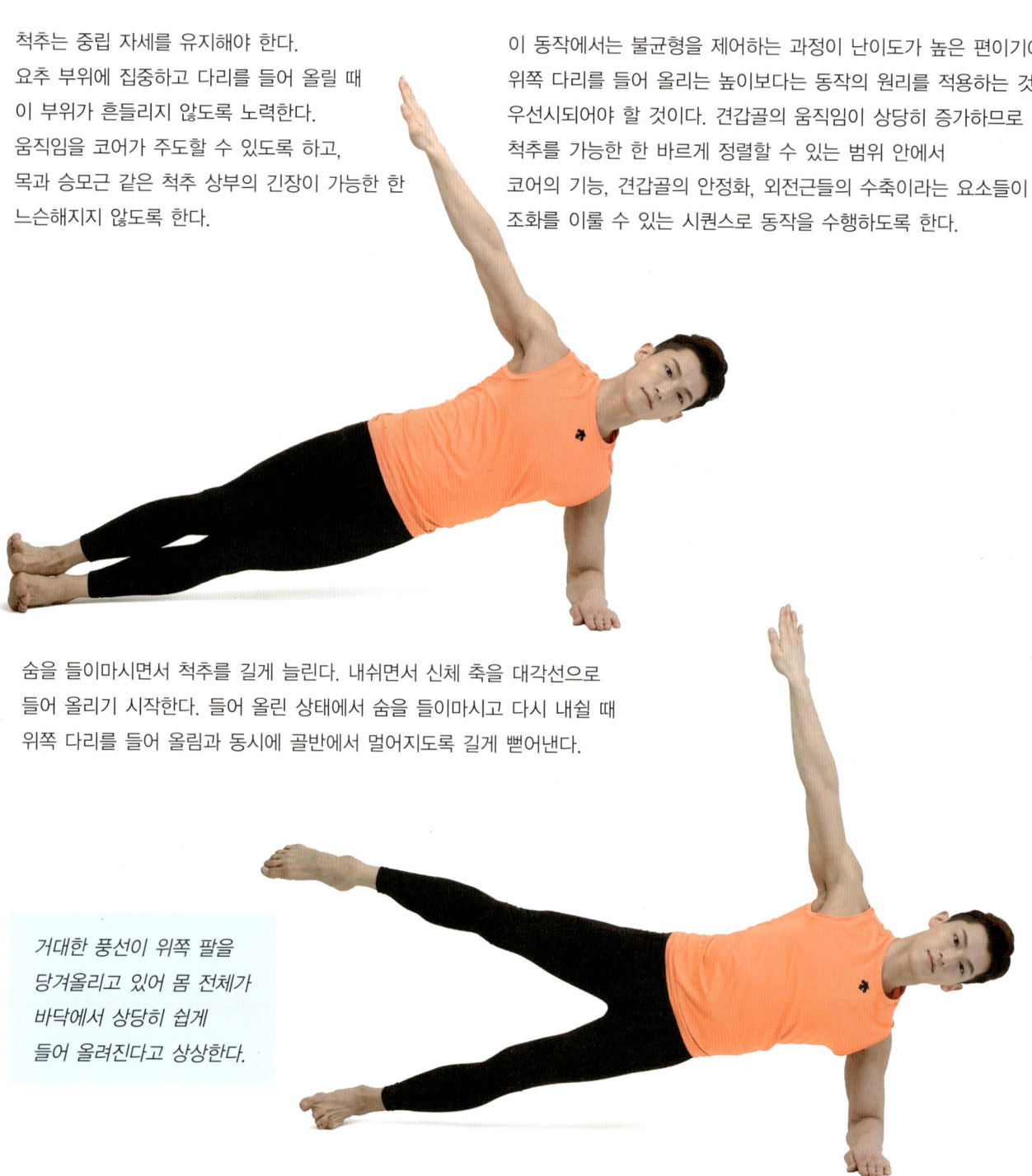

숨을 들이마시면서 척추를 길게 늘린다. 내쉬면서 신체 축을 대각선으로 들어 올리기 시작한다. 들어 올린 상태에서 숨을 들이마시고 다시 내쉴 때 위쪽 다리를 들어 올림과 동시에 골반에서 멀어지도록 길게 뻗어낸다.

거대한 풍선이 위쪽 팔을 당겨올리고 있어 몸 전체가 바닥에서 상당히 쉽게 들어 올려진다고 상상한다.

PILATES & GOLF

밴드를 이용한 측면 들어 올리기 I
Lateral Elevation with Band 1

2~4회 반복 수행

이 동작의 목표는 엉덩이 근육들을 강화시키고 견갑대의 안정성을 향상시키는 것이다.

밴드는 견갑골의 움직임을 더욱 강하게 느끼도록 해준다. 밴드를 팽팽하게 유지한 상태로 몸을 들어 올릴 수 있는지에 집중한다. 밴드는 들어 올린 쪽 팔의 정렬을 유지하는 데 도움이 될 수 있다.

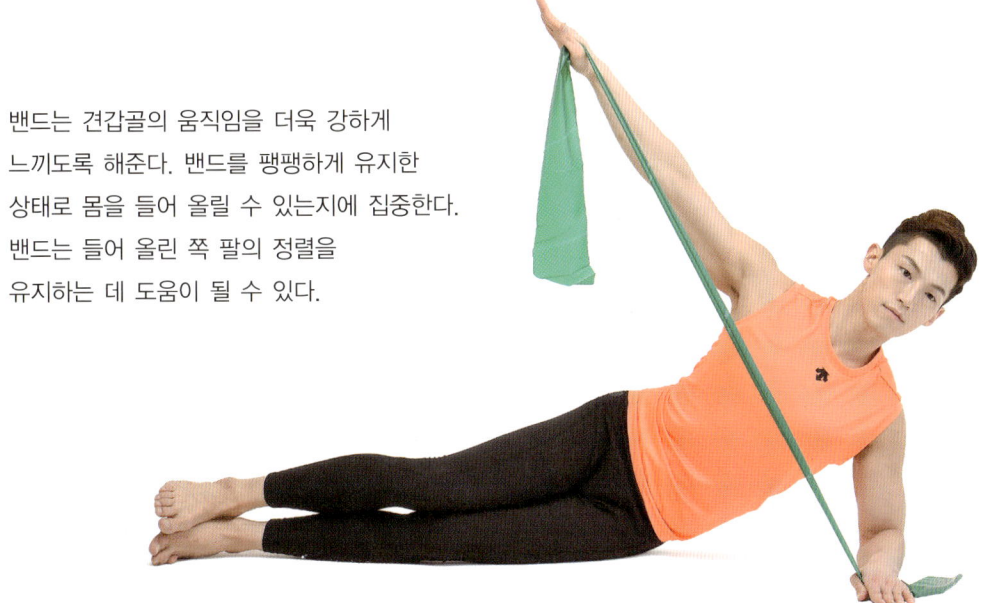

코어의 힘이 강해질수록 동작을 수행할 때 불균형한 느낌이 감소할 것이다. 척추 정렬을 제어하는 능력은 신체가 가진 고유수용감각에 상당 부분 의존한다. 고유수용감각은 스윙에서 중요한 요소로 작용한다. 이 동작을 통해 당신의 신체가 난이도 높은 불균형적 상황을 어느 정도의 수준으로 제어할 수 있는지 탐색하게 될 것이다.

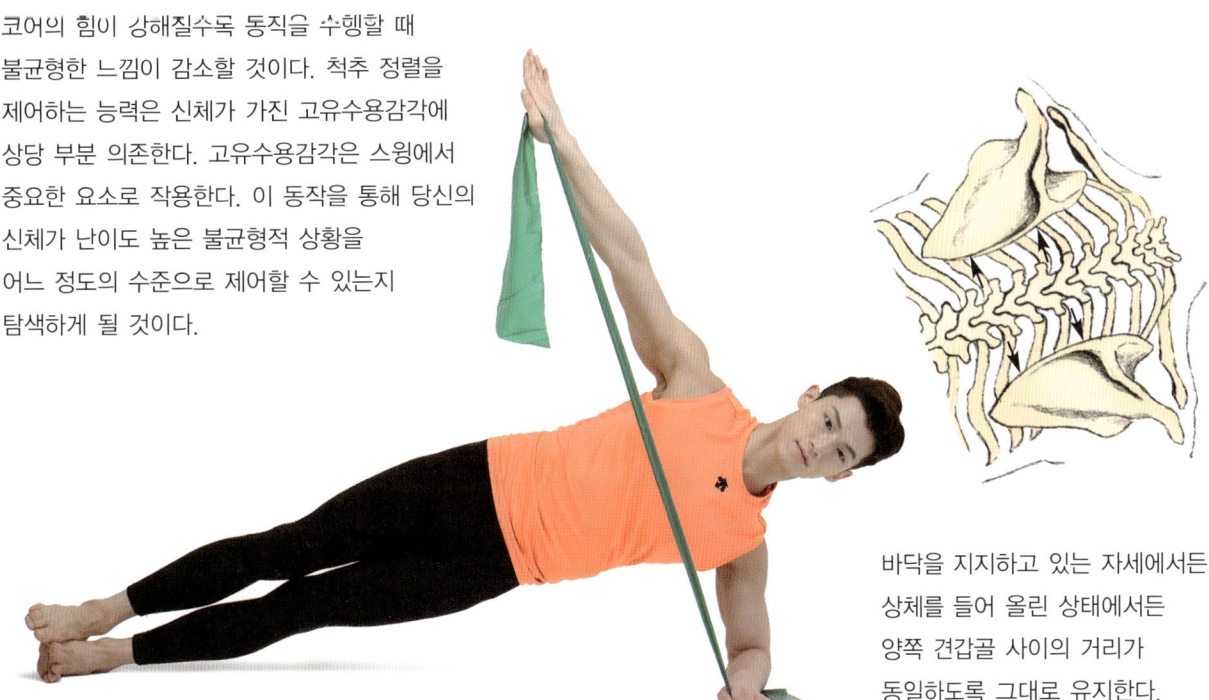

바닥을 지지하고 있는 자세에서든 상체를 들어 올린 상태에서든 양쪽 견갑골 사이의 거리가 동일하도록 그대로 유지한다.

PART 4 중급 레벨 141

PILATES & GOLF

밴드를 이용한 측면 들어 올리기 II
Lateral Elevation with Band 2

6~8회 반복 수행

이 동작의 목표는 골반 근육들을 단련시키는 것이다.

이 동작의 핵심은 어깨의 정렬을 유지한 상태로 위쪽에 있는 팔꿈치를 굴곡시키는 것이다. 팔꿈치와 손목을 견갑골과 분리하여 움직이는 과정에서도 고유수용감각을 다루게 될 것이다. 숨을 내쉬면서 배꼽을 척추 쪽으로 당겨오고, 전신을 일직선상으로 들어 올린다. 몸을 들어 올린 상태에서 정렬을 유지하려고 노력하면서 팔꿈치를 접었다 펴는 동작을 수행한다.

> 외전근들을 단련하면 스윙에서 각 단계를 거칠 때 동작이 잘 제어될 것이며, 균형 잡힌 움직임을 수행하는 데 도움이 될 것이다. 또한, 한쪽 다리에서 다른 쪽 다리로 무게중심을 바꿀 때도 정렬을 잃지 않게 될 것이다.

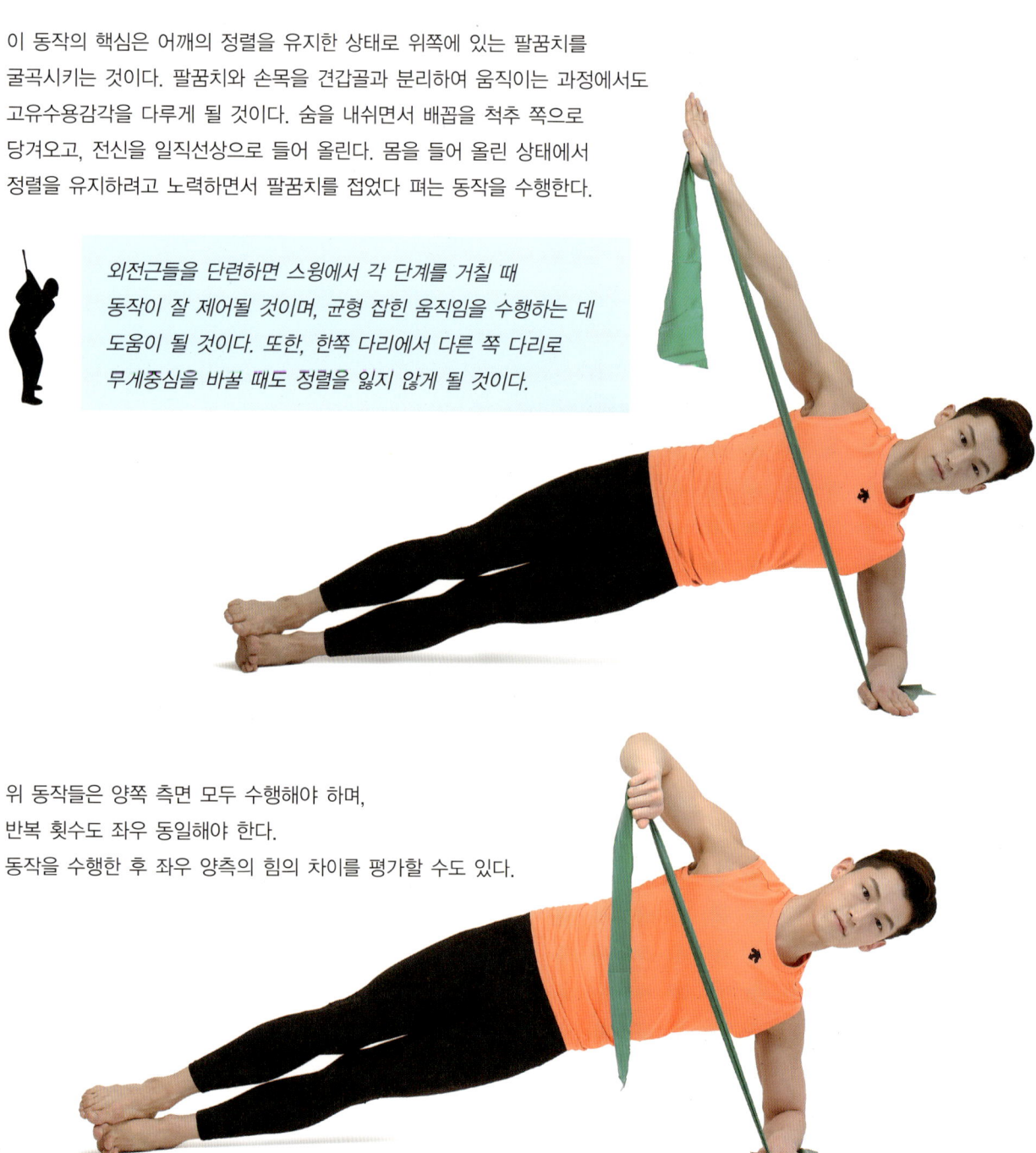

위 동작들은 양쪽 측면 모두 수행해야 하며, 반복 횟수도 좌우 동일해야 한다.
동작을 수행한 후 좌우 양측의 힘의 차이를 평가할 수도 있다.

척추 비틀기 Spine Twist

4~6회 반복 수행

이 동작의 목표는 척추의 회전 동작이 한 개의 축에서만 일어나도록 하는 것이다.

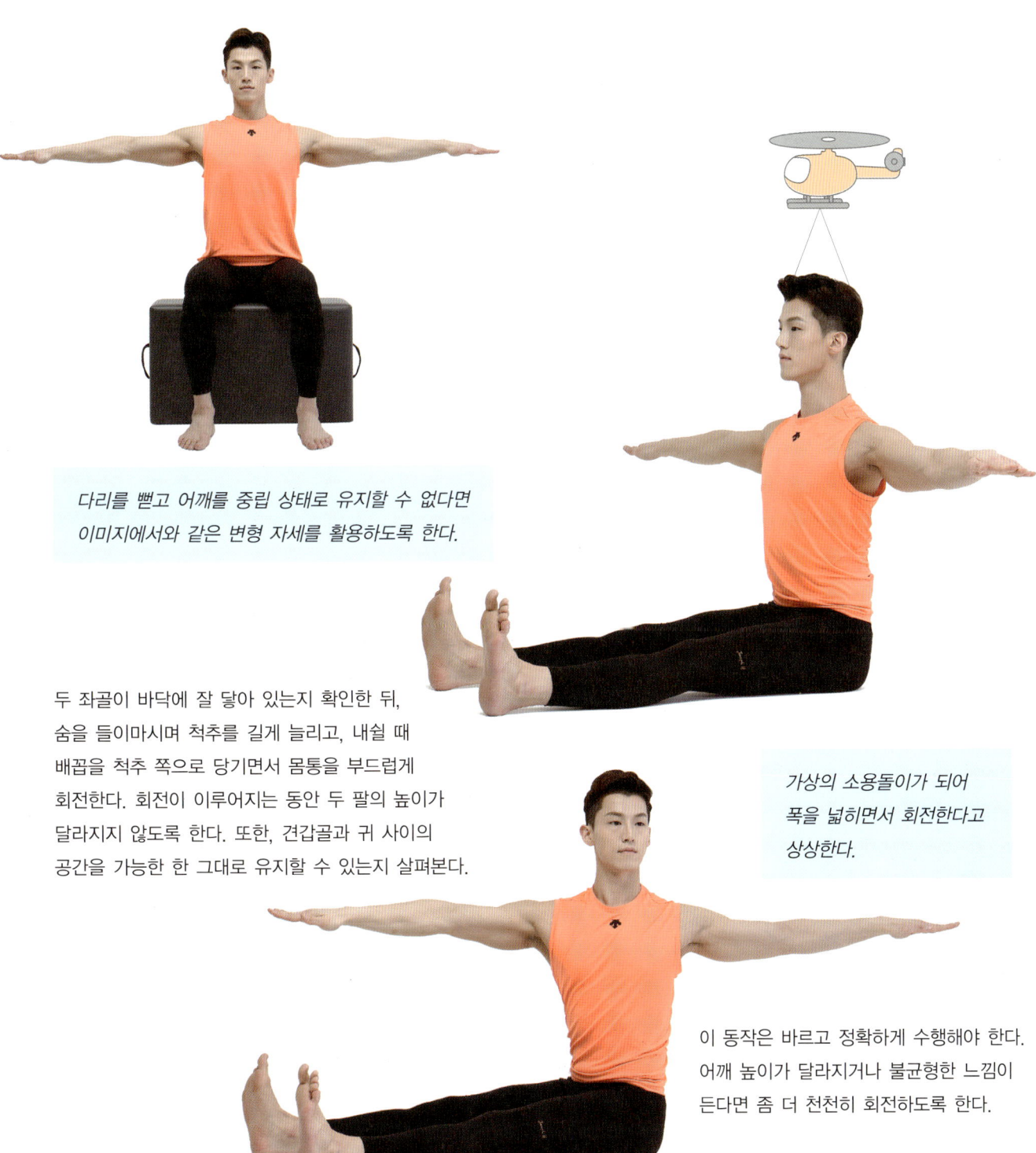

다리를 뻗고 어깨를 중립 상태로 유지할 수 없다면 이미지에서와 같은 변형 자세를 활용하도록 한다.

두 좌골이 바닥에 잘 닿아 있는지 확인한 뒤, 숨을 들이마시며 척추를 길게 늘리고, 내쉴 때 배꼽을 척추 쪽으로 당기면서 몸통을 부드럽게 회전한다. 회전이 이루어지는 동안 두 팔의 높이가 달라지지 않도록 한다. 또한, 견갑골과 귀 사이의 공간을 가능한 한 그대로 유지할 수 있는지 살펴본다.

가상의 소용돌이가 되어 폭을 넓히면서 회전한다고 상상한다.

이 동작은 바르고 정확하게 수행해야 한다. 어깨 높이가 달라지거나 불균형한 느낌이 든다면 좀 더 천천히 회전하도록 한다.

PILATES & GOLF

푸시업 준비 Push-Up Preparation

6~8회 반복 수행
이 동작의 목표는 골반 근육들을 단련시키는 것이다.

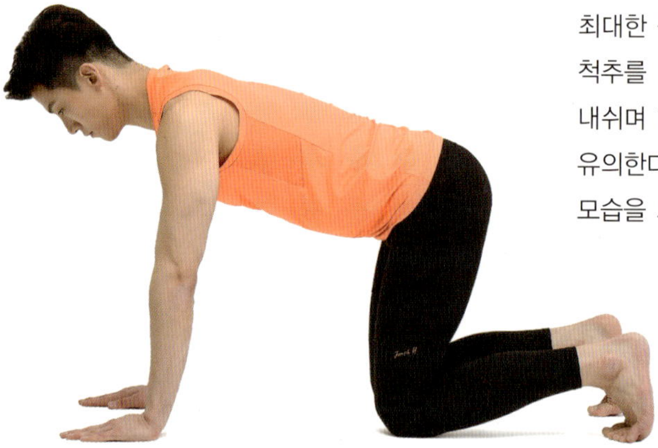

이미지에서와 같이 기어가는 자세에서 척추 상태를 면밀히 검토하여 최대한 중립에 가까운 상태가 되도록 한다. 숨을 들이마시면서 척추를 길게 늘려주고, 상체를 움직이지 않은 상태에서 숨을 내쉬며 한쪽 다리를 부드럽게 뻗는다. 이때 몸통이 기울지 않도록 유의한다. 등 상부의 어깨 부위가 테이블처럼 직선 형태로 정렬된 모습을 시각화하면서 동작을 수행한다.

> 골반 부위의 정렬을 무너뜨리지 않고도 두 무릎을 바닥에서 뗀 상태로 호흡을 여러 자례 반복할 수 있는지 살펴본다. 허리 부위가 무너지지 않도록 유의한다.

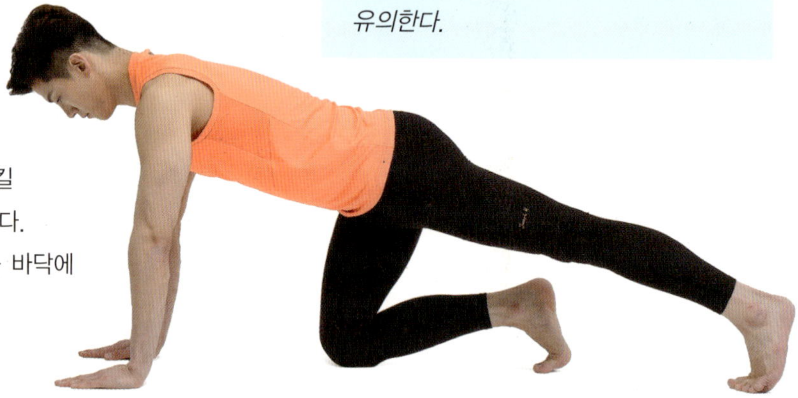

이 동작에서는 요추 부위의 모양이 매우 중요하다. 코어가 잘 잡혀 있지 않은 상태라면 허리 부위에 과도한 긴장감을 일으킬 것이다. 허리 부위가 무너지지 않도록 집중한다. 준비가 될 때까지는 필요에 따라 한쪽 다리를 바닥에 지지한 상태로 연습하도록 한다.

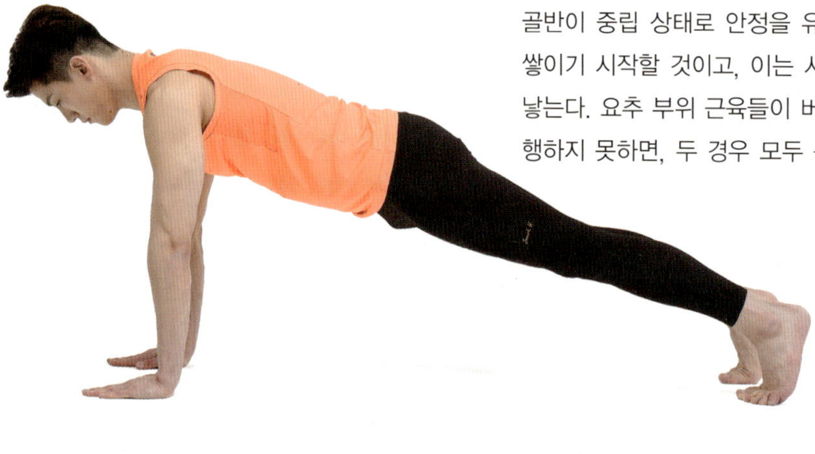

골반이 중립 상태로 안정을 유지하기 어렵다면 요추 부위에 긴장감이 쌓이기 시작할 것이고, 이는 시간이 지나면서 부상을 유발할 가능성을 낳는다. 요추 부위 근육들이 버티는 힘이 부족하거나 동작을 바르게 수행하지 못하면, 두 경우 모두 동작 수행에 어려움을 줄 것이다.

푸시업 Push-Up

2~4회 반복 수행

이 동작의 목표는 몸통 앞부분의 근육들을 강화시키고 견갑대의 안정성을 증가시키는 것이다.

이 동작에서는 복부의 깊은 근육들이 버티는 힘이 어느 정도인지를 확인할 수 있을 것이다. 요추 부위가 무너지지 않도록 안정화시키는 것은 이상적인 정렬을 유지하기 위해 신체를 의식적으로 정교하게 잡아주는 요소가 필요한 도전적인 일이다. 또한, 지지하는 동안에는 척추를 길게 늘려주는 요소도 포함할 필요가 있다. 신체 축을 들어 올리기 전에 숨을 들이마시고 내쉴 때 요추 부위의 안정을 잡아주면서 부드럽게 몸을 들어 올린다.

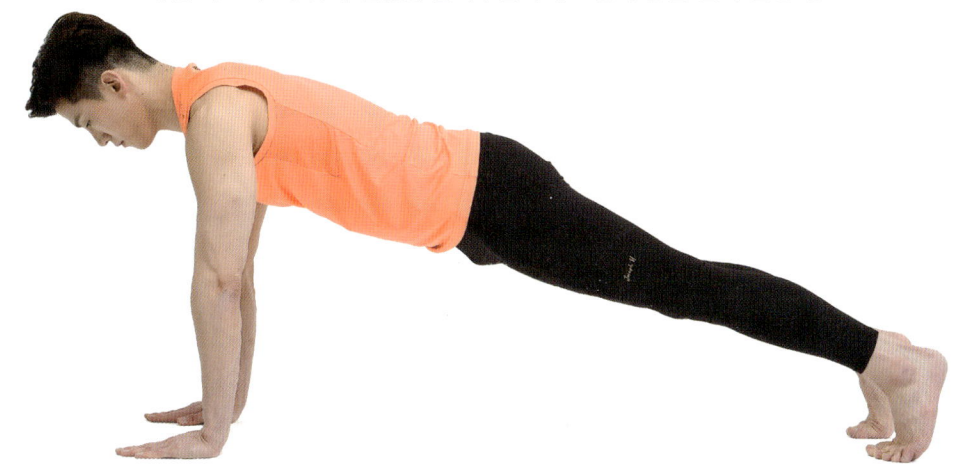

요추 부위에 긴장감이 증가하기 시작할 때 정렬이 무너진다면, 지탱하는 자세에서 전신을 곧게 뻗은 상태를 유지할 수 있을 때까지 준비 자세에서 연습하는 것을 택한다. 신체 축을 더욱 심도 있게 다룰 수 있는 느낌이 들 때 마지막으로 이 동작으로 넘어와서 반복 횟수는 줄이고 동작 수행의 질은 그대로 유지하면서 수행한다.

복부를 단련하면서 둔근들을 단단하게 수축하여 둔근과 코어의 연결감을 느끼도록 한다.

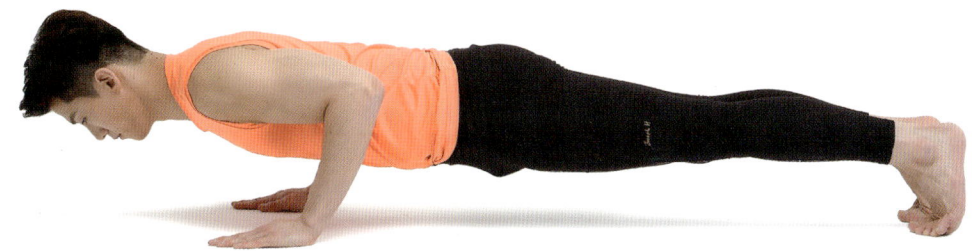

양쪽 견갑골도 잘 감시해야 하는 또 다른 요소다. 이상적인 자세는 등 상부에서 두 견갑골이 천장 쪽으로 돌출되지 않도록 잡아주는 것이다. 이 경우 전거근 사용이 불가피할 것이다. 견갑골이 이상적인 자세를 잃지 않도록 유의하면서 동작을 몇 회 반복할 수 있는지 살펴봄으로써 전거근의 상태를 확인하도록 한다.

PILATES & GOLF

옆으로 기울이기 I Lateral Rotation 1

2~4회 반복 수행

이 동작의 목표는 상체의 회전 근육들을 길게 신장하는 것이다. 가능한 한 이완된 상태에서 신장을 유지하도록 한다.

그림에서와 같이 등을 대고 누운 채 척추와 골반을 중립 상태로 정렬하는 데 충분한 시간을 들인다. 두 팔을 바닥과 수직으로 뻗은 채 손바닥을 서로 압박하여 척추 상부의 안정성에 자극을 주도록 한다. 양쪽 견갑골을 가볍게 하강시킬 수 있는지 살펴본다. 이 동작에서는 척추의 신장 작용과 코어의 힘이 조합되어 회전 움직임과 통합될 것이다. 마음속으로 용수철을 떠올리고, 용수철을 길게 잡아당기면서 동시에 꼬고 푸는 과정을 되풀이한다고 상상한다.
두 다리를 모은 채 한쪽으로 회전시킨 후 그 상태를 유지하면서 호흡을 몇 차례 수행한다. 그런 뒤 숨을 내쉬면서 다시 처음 자세로 돌아온다.

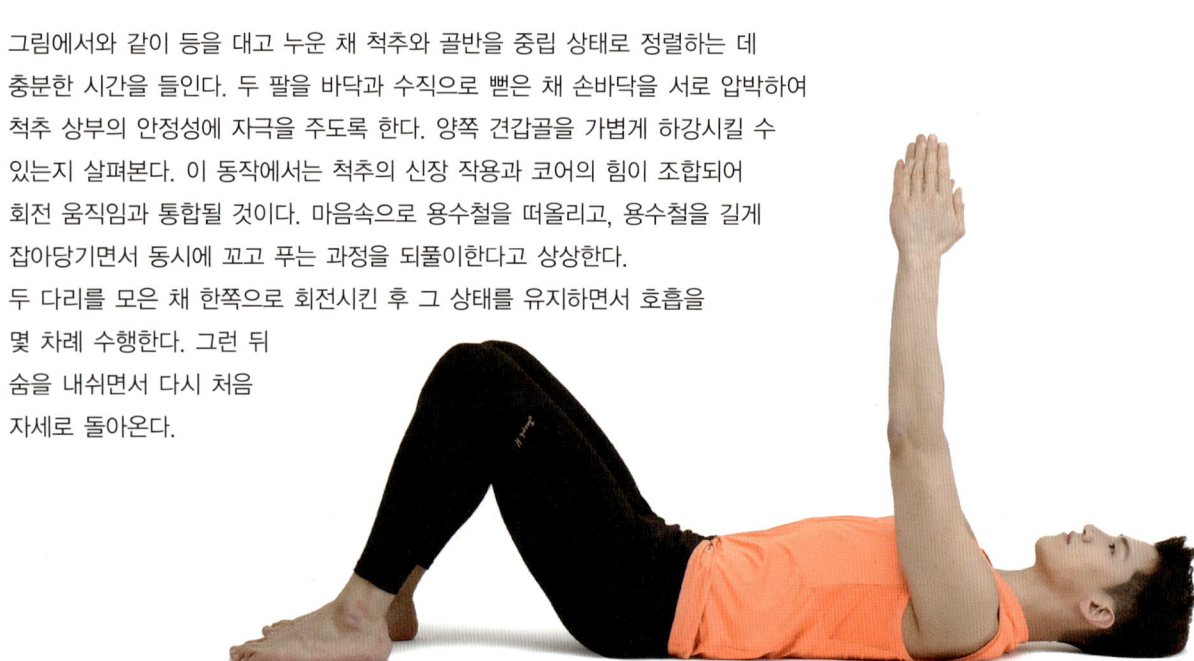

척추를 길게 늘리면서 숨을 들이마실 때, 흉곽이 늑골을 벌리면서 바닥을 향해 어떤 식으로 팽창되는지를 동시에 느껴본다. 숨을 내쉬면서 배꼽을 척추 쪽으로 당겨오고, 두 손바닥 사이의 힘이 균형을 이루도록 한다. 두 견갑골을 바닥에 단단히 고정한 상태에서 골반을 한쪽 방향으로 회전하기 시작한다. 회전 움직임이 진행되는 동안 위쪽에 있는 발의 발바닥은 아래쪽에 위치한 발에 기대어 움직이게 된다.

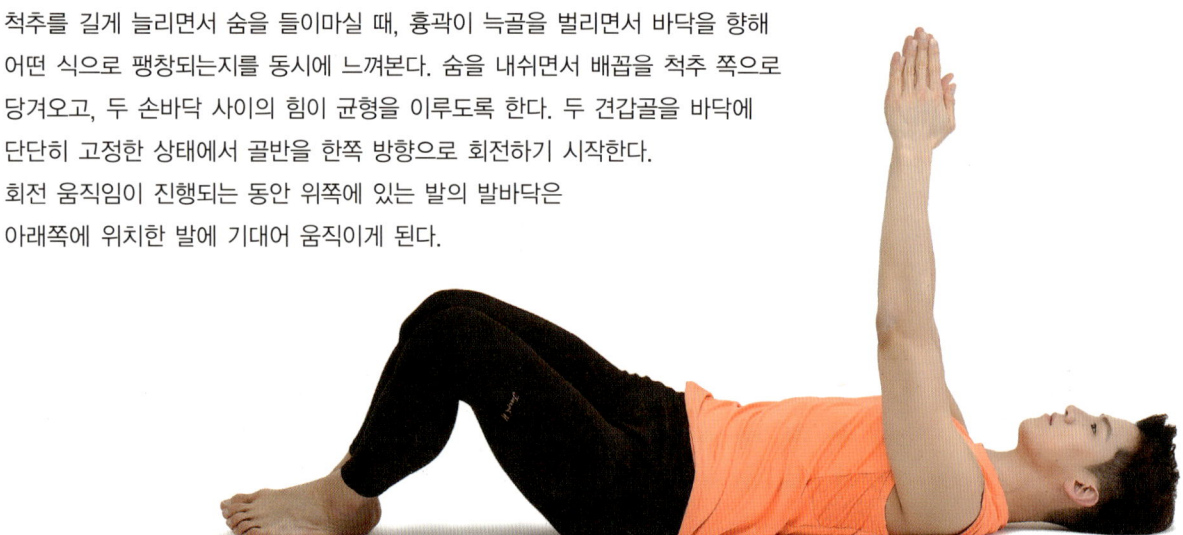

골반을 회전하는 동안 허리 아치가 더 심해지지 않도록 유의한다.
이상적인 동작은 요추 부위의 공간이 줄어들지 않도록 회전하는 것이다.

옆으로 기울이기 II Lateral Rotation 2

이미지에서와 같이 등을 대고 누운 채 두 팔을 수직으로 뻗고 두 다리는 한쪽 방향으로 회전한 상태에서 숨을 들이마시고 내쉬면서 두 팔을 회전시킨다. 팔은 다리가 회전한 반대 방향으로 회전하도록 한다. 시선은 상체가 회전하는 방향을 따라가도록 한다. 옆으로 회전하는 동안 위쪽에 있는 팔은 아래쪽에 있는 팔의 길이에 맞춰 길게 늘려줌으로써 흉추의 회전 움직임이 심화된다.

어깨가 귀와 가까워지지 않도록 유의한다. 이 심화된 회전 동작에서 견갑대의 움직임을 개입시키는 것은 스윙 시 견갑골의 회전과 유기적인 움직임을 자동반사적으로 일으킬 수 있도록 도와주는 매우 가치 있는 요소다.

이 동작을 통해 척추의 가동범위를 더욱 넓게 확장하고 탐색하게 될 것이다. 척추가 버텨야 할 긴장감이 눈에 띄게 증가하므로 척추의 압박을 감소시키기 위해서는 척추의 신장과 정렬에 주의를 많이 기울이면서 동작을 수행해야 할 것이다.

이 동작을 수행하는 동안 어느 한순간에라도 불편감이 느껴진다면 회전을 무리하게 수행하지 않도록 하고, 회전 동작을 건너뛰거나 가동범위를 좁히도록 한다. 회전 동작을 심도 있게 수행하면 척추의 특정 각도에 압박을 줄 수 있으므로 절대 주의를 놓치지 않도록 한다. 불편감이 느껴질 때는 더 쉬운 동작을 택하거나 이 단계를 곧바로 멈추고 의사의 상담을 받도록 한다.

PILATES & GOLF

옆으로 기울이기 III Lateral Rotation 3

2~4회 반복 수행

이 동작의 목표는 척추 상부가 잘 안정된 상태를 유지하면서 복사근을 강화시키는 것이다.

이 동작에서 복사근이 중요한 역할을 한다. 시작 자세에서 척추를 정렬하고 길게 늘려주면 중립 상태를 이루기가 더 쉬울 것이다. 숨을 들이마시면서 골반을 회전시키고, 내쉬면서 시작 자세로 돌아온다. 두 견갑골을 바닥에 고정시키도록 하고 늑골이 천장 쪽으로 들리지 않도록 주의한다.

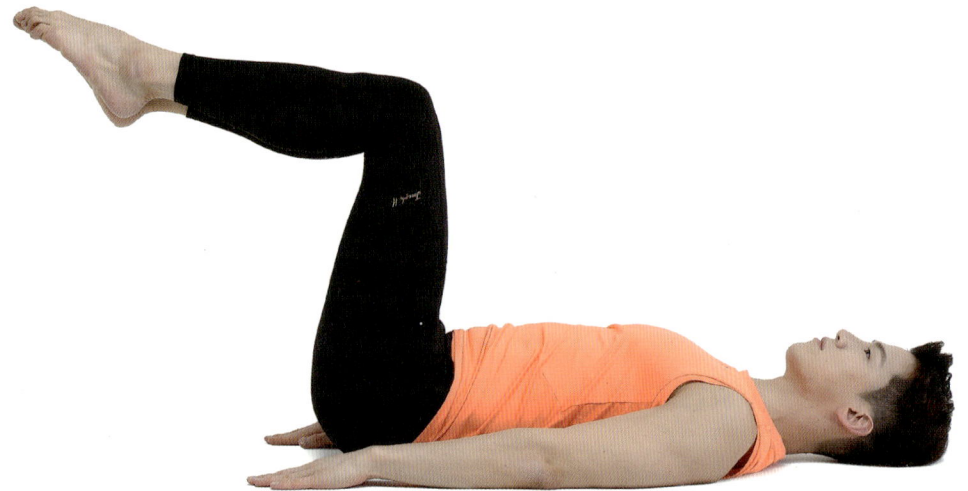

이상적인 동작은 두 팔을 몸통에 가까이 붙이고 수행하는 것이지만, 움직임이 진행될 때 지나치게 불안정하거나 흔들림이 제어되지 않는 느낌이 든다면, 두 팔을 옆으로 벌려서 수행한다. 두 팔을 벌리고 수행하는 편을 택한다면, 팔이 바닥을 지나치게 압박할 경우 코어의 힘이 제대로 발휘되지 못하게 하므로 팔의 힘이 과해지지 않도록 주의한다.

동작을 진행하는 동안 목에 긴장감이 느껴지고 턱이 천장 방향으로 들린다면, 움직임의 범위를 제한하고, 머리 뒤쪽이 잘 받쳐졌는지 확인하도록 한다.

동작의 가동범위를 최대한 탐색해본다. 강도를 심화시키기 위해 동작을 느린 리듬으로 수행하여
복사근의 힘을 느끼도록 한다. 늑골을 강하게 조였다가 닫아주면 동작을 수월하게 제어할 수 있으며,
척추 위쪽 부위에 긴장감이 생기는 것을 방지해줄 것이다.

이 동작에서 코어의 힘이 적절하게 발휘되지 않는다면
요추 부위가 취약해질 수 있다. 회전 동작을 수행하기 전에
배꼽이 척추 쪽으로 당겨졌는지 확인한다.
두 다리 사이에는 가벼운 긴장감을 유지한다.

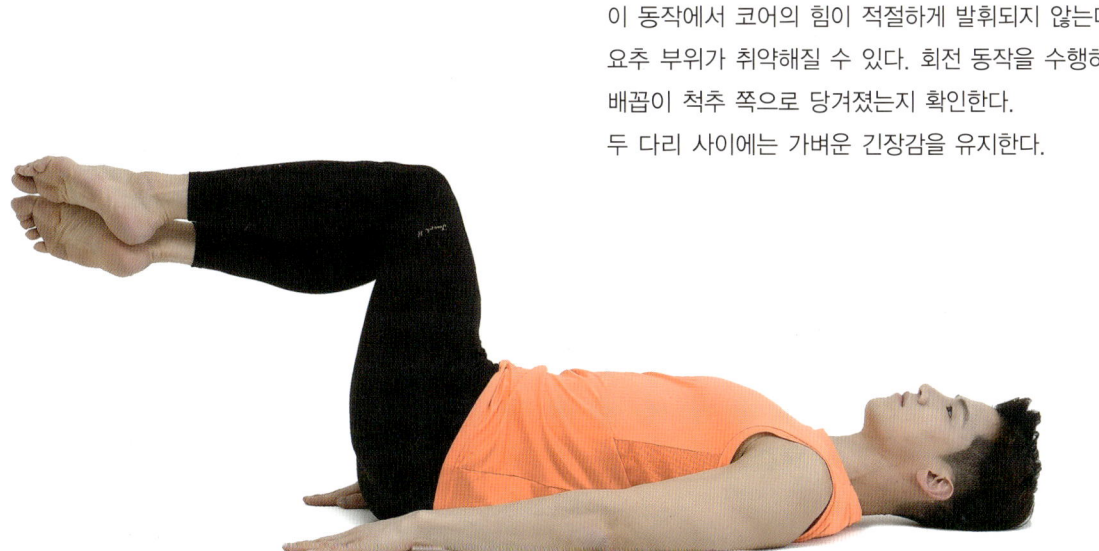

한쪽으로 회전할 때 반대쪽 견갑골이 바닥에 잘 고정되도록 노력하고, 가슴은 부드럽게 편 상태를 유지한다.
회전하는 동안 반대쪽 골반의 높이는 그 순간 코어의 힘이 어느 정도인지를 알려주는 기준점이 될 것이다.
동작 초반에 지나치게 넓은 범위로 움직이려 하지 않는다.

앉아서 비틀기 준비 Seated Twist Preparation

6~8회 반복 수행
이 동작의 목표는 골반 근육들을 단련시키는 것이다.

의자에 앉은 상태에서 어깨 높이에 봉을 올리고 두 팔을 교차하여 상체 쪽으로 붙인 채 봉을 고정한다. 숨을 들이마시며 척추를 길게 늘이고, 내쉬면서 늑골을 닫아준다. 척추를 신장하는 느낌을 심화시키려고 노력하면서 호흡을 서너 차례 수행한다. 이 4회가량의 호흡을 다음과 같은 방식으로 수행하도록 한다. 넷까지 셀 동안 숨을 들이마시면서(흉곽을 양쪽으로 확장시키면서 마음속으로 숫자 4까지 센다) 특히 들숨이 끝날 즈음에 어깨가 들리지 않도록 유의하고, 이어서 날숨으로 폐에 공기가 완전히 빠져나갈 때까지 숨을 계속해서 내쉰다. 들숨 시 양쪽 폐는 마치 공기가 꽉 찬 풍선이라고 상상하고, 날숨 때 두 풍선에서 공기가 완전히 빠져나가도록 한다.

척추에서 측면 굴곡과 회전 동작은 서로 연결되어 짝을 이루며 일어난다. 따라서 스윙 시 척추의 커브를 유지하려면 이 연결고리를 제대로 제어하는 것이 불가피할 것이다.

일반적으로 말하면, 회전 동작이 일어날 때 힝싱 측면 굴곡 동작이 연결되어 일어난다고 볼 수 있다.

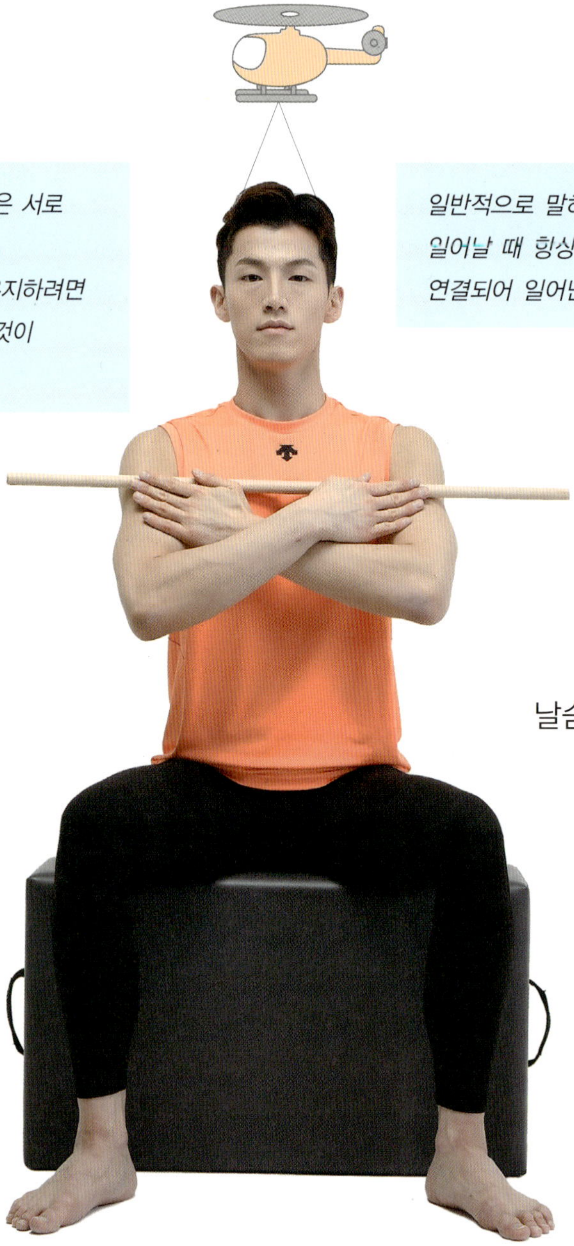

들숨..1..2..3..4   날숨..1..2..3..4

PILATES & GOLF

수직으로 앉은 상태에서 호흡하는 것을 연습했다면 이제 그 호흡을 회전 동작에 통합시키도록 한다. 숨을 들이마시면서 척추를 길게 늘리고, 내쉴 때 척추를 늘린 상태 그대로 유지하도록 노력하면서 회전 동작을 시작한다. 회전을 수행하기 위해 척추가 움츠러들지 않도록 유의한다.

이 동작의 목표는 움직임의 축을 수직 상태로 유지하는 데 익숙해지는 것이고, 이는 스윙에서도 중요한 요소로 작용한다.

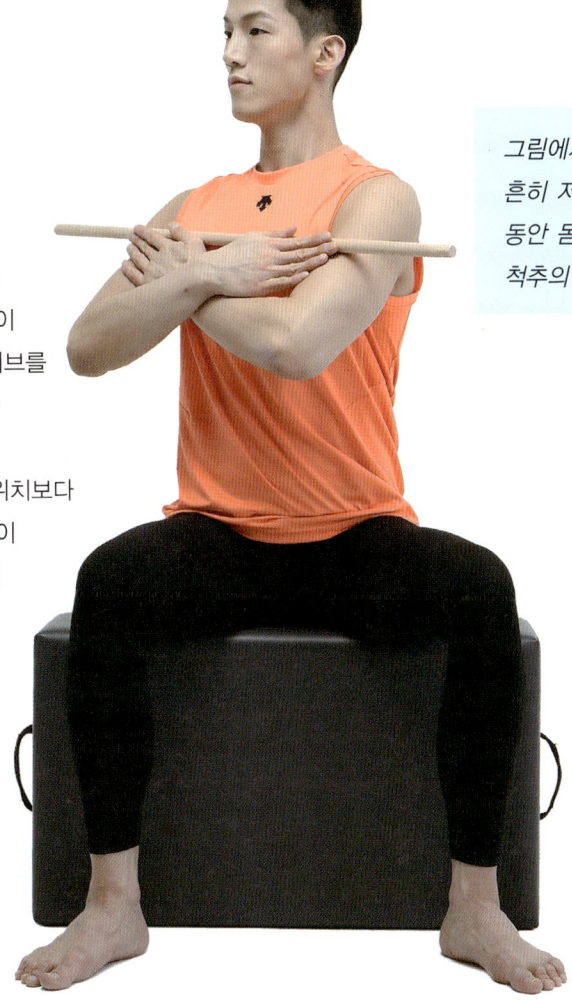

회전이 진행되는 동안 봉의 위치에 집중할 필요가 있다. 봉의 한쪽 끝이 더 올라가 있다면, 동작 시 척추 커브를 바르게 유지하고 있지 않다는 것을 즉각적으로 알 수 있다.
마찬가지로 봉의 양쪽 끝이 시작 위치보다 올라가 있다면, 두 어깨를 너무 높이 들어 올린 상태로 움직이고 있음을 의미한다.

그림에서 보는 바와 같이 흔히 저지르는 실수는 회전하는 동안 몸통이 기울어지는 것이다. 척추의 각도를 잘 유지하도록 한다.

이 간단한 형식의 움직임은 회전 동작에 개입되는 모든 원리를 천천히 통합할 수 있게 도와줄 것이다. 이 원리들은 곧 코어의 제어, 척추의 신장, 견갑골의 위치 같은 요소들을 말한다.

앉아서 비틀기 Seated Twist

4~6회 반복 수행

이 동작의 목표는 한 개의 축에서 일직선으로 회전하는 느낌을 정교하게 단련하는 것이다.

이전 동작에서 나아가 척추의 각도를 형성해주는 움직임으로 한 단계 발전할 수 있다. 이는 스탠드 자세와 연관지을 수 있다. 앉은 자세에서 척추가 잘 정렬된 상태를 만들어낼 수 있는지 탐색하게 될 것이다. 회전 시 최대 범위로 동작을 수행할 필요는 없으며 초반의 움직임을 개선하는 데 집중한다.

초반에는 동작을 좁은 각도로 수행하도록 하다 동작을 진행할수록 서서히 각도를 넓혀갈 것이다. 신체의 각도를 유지하면서 회전 동작을 진행하는 것은 각도의 너비와도 연관되어 있는데, 각도가 넓어질수록 난이도가 높아진다.

엉덩이를 상자 위에 지지한 상태에서 회전 동작을 수행하면 상체가 더욱 수월하게 움직이는 데 도움이 될 것이다. 척추의 각도를 형성할 때 정렬을 바르게 맞추지 못한다면, 스윙 시 회전 축을 유지하는 데 어려움이 있을 것이다.

PILATES & GOLF

척추를 길게 늘리면서 숨을 들이마시고, 회전하면서 내쉰다.
다시 숨을 들이마시면서 돌아온다.

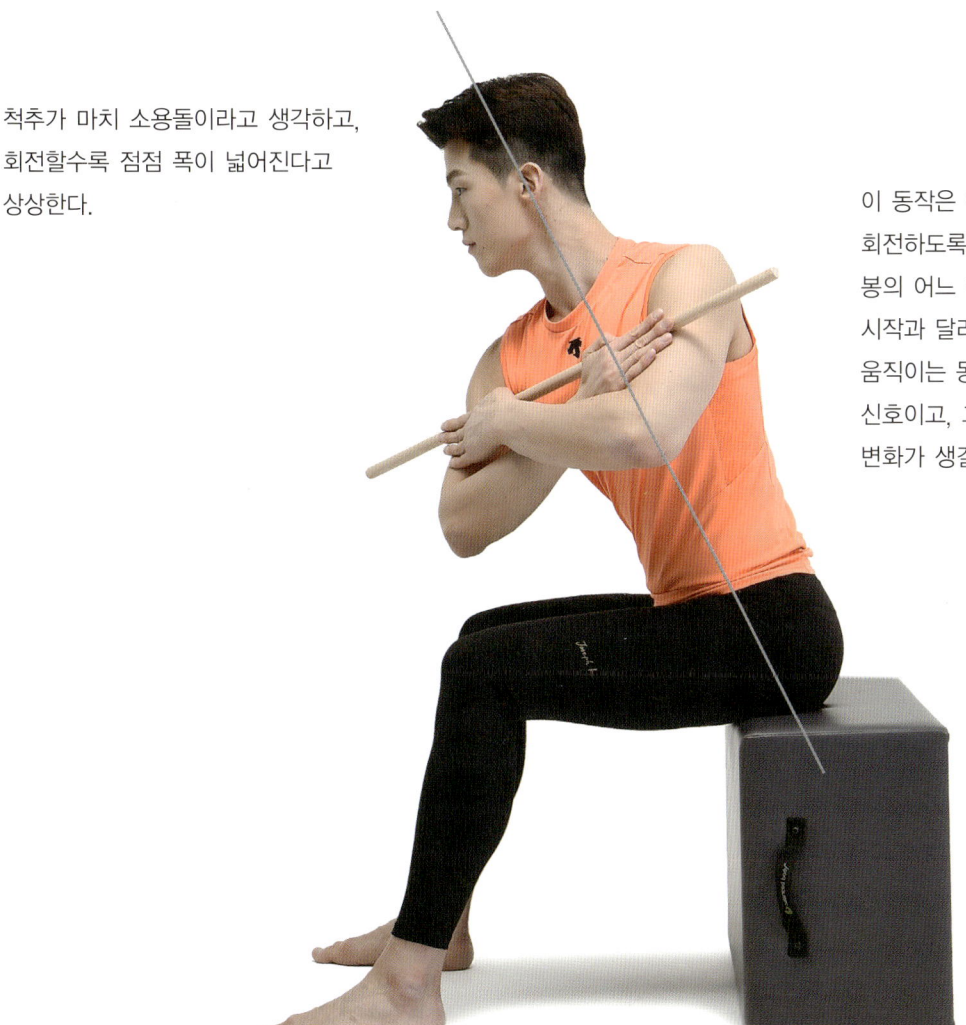

척추가 마치 소용돌이라고 생각하고, 회전할수록 점점 폭이 넓어진다고 상상한다.

이 동작은 척추 각도를 유지하면서
회전하도록 도와줄 것이다.
봉의 어느 한쪽 높이가
시작과 달라지게 되면,
움직이는 동안 정렬이 흐트러졌다는
신호이고, 그 결과 스윙의 궤적에
변화가 생길 수 있다.

이 동작에서는 가동범위를 최대한으로 넓히려 하기보다는
부드럽고 잘 구성된 움직임을 수행하도록 한다. 양쪽 모두 같은 횟수로 반복한다.
이 일련의 동작들은 스윙 단계에서 고유수용감각을 향상시키는 것을 목표로 한다.

PILATES & GOLF

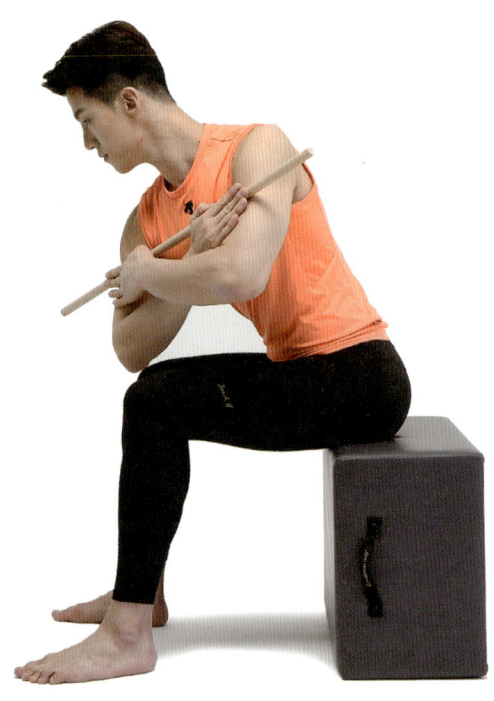

지나치게 넓은 각도로 회전하기 시작하면 자세적인 오류를 범할 가능성이 높아진다. 이때 정렬은 분명히 바른 상태로 보일지라도 척추는 충분히 길게 신장된 상태로 회전하고 있지 않을 것이다. 즉, 척추가 미세하게 굴곡되어 있을 것이다. 따라서 초반에 지나치게 넓은 폭으로 움직이려 한다면 이와 같은 불편감을 느끼게 될 가능성이 생긴다.

이 동작들의 마지막 단계에서는 필라테스의 모든 원리를 동원하려고 노력해야 한다. 척추를 길게 늘리고, 움직임을 코어가 주도하도록 하며, 어깨의 정렬을 바르게 유지하는 것은 이 동작의 효율을 최상으로 이끌어낼 수 있도록 하는 주요 원리들이다.

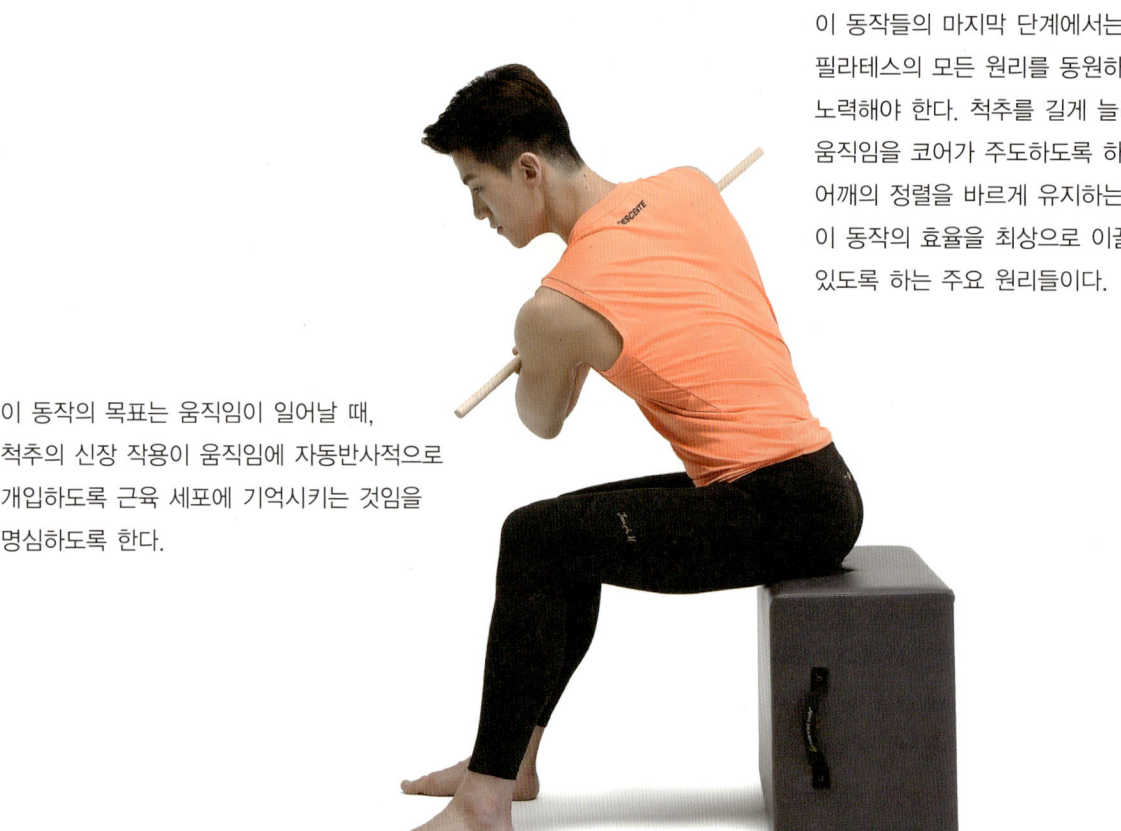

이 동작의 목표는 움직임이 일어날 때, 척추의 신장 작용이 움직임에 자동반사적으로 개입하도록 근육 세포에 기억시키는 것임을 명심하도록 한다.

PILATES & GOLF

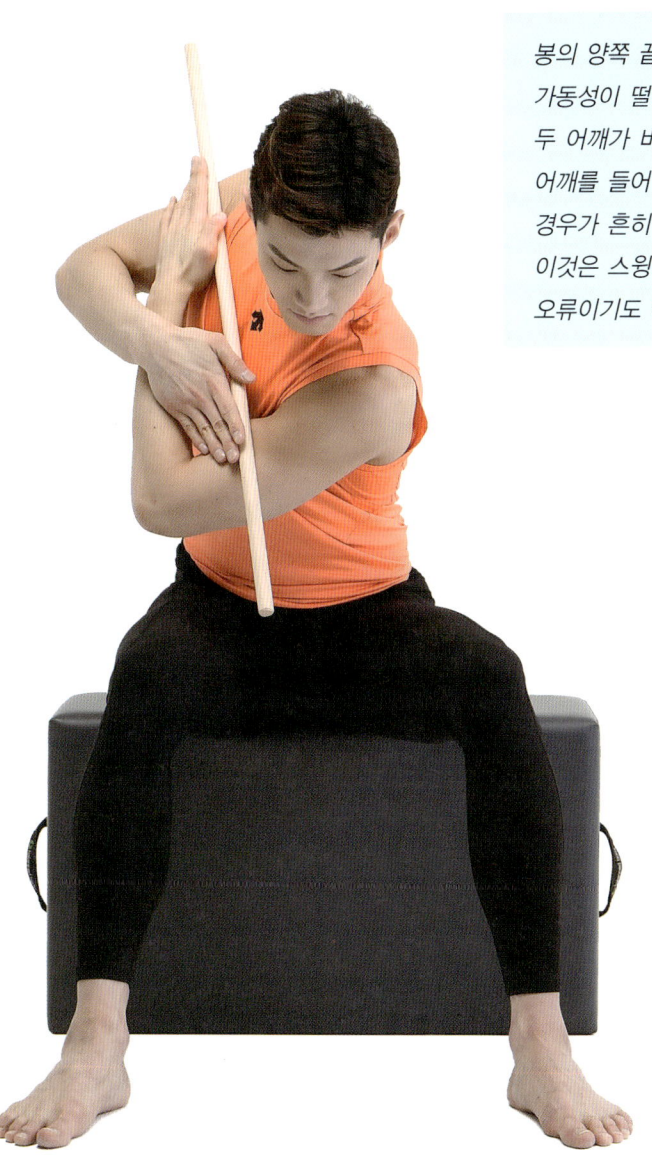

봉의 양쪽 끝 중에서 어느 쪽의
가동성이 떨어지는지 관찰한다.
두 어깨가 바르게 회전하지 못하면
어깨를 들어 올리면서 동작을 수행하는
경우가 흔히 발생한다.
이것은 스윙에서 자주 발생하는
오류이기도 하다.

마지막으로 권유할 사항은 동작 훈련 시 회전 각도나 반경을 너무 넓게 설정하지 않도록 하는 것이다. 이미 우리의 척추는 경기 중이든 연습 중이든 이러한 종류의 회전 움직임을 상당히 여러 차례 반복하고 있고, 항상 한쪽 방향으로만 움직이고 있다. 따라서 우리의 목표는 움직임의 질적인 면을 무리 없이 향상시키는 측면들을 훈련하는 것이다. 필라테스의 전체 동작 구성을 가지고 여러 주 동안 훈련했다면, 마지막 단계에서는 이 동작들이 더욱 자연스럽게 느껴질 것이고 움직임의 폭이나 가동범위도 서서히 증가할 것이다. 동작의 반복 횟수를 좌우 동일하게 맞추는 것 또한 매우 중요한 사항이다.

골반 사선 비틀기 Pelvis Diagonal Twist

두 발바닥이 바닥에 완전히 닿는 높이의 의자에 앉아 무릎에 기댄 채 그림에서와 같이 한쪽 팔은 아래쪽에 두고 다른 팔은 곧게 뻗은 상태로 외회전하면서 위쪽으로 들어 올린다. 어깨에 턱을 기대지 않도록 유의하면서 흉추에서의 회전 움직임을 심화시키도록 한다.

이 동작에서는 신체 축의 정렬을 유지하면서 회전하는 것을 연습할 수 있을 뿐만 아니라, 스윙 각 단계에 맞는 어깨의 올바른 자세를 훈련하게 될 것이다.

이 동작에서는 상체의 회전 동작과 어깨의 내·외회전 동작을 조합하여 수행하는 훈련을 할 것이나. 움직임의 폭은 최대치로 넓히지 않는다. 최대한 바른 정렬이 동작에 효율적으로 적용될 수 있도록 집중한다. 척추를 정렬하고 신장하는 느낌이 강하게 들수록 축에 대한 상체의 회전 동작이 더욱 고르게 진행될 것이다. 회전하는 동안 바닥 쪽으로 기울지 않도록 유의한다.

상자에 골반을 지지할 때는 양쪽 좌골을 대고 앉도록 한다. 이렇게 되면 이 동작을 진행할 때 흉곽이 실질적으로 어느 정도의 안정성을 가지고 움직일 수 있는지에 대한 명확한 실마리를 얻게 될 것이다.

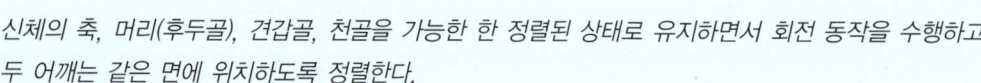

신체의 축, 머리(후두골), 견갑골, 천골을 가능한 한 정렬된 상태로 유지하면서 회전 동작을 수행하고 두 어깨는 같은 면에 위치하도록 정렬한다.

PILATES & GOLF

이미지에서와 같은 모습은
쉽게 일어날 수 있는 오류 중 하나다.
척추를 회전시킬 때, 상체가
신체 축에서 얼마나 멀리 기울여지는지
관찰하도록 한다. 이 경우 연습에
혼동을 일으킬 수 있다.
움직임의 폭을 넓히는 데 이끌리지 말고,
최대한 정확한 정렬을 찾으려고 노력한다.

아래쪽에 위치한 팔은 접히지 않도록 한다.
이미지에서와 같이 팔에 힘을 주게 되면,
척추가 살짝 굴곡되는 것을 볼 수 있을
것이다. 이는 회전 시 축에서 멀어지게 하는
원인이 될 수 있다.

유기적으로 구성된 움직임은
더욱 정렬된 상태로 회전 동작을
수행할 수 있도록 할 것이고,
회전 동작 시 정렬된 상태일수록
움직임의 한계를 더 일찍
알아차리게 될 것이다.
앞선 단계의 모든 요소를 제대로
제어할 수 있게 되기 전에는
동작의 한계를 찾아내려 하지 않는다.

동작을 바르게 수행하는 과정에서 좌우 중 어느 한쪽이 더 수월하게 느껴질 가능성이 있다. 단순히 회전하는 것보다는
정렬된 상태로 회전하게 될 때 좌우 중 어느 한쪽을 수행할 때 유독 어렵다고 느껴질 수 있다. 이때 척추는 어렵다고
느껴지는 쪽으로 움직임을 수행하는 데 약간의 제한을 갖고 있을 가능성이 있다. 이럴 경우에는 상대적으로 어렵게 느껴지는
쪽의 움직임을 개선하는 데 집중하도록 한다. 이 과정에서 동작이 수월하게 되는 쪽의 움직임은 정교하게 다듬어질 것이다.

PILATES & GOLF

휴식 자세 Resting Position

6~8회 반복 수행

이 동작의 목표는 척추를 이완시키는 것이다.

이미지에서 볼 수 있는 바와 같이 척추를 동그랗게 말아서 척추 길이 전반에 걸쳐 고른 아치 모양을 그린다. 이 자세에서 목이 어깨 사이에서 최대한 이완될 수 있는지 확인한다. 목의 반대편에 있는 천골은 발뒤꿈치와 가까워지도록 부드럽게 끌어내리되, 억지로 누르지 않도록 한다. 중력의 자연스러운 작용으로 등 상부가 부드럽게 펴지도록 한다. 이 자세는 앞선 동작들로 인해 척추에 쌓여 있을 수 있는 긴장감을 해소시키는 데 도움이 될 것이다.

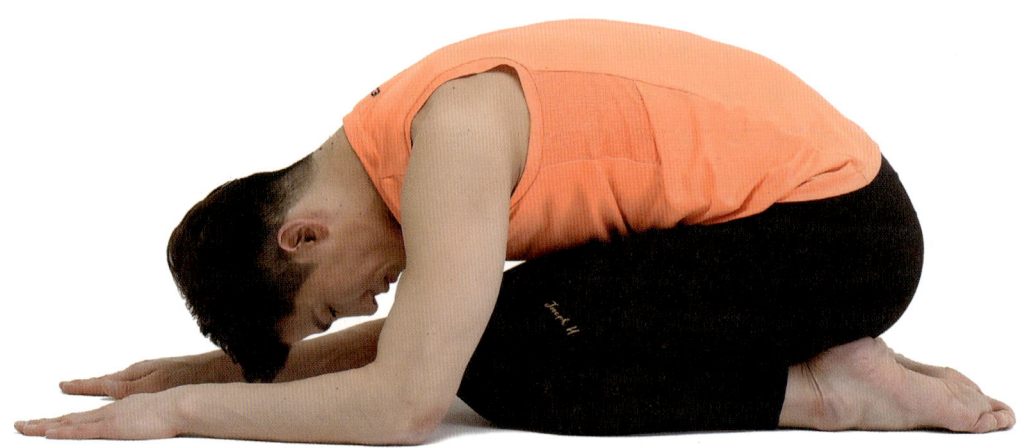

이미지와 같은 자세를 취했을 때 무릎에 불편감이 느껴진다면, 도구를 활용해 허벅지와 둔부 사이에 방석을 끼워 넣는 것으로 자세를 변형할 수 있다. 긴장감이 계속 남아 있다면, 등을 대고 누운 자세를 통해 척추를 이완하도록 한다.

호흡은 이 자세에서 매우 중요한 요소다. 등 하부를 확장하려고 노력하면서 숨을 들이마신다. 이때 시원한 바람이 요추 마디 사이로 통과한다고 상상한다. 척추 상부, 목, 어깨, 가슴을 이완하려고 노력하면서 숨을 내쉰다. 한 호흡 사이클은 들숨과 날숨 모두 최소 8~10초 동안 이루어져야 한다. 어떠한 경우에도 들숨과 날숨이 이루어지는 시간을 동일하게 한다.

밴드를 이용한 외회전 External Rotation with Band

좌우 각각 8~10회씩 반복 수행

이 동작의 목표는 코어 제어 능력과 어깨의 외회전 동작을 훈련하는 것이다.

오른쪽 어깨의 외회전 동작은 백스윙을
잘하기 위한 연습 프로그램에서
핵심적인 요소이며, 마찬가지로 왼쪽 어깨의
외회전 동작 연습은 팔로 스루 동작을 위한
핵심적인 요소가 될 것이다.
이 동작에서는 어깨의 좌우 두 방향으로
골고루 회전 동작을 연습할 것이고,
두 어깨 모두 동일한 횟수로
동작을 수행할 것이다.

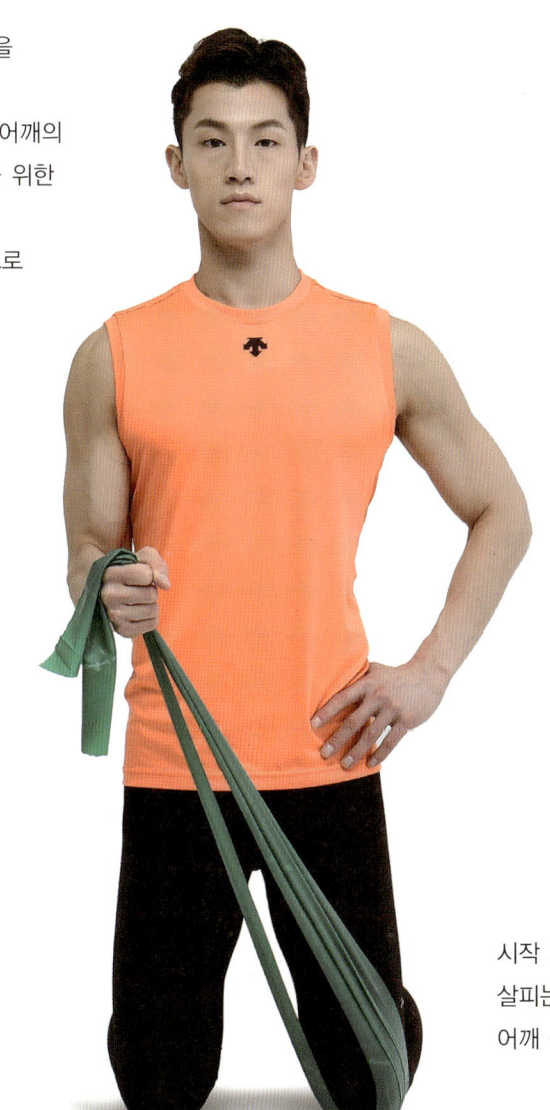

허벅지에 가벼운 긴장감을
유지하도록 하면서
두 다리 사이에 고무공을 끼워
공이 빠지지 않도록
한다고 상상한다.

시작 자세에서 어깨 높이를
살피는 것이 중요하다.
어깨 높이는 시작과 동일해야 한다.

시작 자세에서 척추를 중립 상태로 잡아준다. 골반은 지나치게 앞에 있거나 반대로 너무 뒤에 위치하지 않도록 주의한다. 한쪽 어깨와 그 어깨의 같은 쪽에 위치한 엉덩이와 무릎을 일직선으로 이어주는 가상의 옆선을 그려본다. 동작을 수행할 팔은 전완과 직각을 이루며, 팔꿈치는 옆구리 쪽으로 붙인다. 두세 차례의 호흡을 통해 척추를 길게 늘려주고 코어의 긴장감을 심화시켜준다. 숨을 들이마시며 몸을 길게 늘려주기 시작하고, 회전이 일어나는 동시에 숨을 내보낸다. 시작 자세로 돌아올 때 숨을 들이마시고, 다시 회전하면서 내쉰다.

PILATES & GOLF

호흡이 빠져나갈 때 회전 동작을 시작하고 배꼽을 척추 쪽으로 가까이 당겨준다. 팔꿈치가 움직이지 않고, 어깨가 올라가지 않는 지점까지만 회전하도록 한다.

코어의 힘은 움직임의 주요한 원동력이다. 밴드를 팽팽하게 늘림으로써 밴드의 장력이 코어의 긴장감을 높이는 데 연결되도록 한다. 이렇게 되면 동작이 끝날 즈음에 목 근육들이 긴장하는 것을 방지할 수 있다. 두 어깨의 높이가 변하지 않도록 한다.

척추를 길게 늘리면서 견갑골이 등 상부에서 부드럽게 미끄러지듯 움직인다. 견갑골은 마치 반대쪽 바지 주머니를 향해 등 상부를 가로질러 움직인다고 상상한다.

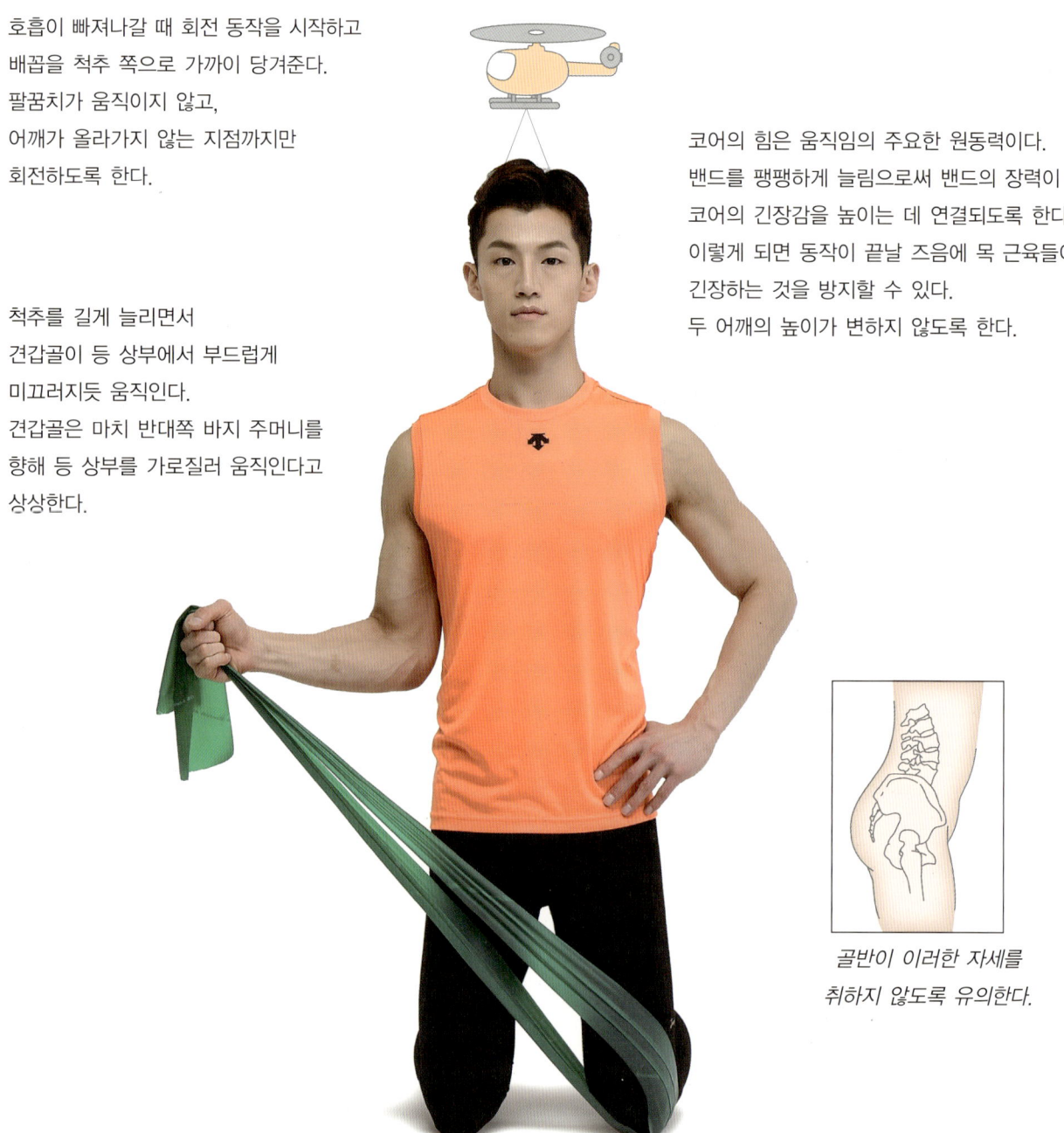

골반이 이러한 자세를 취하지 않도록 유의한다.

이 동작을 수행할 때 손목의 정렬을 바르게 유지하도록 노력한다.
동작을 수행하는 동안 어깨에 통증이 느껴진다면, 밴드를 한쪽만 잡고 반복 횟수를 제한하도록 한다.

촛대 자세에서 어깨 회전
Candlestick Rotation with Band

6~8회 반복 수행

이 동작의 목표는 어깨의 움직임을 강화하는 것이다.

초반에는 회전할 때 어깨가 올라가지 않도록 하는 것이 어려울 수 있다. 이 동작을 바르게 구분하여 수행하지 못한다면, 한번에 너무 많은 횟수로 반복하지 않는다.

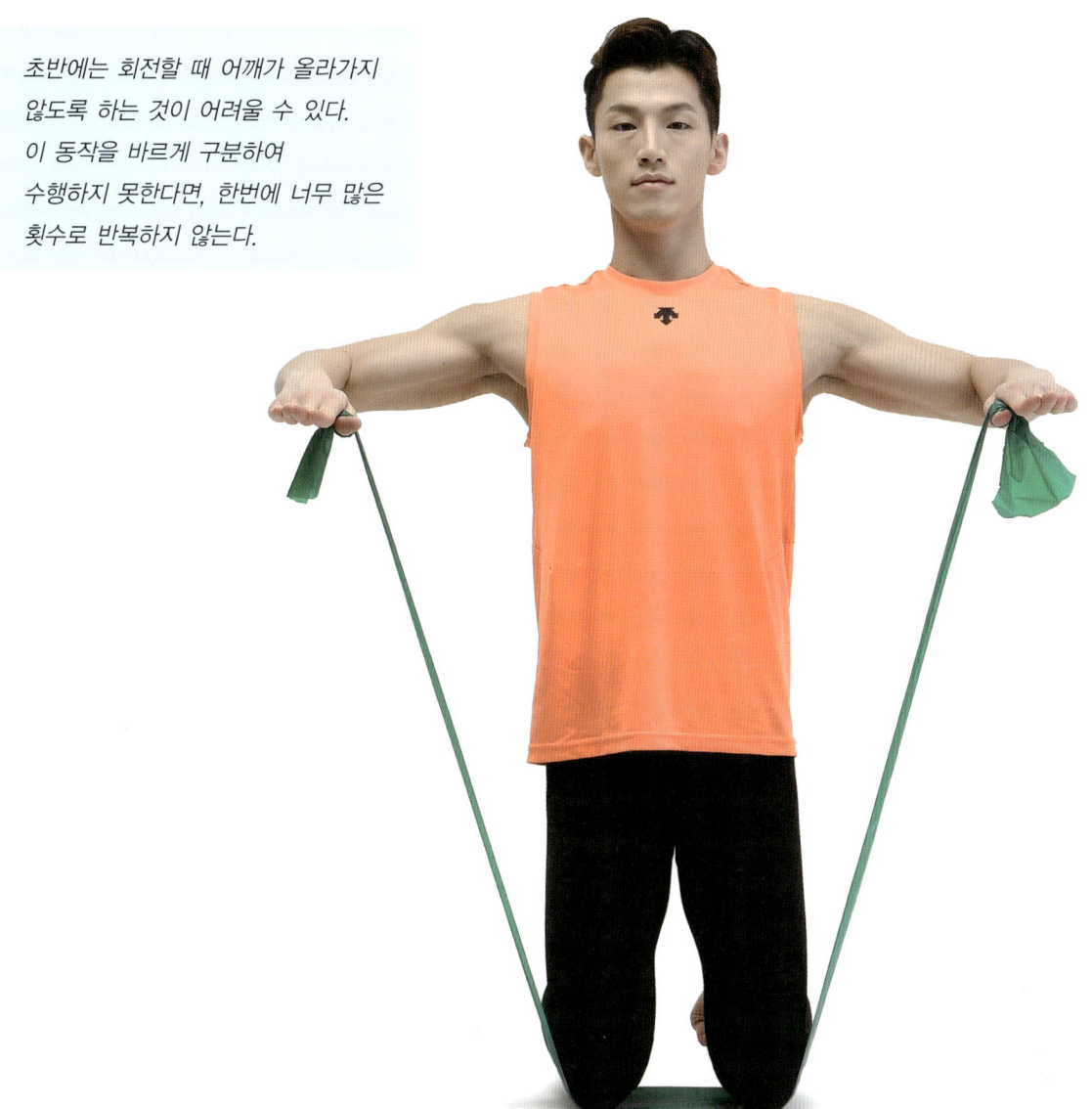

반쯤 무릎 꿇고 앉은 상태에서 두 팔을 들어 촛대 자세를 취하고, 그림에서와 같이 손끝이 앞쪽을 가리키도록 한다. 두 무릎은 골반 너비로 지지한다. 허벅지 안쪽을 가볍게 수축하여 지지 기반이 더 단단하게 고정되는 것을 느낀다. 두 다리 사이에 공을 조이고 있다고 상상해도 된다. 이 가벼운 긴장감에서 출발하여 서서히 척추를 길게 늘려주고, 양쪽 어깨 높이가 동일한지 관찰한다. 이 동작의 핵심은 양쪽 어깨 높이를 그대로 유지하면서 회전하는 것이다. 그와 동시에 척추가 기울어지거나 굴곡되지 않도록 유의한다.

PILATES & GOLF

초반에는 밴드를 다루는 데 많은 어려움을 느낄 수 있다. 이럴 경우, 어깨가 더 강화될 때까지 밴드 없이 연습을 시작한다. 어깨 힘이 약화되면 스윙 시 팔꿈치와 손목에 보상 작용을 일으킬 수 있다.

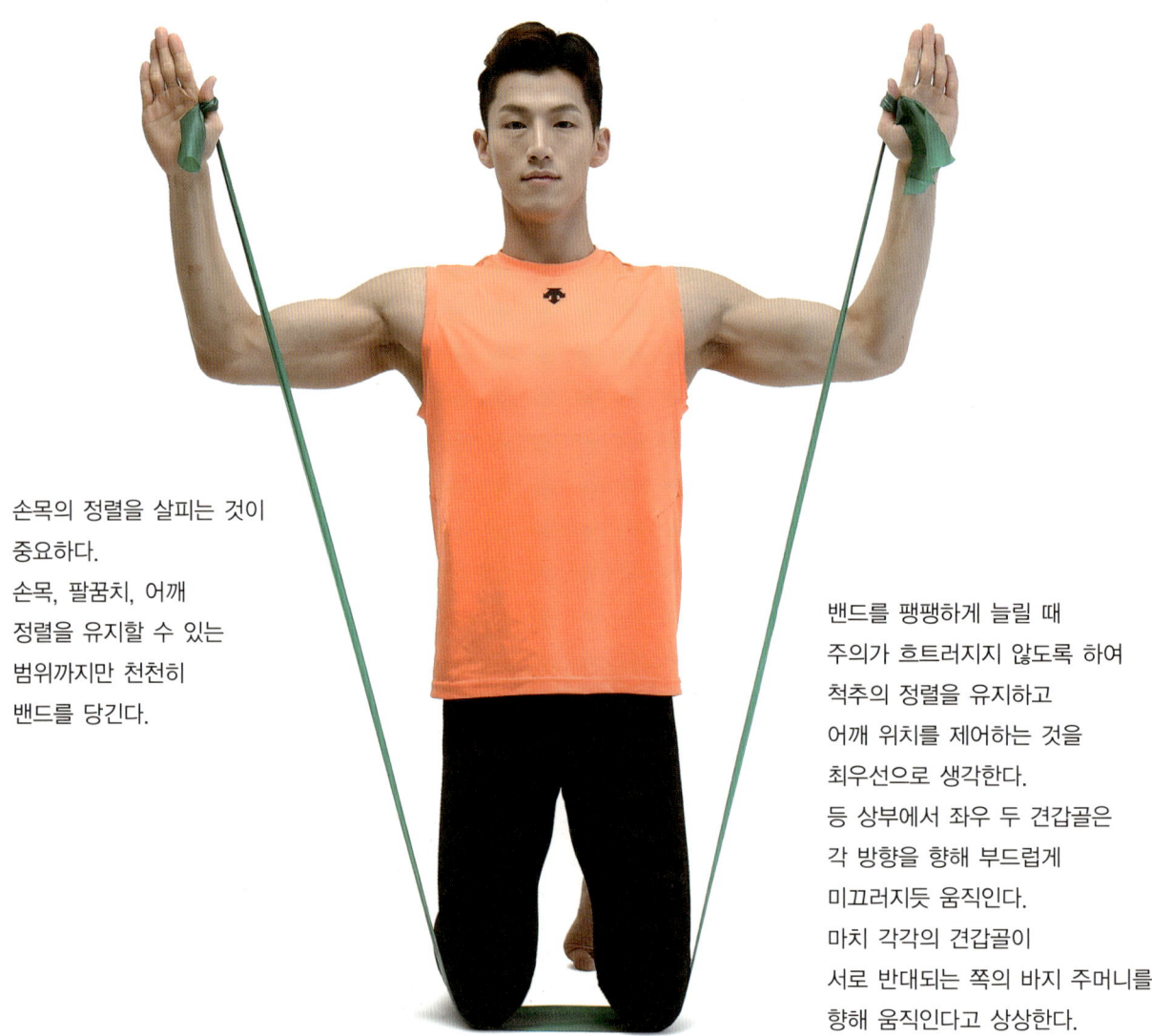

손목의 정렬을 살피는 것이 중요하다.
손목, 팔꿈치, 어깨 정렬을 유지할 수 있는 범위까지만 천천히 밴드를 당긴다.

밴드를 팽팽하게 늘릴 때 주의가 흐트러지지 않도록 하여 척추의 정렬을 유지하고 어깨 위치를 제어하는 것을 최우선으로 생각한다.
등 상부에서 좌우 두 견갑골은 각 방향을 향해 부드럽게 미끄러지듯 움직인다.
마치 각각의 견갑골이 서로 반대되는 쪽의 바지 주머니를 향해 움직인다고 상상한다.

밴드는 동작의 양쪽 방향 모두 연습할 수 있게 해준다. 밴드의 장력이 팽팽해질 때는 근육이 구심성 수축을 하게 되며, 시작 자세로 돌아오는 동작에서는 밴드의 장력이 느슨해지도록 한다. 밴드가 느슨해지면서 이번에는 앞서 수축했던 동일한 근육이 원심성 수축을 하게 된다.

밴드를 이용한 회전 I Rotation with Band 1

6~8회 반복 수행

이 동작의 목표는 외전근들을 단련시키고 골반과 척추를 분리하는 연습을 하는 것이다.

이 동작의 목표는 회전 동작으로 복사근을 단련하고 견갑골의 안정성을 유지하는 것이다. 두 어깨는 잘 정렬된 상태로 회전해야 한다. 동작의 가동범위를 최대한 넓히기보다는 척추를 최대한 늘려주면서 복사근의 힘에 집중하도록 한다. 코어의 제어력이 부족한 상태로 회전할 경우, 늑골이 앞쪽으로 돌출되는 느낌이 들면서 허리에서는 요추의 만곡이 더 깊어질 것이다. 그렇게 되지 않도록 주의한다.

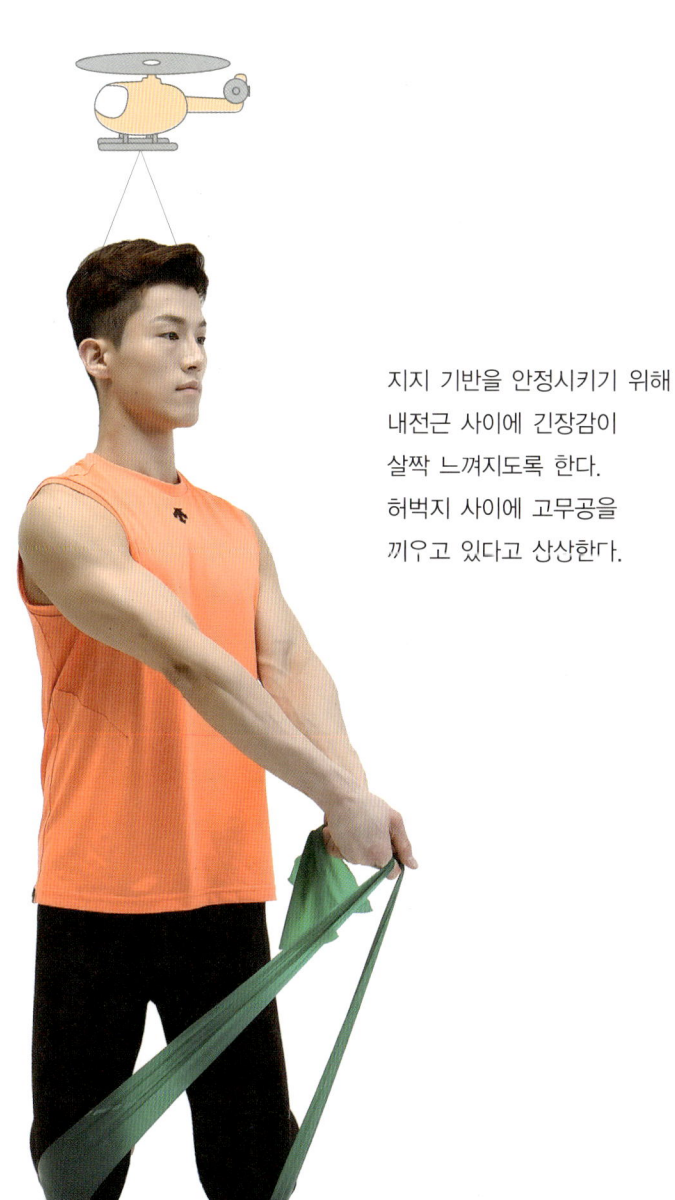

지지 기반을 안정시키기 위해 내전근 사이에 긴장감이 살짝 느껴지도록 한다. 허벅지 사이에 고무공을 끼우고 있다고 상상한다.

상체의 움직임에 동반되는 자잘한 움직임들을 골반이 잡아주도록 하되, 무릎은 정렬된 상태를 유지하도록 한다.

PILATES & GOLF

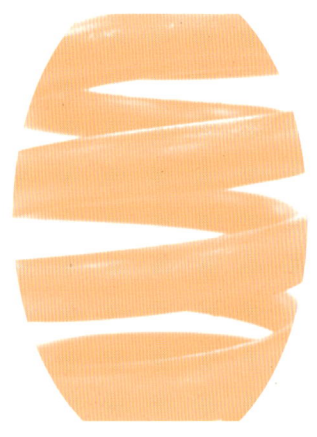

척추가 마치 용수철이라고 상상하면서 회전한다.
용수철이 회전할 때, 철사들 사이의 공간이
최대한으로 넓어진다고 생각하면서 수행한다.

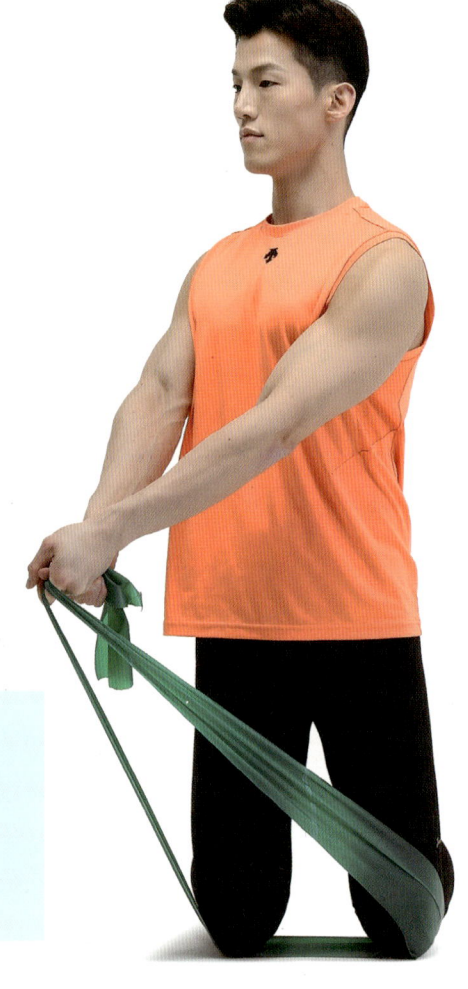

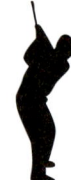

회전 동작을 수행할 때 요추가 과신전되면,
스윙 시 허리 부위에 압력을 가하게 되는
가장 유력한 원인 중 하나가 될 것이다.
이 점을 염두에 두면서 회전을 시작하는
것이 중요하다.

이 동작에서 세울 수 있는 좋은 목표 중 하나는 회전 시 움직임을 코어가 주도하도록 하는 것이다.
이를 다른 식으로 말하자면, 두 팔의 힘으로 밴드의 저항력을 견디려는 경향을 보일 것이다.
몸통이 두 팔의 힘에 개입하는 것이 아니라 두 팔이 몸통 힘에 동참해야 한다.
몸통을 코어의 힘으로 움직일 수 있게 되었을 때, 움직임의 정확성에 대한 느낌이 매우 향상될 것이며,
스윙과 연관된 이 움직임 과정은 다운스윙 시 허리 부위가 미리 신전되려는 것을 방지하는 데도 도움이 될 것이다.

밴드를 이용한 회전 II Rotation with Band 2

6~8회 반복 수행

이 동작의 목표는 상체 회전 동작에서 초기 움직임들을 연습하고, 필라테스의 원리를 적용하는 것이다.

이 동작에서는 밴드를 움직일 때 가능한 한 팔 힘을 쓰지 않도록 노력한다.
공은 코어의 힘으로 움직이는 느낌을 증가시켜주는 데 도움이 될 것이다.

그림에서와 같이 이 동작에서는 밴드의 장력을 팔 힘으로만 당기려는 경향을 가능한 한 줄이도록 노력할 것이다. 전완 사이에 끼운 공은 코어의 긴장감을 더욱 분명하게 느끼도록 도와주어 코어가 움직임을 주도하도록 할 것이다.
허벅지 안쪽 부위를 가볍게 수축하고, 척추를 길게 늘리면서 숨을 들이마신다. 방금 전 척추를 신장한 상태를 그대로 유지하면서 신체 축을 회전하며 숨을 내쉰다. 숨을 들이마시면서 다시 척추를 신장하며 시작 자세로 돌아온다.

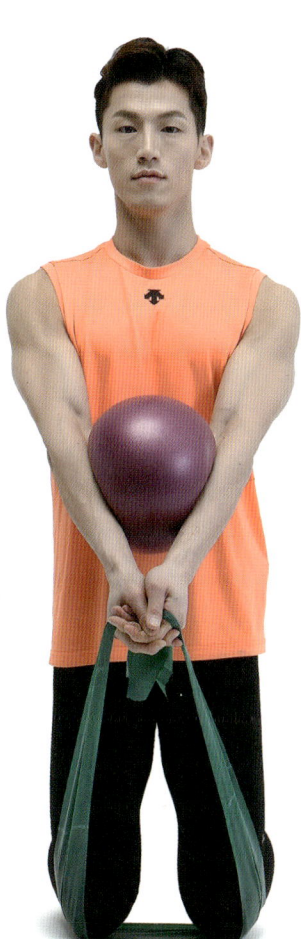

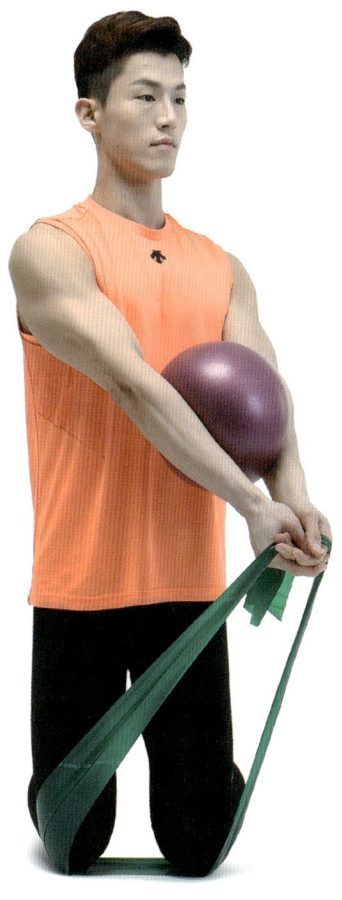

공으로 인해 주의가 흐트러지지 않도록 한다. 공을 잡고 있을 때 너무 힘주지 않고 가벼운 긴장감을 유지하여 동작 시 어깨가 무너지지 않도록 유의한다. 팔 사이에 끼운 공을 최소한의 힘으로 잡고 있으면, 코어는 회전 동작이 어떻게 이루어지는지 매우 명확하게 느끼게 될 것이다. 척추가 어떻게 신장되는지를 더 잘 느끼게 될 것이며, 동시에 허리는 안정성을 강하게 느끼게 될 것이다. 동작 내내 턱은 흉골 쪽으로 정렬시키고, 회전 움직임이 척추 중간 부위에 주는 효과를 알아차리려고 노력한다. 목의 긴장감은 과해지지 않도록 유의한다.
이 동작에서의 유일한 목표는 회전하는 동안에 코어의 힘을 느끼는 것이다.

손목과 전완의 강화 및 유연성 향상 Wrist Strengthen & Flexible

손목에서 일어날 수 있는 움직임들은 가능한 한 폭이 넓어야 한다. 그렇게 되면 부상의 위험이 감소하고 손목을 안정화시키는 근육들이 강화될 것이다. 이 파트에서 제대로 훈련하면, 논리적으로 그립에 가장 먼저 도움이 될 것이고, 손목이 충분히 원활하게 움직여준다면, 어깨와 팔꿈치에도 간접적으로 도움이 될 것이다.

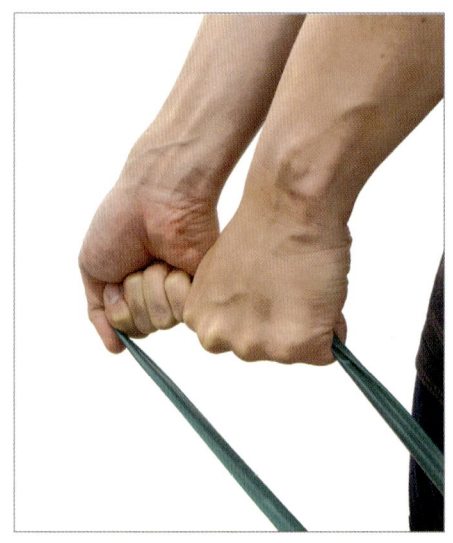

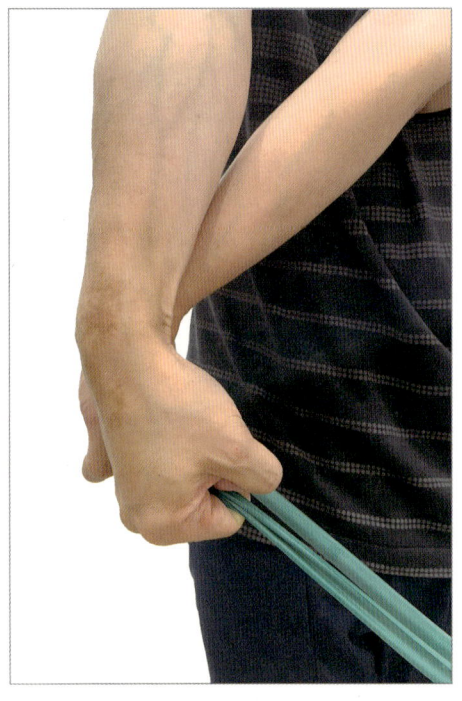

손목의 가동성이 부족해지는 현상은 예전에 당했던 부상이나 작은 외상성 장애들이 원인이 될 수 있다.
동작을 각 방향으로 수행했을 때 느껴지는 감각에 따라 움직이도록 한다. 인내심을 가지고 연습한다면 손목은 빠른 시일 내에 그립의 정확도를 높여주는 도구가 될 것이다.

공에 도달하기까지의 관절 운동 사슬을 들여다보았을 때, 손목은 마지막 고리가 될 것이다. 좋은 스윙 동작은 손목 관절의 힘과 유연성에 달려 있다고 볼 수 있다. 손목과 전완이 지나치게 약할 경우, 골프채를 제어하는 것이 어려워질 것이다. 마찬가지로 손목의 가동성이 현저하게 부족할 경우, 움직임이 충분히 자연스럽지 못할 것이며, 스윙 동작을 진행하는 동안 여러 단계에서 움직임을 단단하게 잡아주지 못할 것이다. 손목의 움직임을 관찰하는 과정에는 전완근에 대한 언급도 포함해야 할 것이다. 이 근육의 상태가 좋다면, 손목의 기능이 더 나아질 수 있다. 훈련 때마다 전완 부위를 스트레칭하고 강화하는 것이 반드시 필요하다.

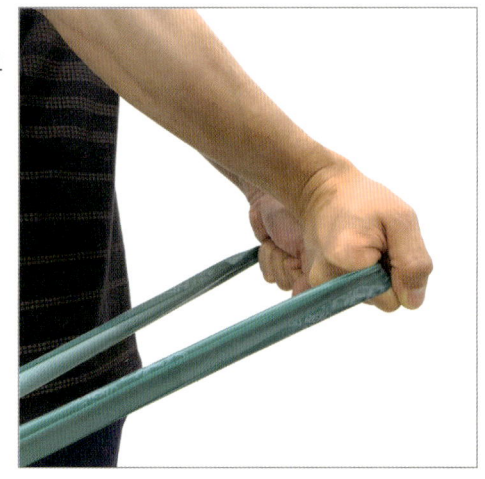

PILATES & GOLF

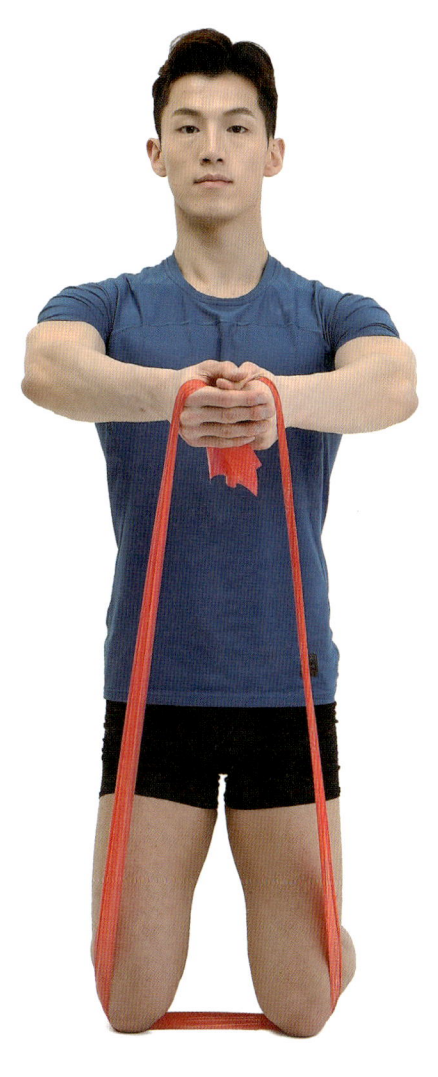

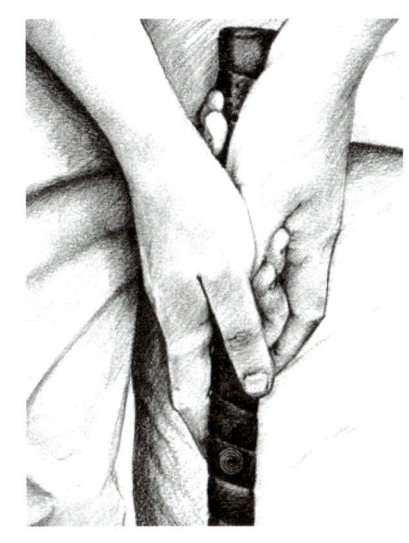

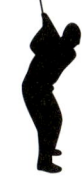

전완과 손목의 저항력을 향상시키고, 그립의 효율성을 높일 수 있다.

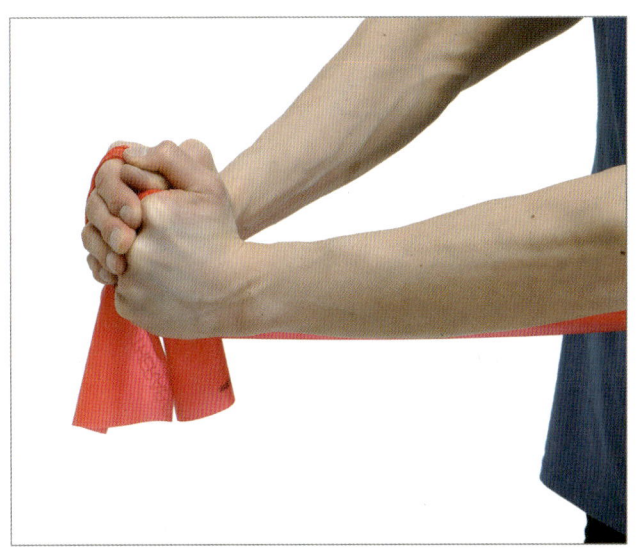

스윙 동작에서는 각 단계마다 손목을 특정한 방향으로 움직일 필요가 있다. 따라서 단지 스윙 동작 하나만 면밀히 관찰함으로써 손목 관절에 제한이 생긴 것을 알아차릴 수 있다.

고무밴드를 이용한 훈련은 손목 관절의 저항성과 유연성을 향상시키는 좋은 방법이다.
이미지에서 묘사된 동작들은 스윙 동작이 진행되는 동안 일어나는 특정한 움직임들이나 여러 가지 움직임이 조합된 모습들을 보여주고 있다.

PILATES & GOLF

전완의 기능이 좋고 손목 상태가 최상이면, 더 먼 거리로 공을 타격할 확률이 높아진다.
또한 이 두 부위를 강화하면, 여러 각도에서 골프채를 다루는 능력을 향상시킬 수 있을 것이다.

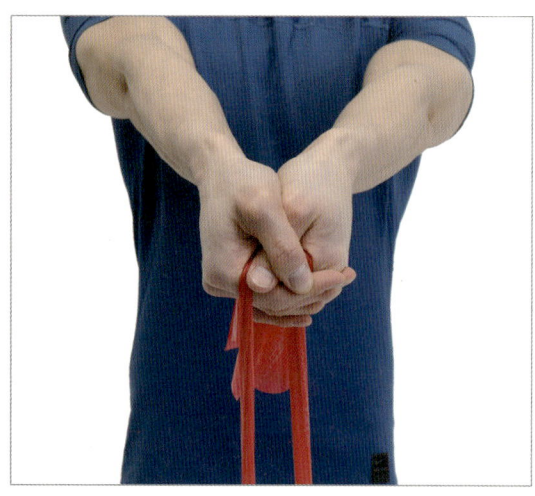 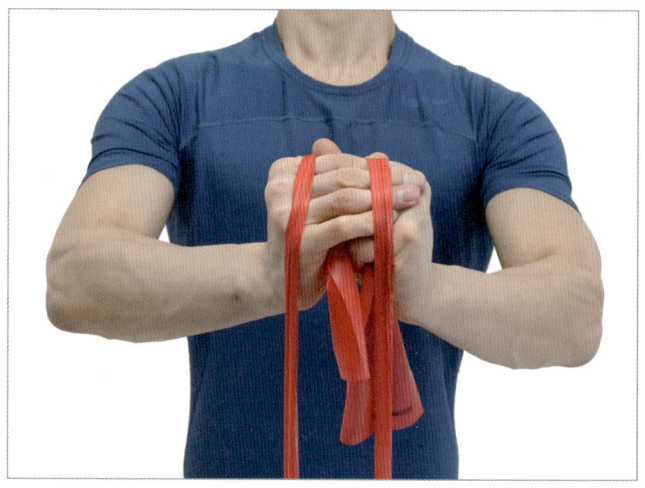

손목의 움직임을 팔꿈치와 어깨의 움직임과 구별하는 데 집중하도록 한다. 이렇게 되면 팔의 나머지 부분을 움직이지 않는 상태에서 손목 관절을 움직일 수 있을 것이다. 또한, 두 손목의 높이를 동일하게 유지하도록 하고, 손 모양은 한 손 위에 다른 손을 올려놓은 상태로 번갈아가면서 동일한 반복 횟수를 수행한다.
반복 횟수는 개인마다 차이가 있지만, 한쪽당 10회 정도 수행하면 충분할 것이다.

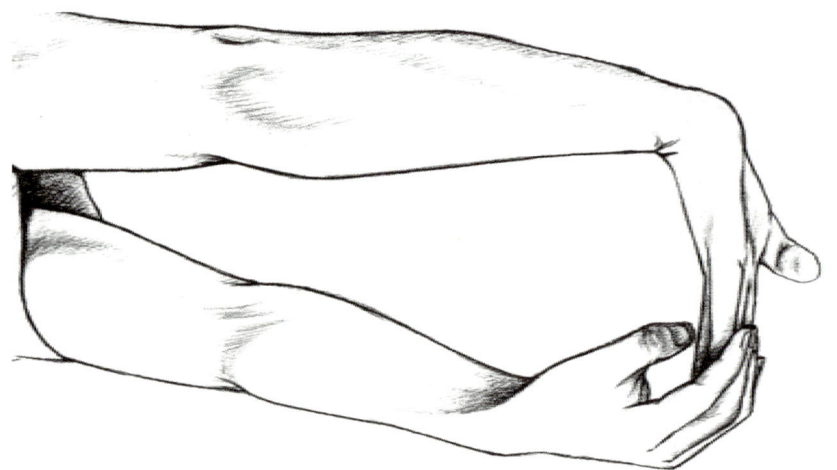

이 그림에서는 전완근의 기본 스트레칭 동작을 볼 수 있을 것이다.
고무밴드를 이용한 위의 동작 시리즈를 수행하기 전후로 이 스트레칭을 활용한다. 팔 한쪽당 1분 동안 스트레칭을 유지하도록 한다. 마찬가지로 필드에서도 경기 후반부에 다다를 때 전완에 쌓여가는 긴장을 풀어주는 데 도움이 될 수 있다.

척추 만곡 유지하기 I Spine Curve 1
전체 혹은 부분 동작을 4~6회 반복 수행
이 동작의 목표는 골반 자세와 연관된 고유수용감각을 향상시키는 것이다.

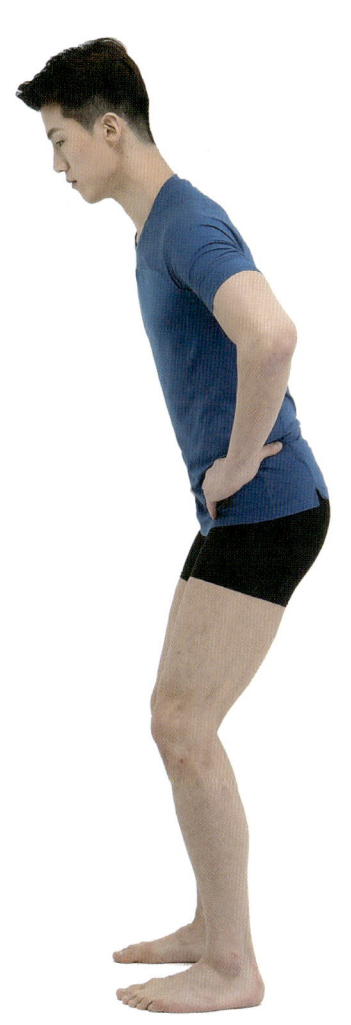

이 동작의 목표는 스윙의 여러 단계 동안 골반이 취하게 되는 자세를 알아보는 것이다. 비록 실전에서 움직이는 속도로 훈련하는 것이 아니기에 결정적인 데이터가 될 수 없겠지만, 동작을 구성하는 데 방향성을 제시해줄 수 있을 것이다. 동작을 시작하면서 평소의 습관적인 스탠드 자세를 취하도록 하고, 그런 뒤 이미지에서와 같이 골반 위에 손을 올리고 어떤 자세가 가장 편안한지 가늠해본다. 골반은 전방 경사, 후방 경사, 중립 상태를 취할 수 있다. 자신에게 맞는 특정한 정렬을 명확하게 찾아내지 못할 경우 골반 위에 손을 올려놓고 양쪽 방향의 움직임을 탐색한다. 골반이 중립 상태일 때만 이미지에서와 같은 자세가 나올 것이다. 골반 상태를 체크함으로써 회전 동작을 마지막 자세까지 느린 속도로 수행하여 스윙 동작을 구간별로 나누어 살펴볼 수 있을 것이다.

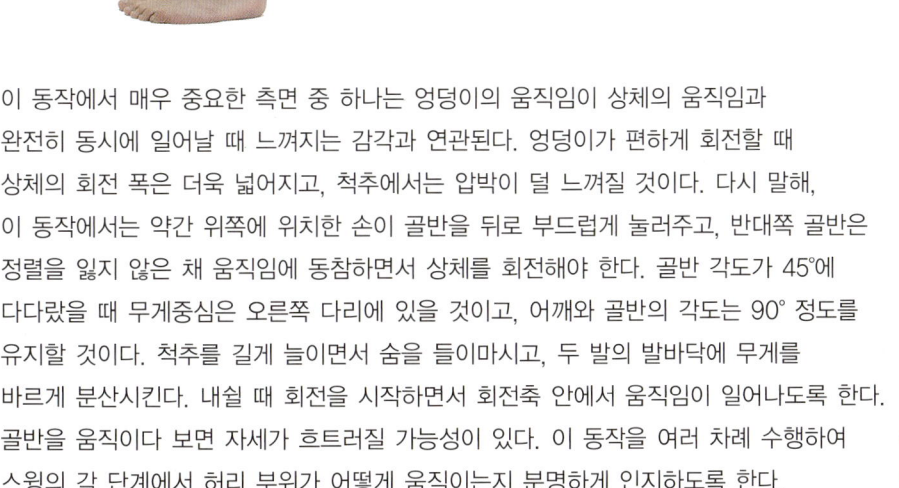

이 동작에서 매우 중요한 측면 중 하나는 엉덩이의 움직임이 상체의 움직임과 완전히 동시에 일어날 때 느껴지는 감각과 연관된다. 엉덩이가 편하게 회전할 때 상체의 회전 폭은 더욱 넓어지고, 척추에서는 압박이 덜 느껴질 것이다. 다시 말해, 이 동작에서는 약간 위쪽에 위치한 손이 골반을 뒤로 부드럽게 눌러주고, 반대쪽 골반은 정렬을 잃지 않은 채 움직임에 동참하면서 상체를 회전해야 한다. 골반 각도가 45°에 다다랐을 때 무게중심은 오른쪽 다리에 있을 것이고, 어깨와 골반의 각도는 90° 정도를 유지할 것이다. 척추를 길게 늘이면서 숨을 들이마시고, 두 발의 발바닥에 무게를 바르게 분산시킨다. 내쉴 때 회전을 시작하면서 회전축 안에서 움직임이 일어나도록 한다. 골반을 움직이다 보면 자세가 흐트러질 가능성이 있다. 이 동작을 여러 차례 수행하여 스윙의 각 단계에서 허리 부위가 어떻게 움직이는지 분명하게 인지하도록 한다.

PILATES & GOLF

부분 동작(백스윙-다운스윙)을 4~6회 반복 수행
이 동작의 목표는 척추 중에서 요추에 해당하는 부위와 연관된 고유수용감각을 향상시키는 것이다.

이 이미지에서는 스윙 동작의 많은 경우에서 흔하게 발생하는 오류를 보여주고 있다.
회전할 때 등 상부의 어깨 부위는 타깃을 향해 딸려가게 된다. 이리하여 움직임은 다운스윙을 진행하는 동안 궤도의 정확성을 잃게 된다.

이 동작에서는 백스윙 움직임과 관련된 감각들을 시험해볼 것이다. 왼쪽 팔의 힘은 이 동작에서 스윙의 폭을 더욱 넓히는 데 기여할 것이다.
이미지와 같이 왼쪽 팔을 잡아서 손목과 일직선을 이루는 높이까지 들어 올린다. 초기의 정렬 상태 그대로 스탠드 자세를 취하도록 한다. 척추를 축으로 상체를 회전하기 시작하고, 동시에 왼쪽 팔을 수평이 될 때까지 들어 올린다.

어깨 부위가 공 뒤쪽에 위치해야 함을 명심한다.
이 동작에서는 오른쪽 다리로 무게중심을 바르게 이동하고 있는지 평가해야 할 것이다.

이 그림에서는 몸의 무게중심이 지나치게 뒤로 쏠려 있다.

두 다리의 지지 기반은 백스윙에서와 같은 방식으로 몸무게를 분산시켜준다. 회전 시 몸무게를 오른쪽 다리 쪽으로 이동하게 된다. 정렬을 유지하도록 하고 회전 동작이 무릎에 지장을 주지 않도록 유의한다.

신체 자세의 대칭을 위해 좌우 양방향으로 동일한 반복 횟수를 수행하도록 한다.

척추를 길게 늘이면서 숨을 들이마시고 이어서 배꼽을 척추 쪽으로 당겨오면서 숨을 내쉬기 시작한다. 동시에 회전을 시작할 때 한 개의 축에서만 일어나도록 한다. 척추의 각도를 유지하도록 한다.

척추 만곡 유지하기 II Spine Curve 2

팔은 균형을 잡음으로써 폭이 넓고 힘찬 모습으로 움직인다. 신체 축에서 움직임이 자유롭게 일어날 때 지렛대의 효과가 더욱 효율적으로 발휘될 것이다.

이 동작은 앞선 동작의 심화된 형태다. 왼쪽 팔이 수평 상태가 될 때 오른쪽 팔을 들어 올리면서 어깨 라인은 외회전하는 방향으로 부드럽게 연장시킨다. 이 심화된 동작에서의 난관은 척추 각도의 변화 없이 회전 반경을 넓히는 것이다. 왼쪽 어깨의 내회전 동작을 오른쪽 어깨의 외회전 동작과 통합시켰을 때, 오른쪽 어깨의 가동성이 향상될 것이다. 양쪽 어깨에서 일어나는 움직임의 효과는 동시에 상체 회전 동작을 더욱 심화시켜준다. 이 시점에서는 척추가 폭이 매우 큰 스윙 동작을 어떤 식으로 버텨내는지에 대한 감각들을 탐색할 수 있을 것이다.

이 동작은 하체 부위 중에서 오른쪽 허벅지와 무릎의 균형 감각을 향상시켜줄 것이다.

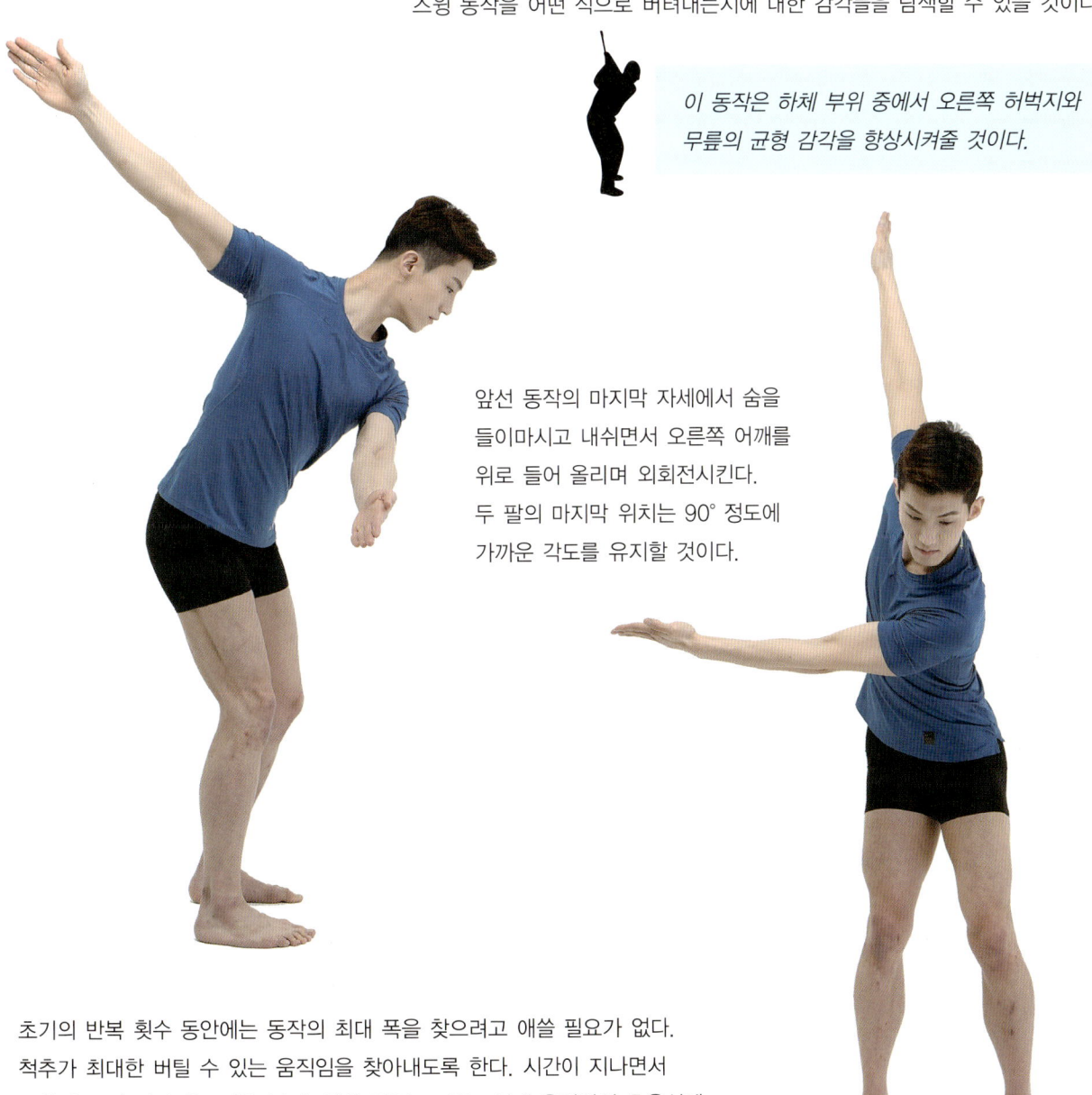

앞선 동작의 마지막 자세에서 숨을 들이마시고 내쉬면서 오른쪽 어깨를 위로 들어 올리며 외회전시킨다. 두 팔의 마지막 위치는 90° 정도에 가까운 각도를 유지할 것이다.

초기의 반복 횟수 동안에는 동작의 최대 폭을 찾으려고 애쓸 필요가 없다. 척추가 최대한 버틸 수 있는 움직임을 찾아내도록 한다. 시간이 지나면서 스윙의 폭이 넓어지는 것을 볼 수 있을 것이고, 이는 어깨 움직임의 효율성에 전적으로 기여할 것이다.

PILATES & GOLF

밴드를 이용한 척추 만곡 유지하기
Spine Curve with Band

한쪽 방향당 6~8회 반복 수행

이 동작의 목표는 어깨와 골반의 움직임을 훈련하면서 어깨의 회전 동작을 심화시키는 것이다.

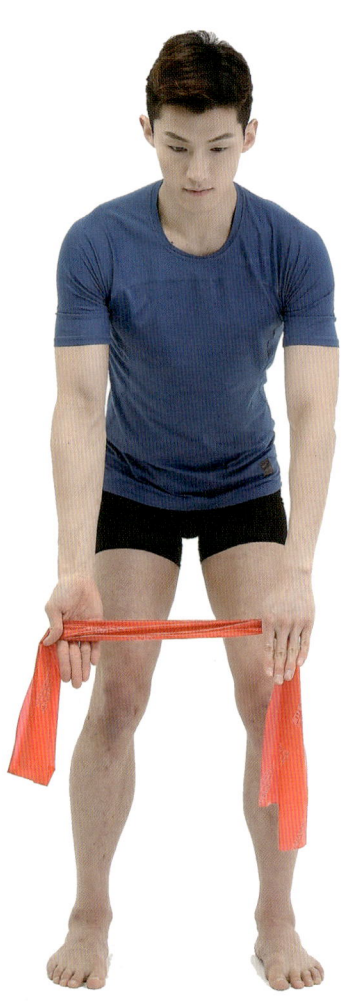

이 동작은 평소에 취하는 스탠드 자세와 동일한 자세로 시작한다. 이미지에서와 같이 손 사이에 밴드를 잡는다. 첫 번째 호흡에서는 어깨를 바르게 정렬하도록 한다. 어깨 부위를 가볍게 확장하면서 숨을 들이마시고 내쉴 때 코어를 수축하면서 정렬된 상태를 심화시킨다. 이어서 다시 숨을 들이마시고 내쉬면서 상체와 팔의 백스윙 동작을 수행하기 시작한다.

> 이 동작에서는 골반에서 일어나는 움직임들을 알아차리는 것이 중요하다. 골반이 스윙 동작을 주도할 수 있도록 한다.

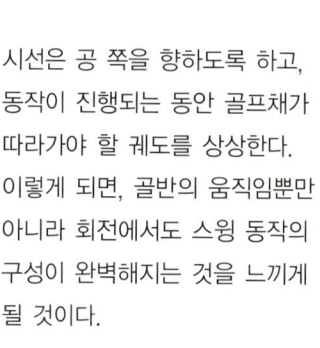

시선은 공 쪽을 향하도록 하고, 동작이 진행되는 동안 골프채가 따라가야 할 궤도를 상상한다. 이렇게 되면, 골반의 움직임뿐만 아니라 회전에서도 스윙 동작의 구성이 완벽해지는 것을 느끼게 될 것이다.

밴드의 효과는 어깨가 저항하는 힘을 경험하도록 도와줄 것이기에 동작을 수행하는 내내 밴드를 가볍게 당긴 상태를 유지하도록 한다. 이 동작에서는 두 어깨의 유연성을 특별한 방식으로 시험하게 될 것이므로 동작 초기부터 움직임의 최대 폭을 찾으려고 애쓰지 않는다.

밴드를 다루는 과정에서 오른쪽 다리로 균형을 바르게 분산하는 데 초점을 잃지 않도록 유의한다. 이 동작을 구성하는 과정에서 척추의 가동성과 어깨의 유연성에 관한 여러 가지 데이터가 생길 것이다.

밴드를 이용한 한 다리 서서 회전하기
One Leg Rotation with Band

한쪽 방향당 4~6회 반복 수행
이 동작의 목표는 코어의 제어를 통해 균형 감각을 향상시키는 것이다.

이미지에서와 같이 한쪽 다리로 서서 척추 각도를 유지한 채 이 자세에서 최대한 가능한 만큼 척추를 길게 늘여준다. 지탱하고 있는 한쪽 다리의 발바닥 아래에 밴드의 한쪽 끝을 끼워 고정하고, 반대쪽 끝은 두 손으로 잡아준다. 이 동작에서 균형을 잡는 과정을 통해 스윙이 진행되는 동안 무게중심을 이동하는 데 두 발의 안정성이 향상될 것이다. 상체 움직임의 폭이 넓어질수록 동작의 난이도도 높아지기에 동작의 폭을 넓히기 전에 균형 감각을 향상시키는 편을 택하도록 한다.

시작 자세에서 두 다리의 무릎을 가능한 한 가지런히 모은 상태로 한쪽 다리를 들어 올린다. 숨을 들이마시며 척추를 회전할 준비를 하고, 내쉬면서 배꼽을 척추 쪽으로 가까이 당긴다. 움직이는 동안 밴드를 잡고 있는 엄지손가락과 흉골이 같은 선상으로 정렬되도록 노력한다.
회전 시 목과 어깨만 움직이게 되면, 균형을 잃으면서 자세가 기울어질 것이기에 목과 어깨만 움직이지 않도록 주의한다. 척추가 견고한 축을 통해 회전하는 모습을 상상하며 동작을 수행한다.

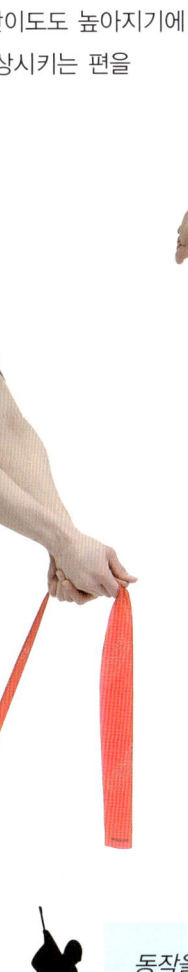

동작을 수행할 때 두 어깨가 귀 쪽으로 움츠러들지 않도록 한다. 코어가 동작을 주도하도록 하고, 상체가 회전하는 동안 골반 위치가 이동하지 않도록 유의한다.

PILATES & GOLF

신체 측면 부위의 안정성은 지속적인 스윙 동작을 수행하는 데 매우 중요한 요소로 작용한다. 두 다리 중 한쪽이 심지어 회전 동작을 수행하지 않았는데도 안정성이 악화되어 있다면, 백스윙이나 다운스윙에도 지장을 초래할 가능성이 매우 높다. 한쪽 다리에서 다른 쪽 다리로 무게중심을 옮기는 과정에서는 외전근, 내전근, 햄스트링, 대퇴사두근의 안정성이 최상의 상태여야 한다. 골반 근육들의 안정성이 한 곳에서라도 약화된다면, 무게중심 이동 과정에 영향을 끼칠 것이다.

동작이 가장 효율적으로 진행되려면 발바닥 전체로 무게를 지탱해야 한다. 중심이 발가락에 쏠린다면, 움직임의 폭을 줄이거나 지탱하는 발의 발가락을 바닥에서 들어 올린 채 동작을 수행해본다.

동작의 안정성은 일반적인 수준에서 봤을 때 스윙에 긍정적으로 기여한다. 안정성이 좋으면 골프채의 속도를 증가시키는 것이 더욱 간단하고 올바른 궤도를 유지하기가 수월해질 것이다.

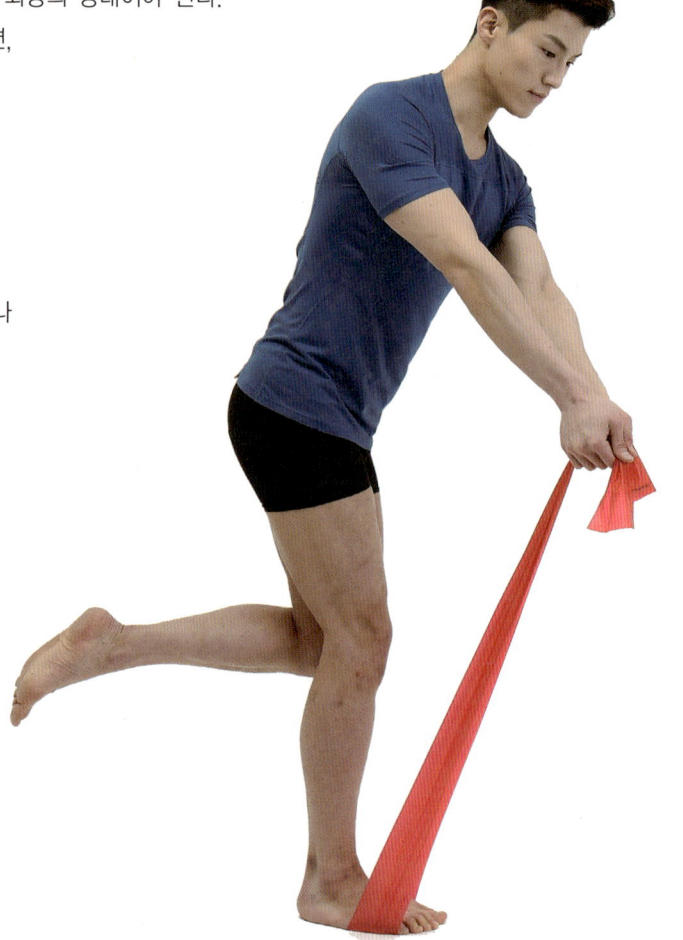

하체 부위 중에서 발목은 이 동작의 운동 사슬에서 첫 번째 고리에 해당한다. 지지하는 쪽 발목의 안정성이 좋지 않으면 생체역학적인 상태가 좋지 않을 가능성이 있으며, 그 결과 스윙에서도 한쪽 다리에서 다른 쪽으로 무게중심을 옮길 때 원치 않는 보상 작용들이 일어날 수 있다. 스윙 동작 시 균형을 잡는 과정은 정확성을 흐트러지게 하고, 이는 가장 흔히 발생하는 문제 중 하나다.

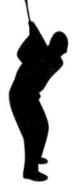

바늘 꿰기 Sewing

각 방향을 6~8회 반복 수행
이 동작의 목표는 척추의 축을 유지하면서 회전 동작을 연습하는 것이다.

시작 자세에서 호흡을 여러 차례 수행하여 척추를 길게 늘이고 코어를 적극적으로 수축시킨다. 코어의 긴장감이 높아질수록 허리 부위의 긴장감이 감소될 것이다. 공 위에 팔을 올림으로써 움직임의 효과가 척추에서 어떤 식으로 일어나는지 더욱 심도 있게 알아차릴 수 있을 것이다.

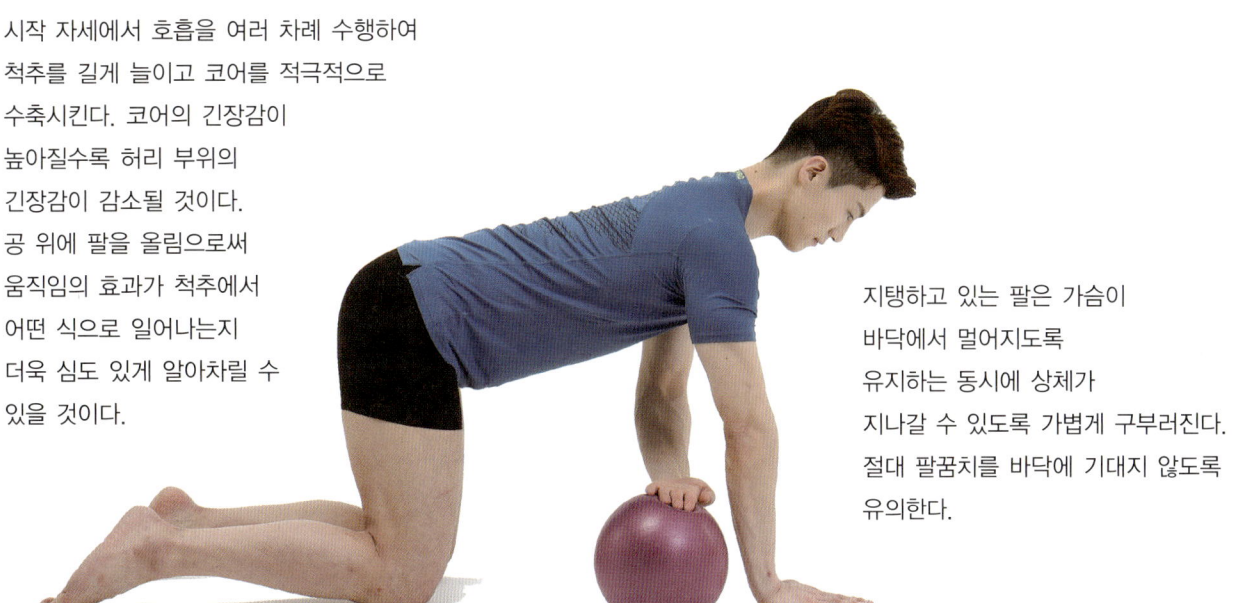

지탱하고 있는 팔은 가슴이 바닥에서 멀어지도록 유지하는 동시에 상체가 지나갈 수 있도록 가볍게 구부러진다. 절대 팔꿈치를 바닥에 기대지 않도록 유의한다.

명심해야 할 점 가운데 하나는 경추 부위다. 견갑골이 어깨 방향으로 올라가기 시작하면 동작을 중지하고, 등 상부에서 견갑골이 바른 위치를 유지하고 안정화되도록 한다.

이 동작은 척추 회전근들을 매우 강하게 움직여주므로 척추의 신장을 적절하게 조합하여 수행한다면, 경기 동안 척추에 쌓일 수 있는 모든 긴장감으로부터 해방될 수 있을 것이다.

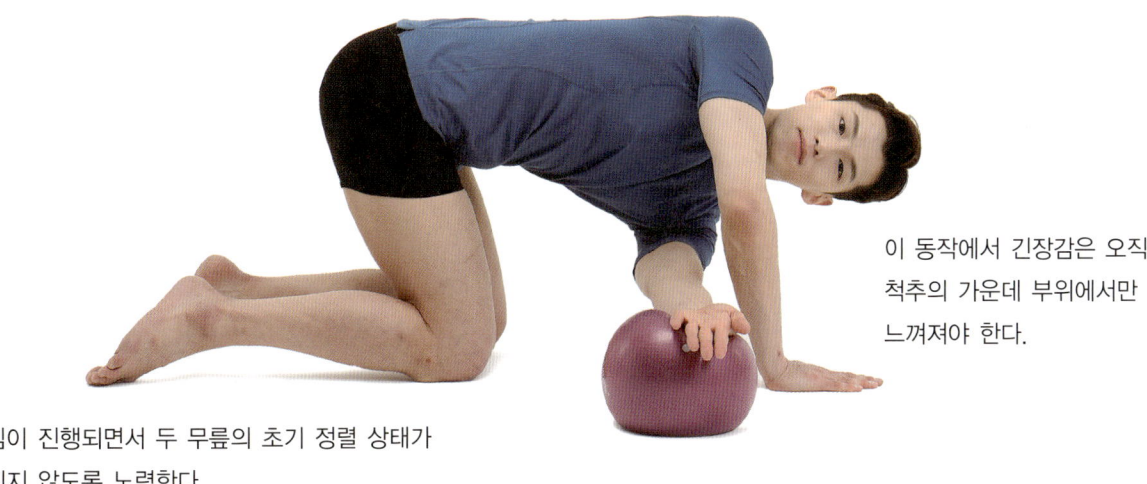

이 동작에서 긴장감은 오직 척추의 가운데 부위에서만 느껴져야 한다.

움직임이 진행되면서 두 무릎의 초기 정렬 상태가 달라지지 않도록 노력한다.

PILATES & GOLF

엉덩이 굴곡근 스트레칭 Hip Flexor Stretch

6~8회 반복 수행

이 동작의 목표는 골반 근육들을 단련시키는 것이다.

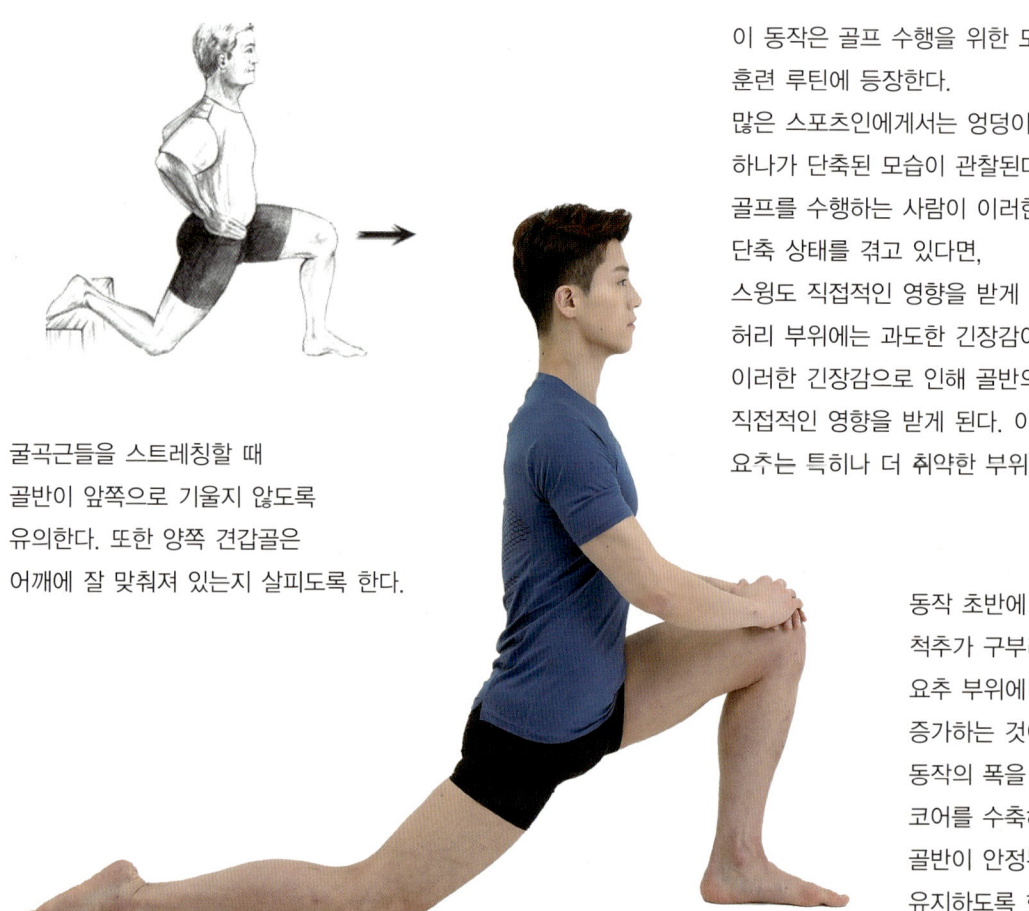

이 동작은 골프 수행을 위한 모든 종류의 훈련 루틴에 등장한다.
많은 스포츠인에게서는 엉덩이 굴곡근 중 하나가 단축된 모습이 관찰된다.
골프를 수행하는 사람이 이러한 단축 상태를 겪고 있다면, 스윙도 직접적인 영향을 받게 되고, 허리 부위에는 과도한 긴장감이 쌓이게 되며, 이러한 긴장감으로 인해 골반의 자세도 직접적인 영향을 받게 된다. 이리하여 요추는 특히나 더 취약한 부위가 될 것이다.

굴곡근들을 스트레칭할 때 골반이 앞쪽으로 기울지 않도록 유의한다. 또한 양쪽 견갑골은 어깨에 잘 맞춰져 있는지 살피도록 한다.

동작 초반에 척추가 구부러지거나 요추 부위에 긴장감이 증가하는 것이 느껴진다면 동작의 폭을 줄이도록 한다. 코어를 수축하여 골반이 안정된 상태를 유지하도록 한다.

그림에서와 같이 척추를 가능한 한 정렬된 상태로 유지하도록 노력한다. 숨을 들이마시고 척추를 길게 늘이면서 어깨를 이완시킨다. 숨을 내쉴 때 배꼽을 척추 쪽으로 당겨오면서 무게중심을 앞쪽에 위치한 발로 이동시킨다. 양쪽 다리 모두 동일한 반복 횟수를 수행한다.

스트레칭된 상태를 수초 동안 유지하도록 한다.

이 동작의 목표는 엉덩이 굴곡근들을 스트레칭하는 것이다.

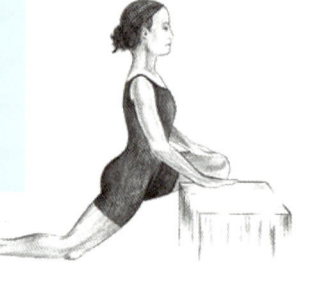

자세가 불안정한 느낌이 든다면 받침대에 기댄 상태로 수행할 수 있다.

PILATES & GOLF

엉덩이 굴곡근 신장 Hip Flexor Extension

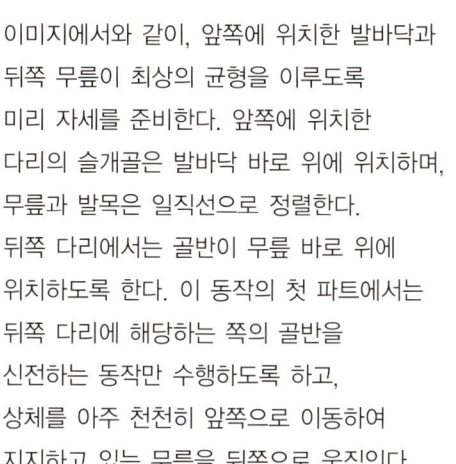

이미지에서와 같이, 앞쪽에 위치한 발바닥과
뒤쪽 무릎이 최상의 균형을 이루도록
미리 자세를 준비한다. 앞쪽에 위치한
다리의 슬개골은 발바닥 바로 위에 위치하며,
무릎과 발목은 일직선으로 정렬한다.
뒤쪽 다리에서는 골반이 무릎 바로 위에
위치하도록 한다. 이 동작의 첫 파트에서는
뒤쪽 다리에 해당하는 쪽의 골반을
신전하는 동작만 수행하도록 하고,
상체를 아주 천천히 앞쪽으로 이동하여
지지하고 있는 무릎을 뒤쪽으로 움직인다.

동작의 첫 파트를 바르기 수행할 수 있게 되면
골반을 부드럽게 신전하는 단계로 넘어간 뒤,
이어서 측면으로 굴곡하도록 한다.
초반에는 동작의 정확도를 높이기 위해
움직임을 나누어서 수행하도록 한다.
이렇게 되면 각 파트의 효과가
가능한 한 조화롭게 조합될 것이다.

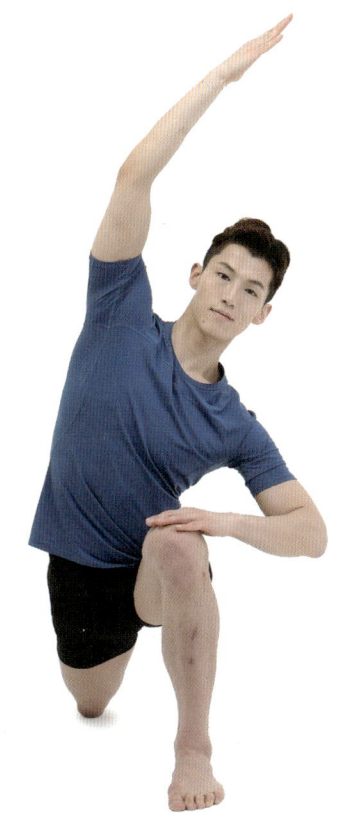

두 차례의 호흡을 이용해
동작을 완수한다. 척추를 길게
연장하면서 숨을 들이마시고
내쉬면서 엉덩이를 신전시킨다.
이 자세를 유지하면서 다시 숨을
들이마신 뒤 내쉬면서
측면 굴곡을 수행한다.
코어가 안정성을 주관하는
수호자이며, 동작의 초반부터
주도적인 역할을 한다는 사실을
명심하도록 한다.

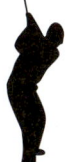

골반의 신전과 측면 굴곡
동작의 조합된 힘이 분산되는
과정은 스윙 동작 중
팔로 스루 동작과
연관되어 있다고 볼 수 있다.

PART 4 중급 레벨

PILATES & GOLF

무릎 들고 엉덩이 굴곡근 신장
Hip Flexor Extension(Knee Up)

좌우 각 방향으로 6~8회 반복 수행

이 동작의 목표는 골반의 신전과 함께 측면 굴곡 동작을 연습하는 것이다.

이 동작은 이전 동작의 심화된 형태이며, 균형을 잡는 자세에서 움직임의 폭이 감소하게 될 수도 있다.
동작을 수행할 때 지나치게 불안정한 느낌이 든다면, 이전 동작을 선택하도록 한다.
또한, 어떤 경우에서든 동작을 수행할 때 골프채를 보조 도구로 사용할 수 있다.

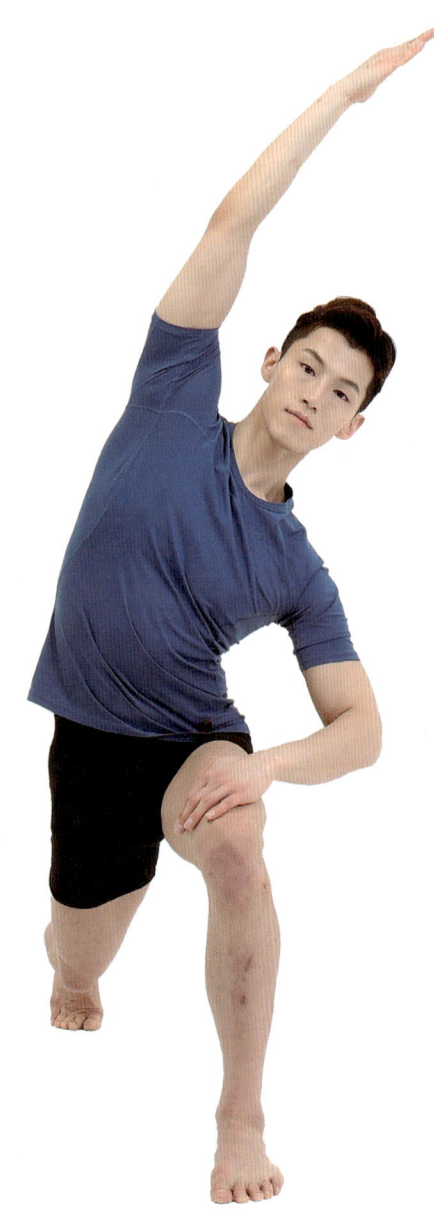

첫 번째로, 두 다리가 균형을 잘 잡아주고 있는지 집중한다. 앞에 위치한 발의 발바닥은 잘 지탱해주어야 하며, 뒤에 있는 발은 발가락으로만 지지하게 된다. 이 자세를 유지하려면, 안정성뿐만 아니라 두 다리의 힘도 상당 부분 필요로 한다. 뒤에 위치한 무릎은 이 경우 골반보다 뒤에 있으므로 골반은 시작부터 약간 신전된 상태로 유지될 것이다. 이 자세에서 등 상부를 곧게 지탱하는 데 저항력이 충분하지 않다면, 좀 더 쉬운 동작을 선택한다. 이 모든 단계를 거쳤다면, 균형을 유지한 상태에서 측면 굴곡을 시도해보아도 된다. 시작 자세에서 척추를 길게 늘이면서 숨을 들이마시고, 굴곡하려는 방향과 반대쪽에 있는 팔을 옆으로 벌린다. 숨을 내쉬면서 배꼽을 척추 쪽으로 가까이 당겨오고, 등 상부에서 견갑골을 부드럽게 미끄러지듯 움직여 측면 굴곡을 수행한다.

근육 사슬 스트레칭 Chain Muscle Extension

각 방향으로 4~6회 반복 수행

스트레칭한 상태가 충분하다고 느껴질 때까지 유지한다.

두 무릎을 세운 상태에서 등을 대고 누운 채 막대기를 사용하여 두 손바닥 사이에 놓고 손바닥끼리 서로 막대기를 밀어준다. 이때 경추는 뻗은 쪽 팔을 향해 돌려준다. 이 동작의 첫 번째 단계로는 팔만 스트레칭된 상태로 몇 초 동안 유지하다가 바로 두 무릎을 한쪽으로 회전하여 그 상태로 다시 몇 초 동안 유지한다. 스트레칭이 너무 과하게 느껴지지 않는다면, 몇 분 동안 유지하는 것이 이상적이다. 얼마 동안 유지하는 것이 충분한지는 몸이 스스로 알려줄 것이다.

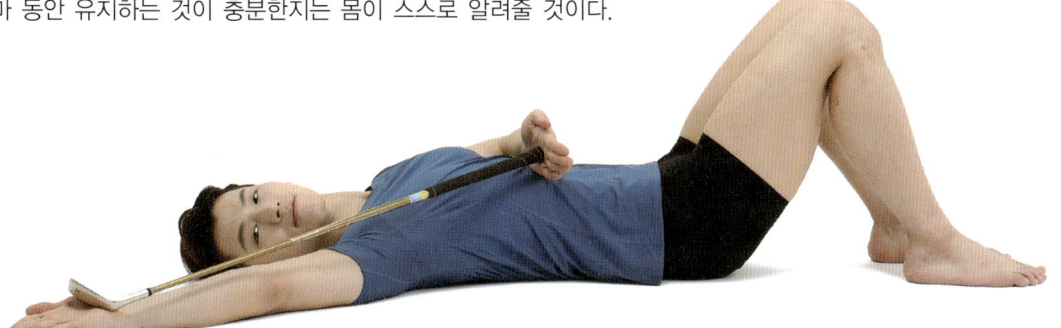

목이 가능한 한 바른 정렬을 유지하도록 하면서 팔이 스트레칭된 상태를 유지하도록 한다. 숨을 내쉴 때 흉골이 내려가는 것을 느끼면서 가슴과 복 사이에 가능한 한 넓은 공간이 확보되도록 한다.

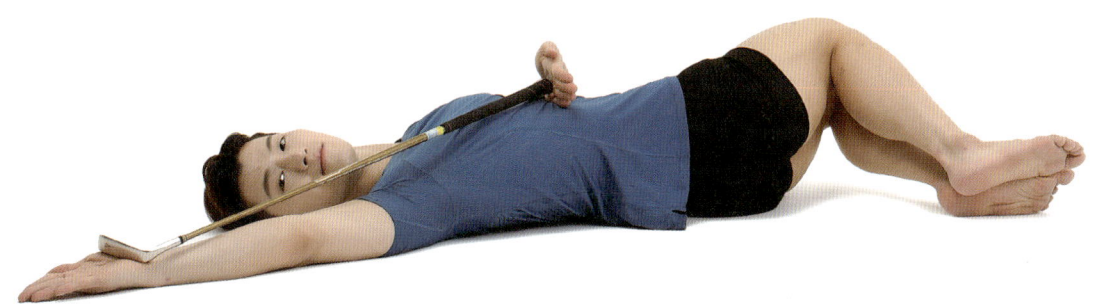

이 동작에서의 스트레칭은 신체의 앞쪽 면을 가로지르는 근육 사슬을 타깃으로 하고 있기에 효과를 제대로 발휘하려면 늑골을 깊게 조여 닫아주도록 한다. 늑골이 천장을 향해 들리지 않는 이상 요추 부위는 압박에서 벗어날 것이다. 이러한 종류의 동작들이 갖는 중요한 측면은 스트레칭을 강제적으로 하지 말아야 한다는 것이다. 다리나 팔을 과하게 누른다면 그 결과는 최대한 이완되는 상태에서 단지 자연스럽게 스트레칭하는 것과 다를 것이다. 코어의 깊은 긴장감을 느끼는 데만 몰두하도록 한다.

흉근 스트레칭 Chest Muscle Extension

그림에서와 같이 등을 대고 누운 상태에서 한쪽 팔이 가능한 한 이완되도록 한다. 몸통을 안정화시키도록 하여 회전하거나 비틀어지지 않도록 유의한다. 팔은 수평 상태를 이루도록 하고, 움직임은 중력에 의해서만 수동적으로 일어나야 한다. 흉근이 긴장되었거나 약해졌는지를 정확하게 평가한다면 견갑대 움직임의 훈련 방향을 설정하는 데 좋은 참고가 될 수 있다. 흉근이 지나치게 강하거나 단축된 경우, 어깨가 움츠러들거나 팔이 안쪽으로 회전하는 것과 같은 증상들이 나타난다.

두 가지 동작 옵션을 한 번씩 번갈아가면서 수행할 수도 있다.

이미지에서와 같은 자세를 취하도록 한다. 발뒤꿈치 위에 앉거나, 무릎과 발목에 긴장감이 느껴진다면 의자를 활용해도 좋다. 이 동작에서는 골프채로 뒤쪽을 향해 부드럽게 균형을 잡아주고 상체를 고정시키면서 바르게 정렬하는 것이다. 척추를 길게 늘이면서 숨을 들이마시고, 이어서 내쉬면서 배꼽을 안쪽으로 들여보내고, 팔은 뒤쪽 방향으로 부드럽게 미끄러지듯 움직인다. 팔의 움직임이 짧다면, 흉근이 단축된 것으로 해석될 수 있다. 이럴 경우, 훨씬 더 천천히 움직이고, 스트레칭된 상태를 몇 초 동안 유지하도록 한다. 어떤 경우에서든 시작 자세에서나 동작을 수행하는 동안 어깨가 올라가지 않도록 유의한다.

이 동작의 심화된 형태 중 좋은 예로는 골프채를 양쪽 팔에 하나씩 동시에 사용하는 것이다. 이 경우 동작을 수행할 때, 깊이감을 훨씬 더 느낄 수 있을 것이다.

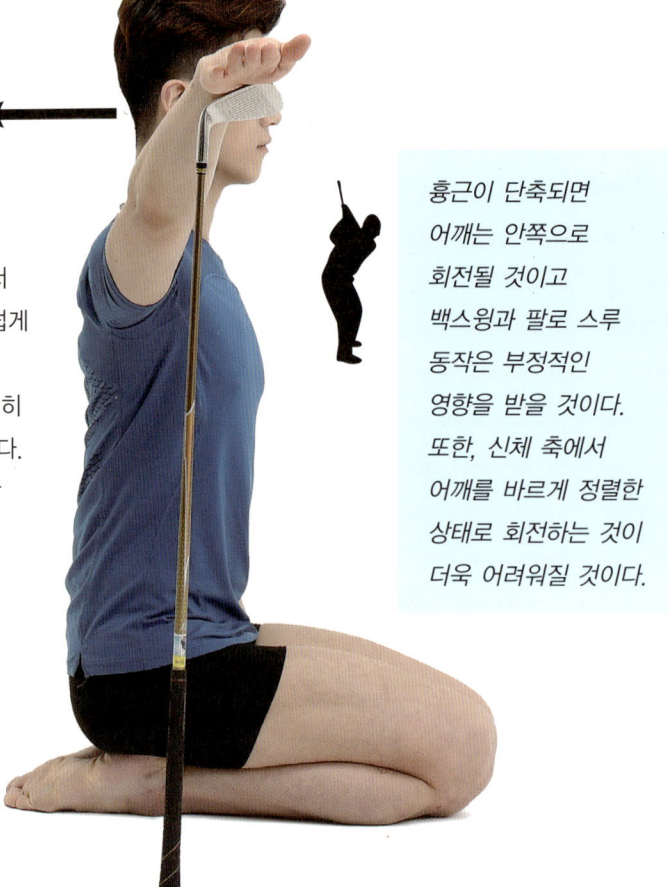

흉근이 단축되면 어깨는 안쪽으로 회전될 것이고 백스윙과 팔로 스루 동작은 부정적인 영향을 받을 것이다. 또한, 신체 축에서 어깨를 바르게 정렬한 상태로 회전하는 것이 더욱 어려워질 것이다.

폼롤러 위에서 균형 잡기 Balance on Foam Roller

6~8회 반복 수행

이 동작의 목표는 외전근들을 단련시키고 골반과 척추를 분리하는 연습을 하는 것이다.

이 책에서 소개된 연습 동작 중 폼롤러 위에서 수행하는 모든 동작은 상대적으로 다른 동작들보다 불안정성이라는 위험 요소를 갖고 있다고 볼 수 있다. 균형을 절대적으로 잡을 수 있다는 확신이 없다면 이 단계로 넘어가지 않도록 한다. 초기에 자신의 균형 감각이 어느 정도 수준인지 알아보기 위해서는 이전 동작 중에서 추천될 만한 동작들이 있으나, 두 개의 폼롤러 위에 올라간 상태에서 벽에 두 손을 대고 균형을 잡아보는 것으로 가늠해볼 수도 있다. 또한, 다른 선택 사항으로는 균형 감각의 수준을 탐색하기 위해 주변 동료에게 도움을 요청하는 것도 좋은 방법일 것이다.

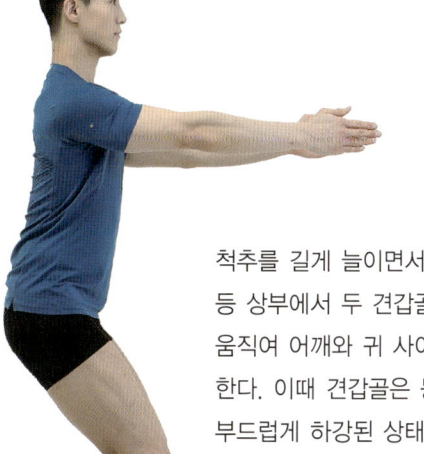

상체가 내려갈 때 무게를 바르게 분산하는 것이 불가능하다면, 스윙을 진행하는 동안 척추의 커브를 유지하는 데 어려움이 있을 것이다. 허리 부위는 이러한 문제에 대한 보상 작용으로 동작이 진행되는 동안 너무 일찍 신전된다.

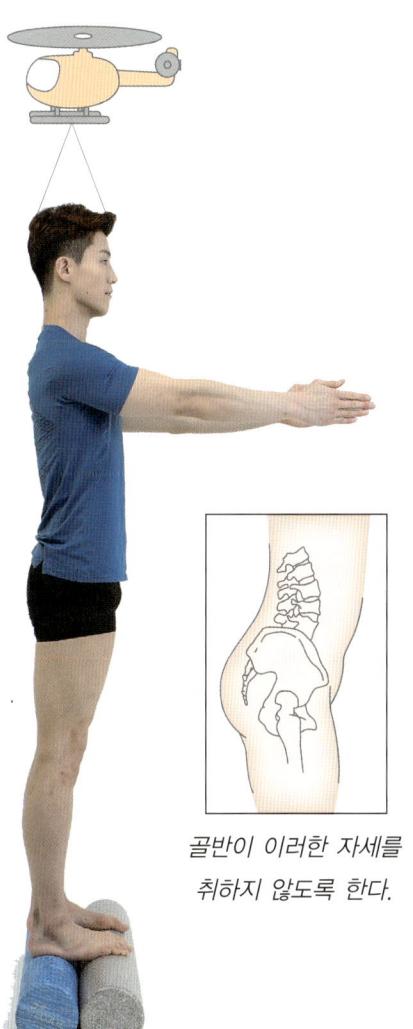

골반이 이러한 자세를 취하지 않도록 한다.

척추를 길게 늘이면서 숨을 들이마시고 등 상부에서 두 견갑골을 미끄러지듯 움직여 어깨와 귀 사이에 공간이 확보되도록 한다. 이때 견갑골은 등 상부에서 편평하고 부드럽게 하강된 상태가 될 것이다. 숨을 내쉴 때 배꼽을 척추 쪽으로 당기면서 무릎을 구부리기 시작한다. 움직임의 폭은 사람마다 다양하지만, 척추가 최초의 정렬에서 벗어나고 있다는 느낌이 든다면 동작을 중단해야 한다. 숨을 다시 들이마시면서 시작 자세로 돌아온다.

첫째로는 두 발로 섰을 때 척추를 중립 상태로 유지하도록 노력한다. 균형이 안정적으로 잡힌다는 생각이 들 때, 척추의 정렬이 흐트러지지 않도록 유의하면서 무릎을 부드럽게 굴곡시킨다.

PILATES & GOLF

폼롤러 위에서 측면 굴곡하기
Lateral Flexion on Foam Roller

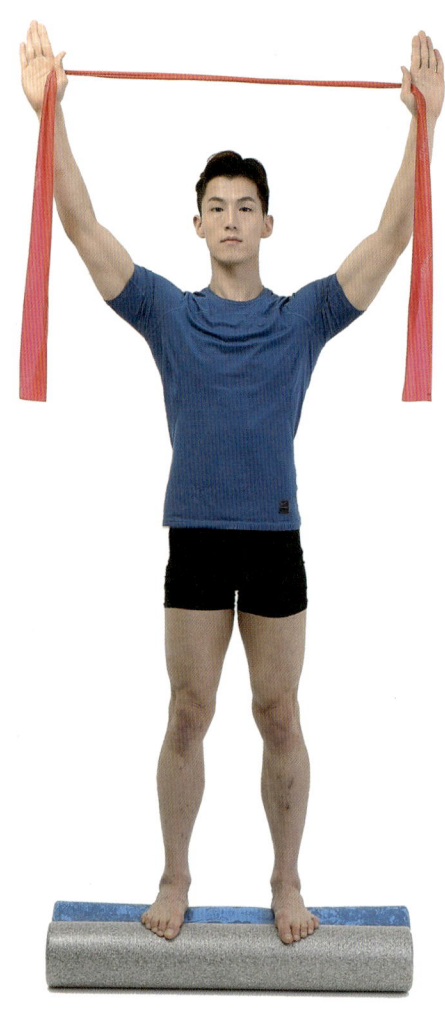

폼롤러를 지지 기반으로 하면 움직임에 더욱 엄격해질 수밖에 없을 것이다. 움직임의 가동성이 떨어져 이를 회전 동작으로 보상하면서 굴곡 동작을 수행한다고 가정한다면, 불안정한 느낌이 더욱 분명해질 것이다.

따라서 측면 굴곡을 수행하는 동안 어떠한 종류의 회전 동작이라도 일어나지 않도록 유의해야 하며, 동작을 수행할 때 가능한 한 정확도를 높이도록 노력해야 한다.

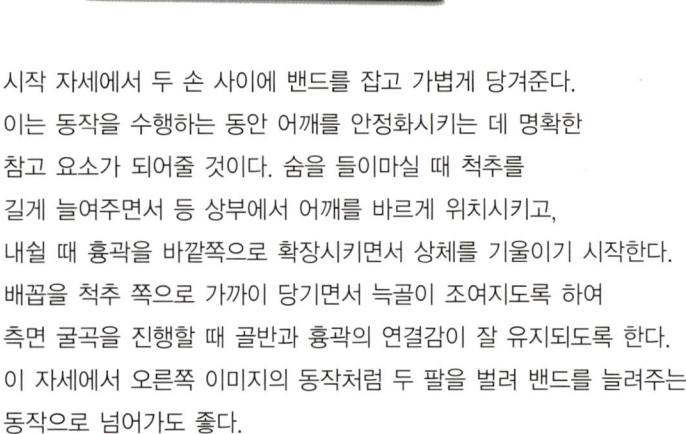

시작 자세에서 두 손 사이에 밴드를 잡고 가볍게 당겨준다. 이는 동작을 수행하는 동안 어깨를 안정화시키는 데 명확한 참고 요소가 되어줄 것이다. 숨을 들이마실 때 척추를 길게 늘여주면서 등 상부에서 어깨를 바르게 위치시키고, 내쉴 때 흉곽을 바깥쪽으로 확장시키면서 상체를 기울이기 시작한다. 배꼽을 척추 쪽으로 가까이 당기면서 늑골이 조여지도록 하여 측면 굴곡을 진행할 때 골반과 흉곽의 연결감이 잘 유지되도록 한다. 이 자세에서 오른쪽 이미지의 동작처럼 두 팔을 벌려 밴드를 늘려주는 동작으로 넘어가도 좋다.

팔을 벌리는 동작을 수행하기 전에 척추는 넓고 고른 아치를 그린다. 측면으로 굴곡한 상태에서 숨을 들이마시고 내쉬면서 밴드를 늘려준다. 다시 숨을 들이마시면서 밴드를 느슨하게 했다가 내쉬면서 처음 자세로 돌아온다. 동작을 수행할 때 균형이 잘 잡히는 한 불필요한 힘을 최소화할 수 있다. 이렇게 되면, 동작의 효율성을 증가시키는 데 필요한 고유수용감각을 최대한으로 활용할 수 있다.

이 동작은 수행자의 능력 수준이 높다고 판단해주는 척도로 간주될 수 있다. 초기 시도부터 동작을 모두 완수할 필요는 없지만, 시간이 흐름에 따라 동작 전체를 수행하는 데 필요한 균형 감각이 향상되는 것을 느끼게 될 것이다.

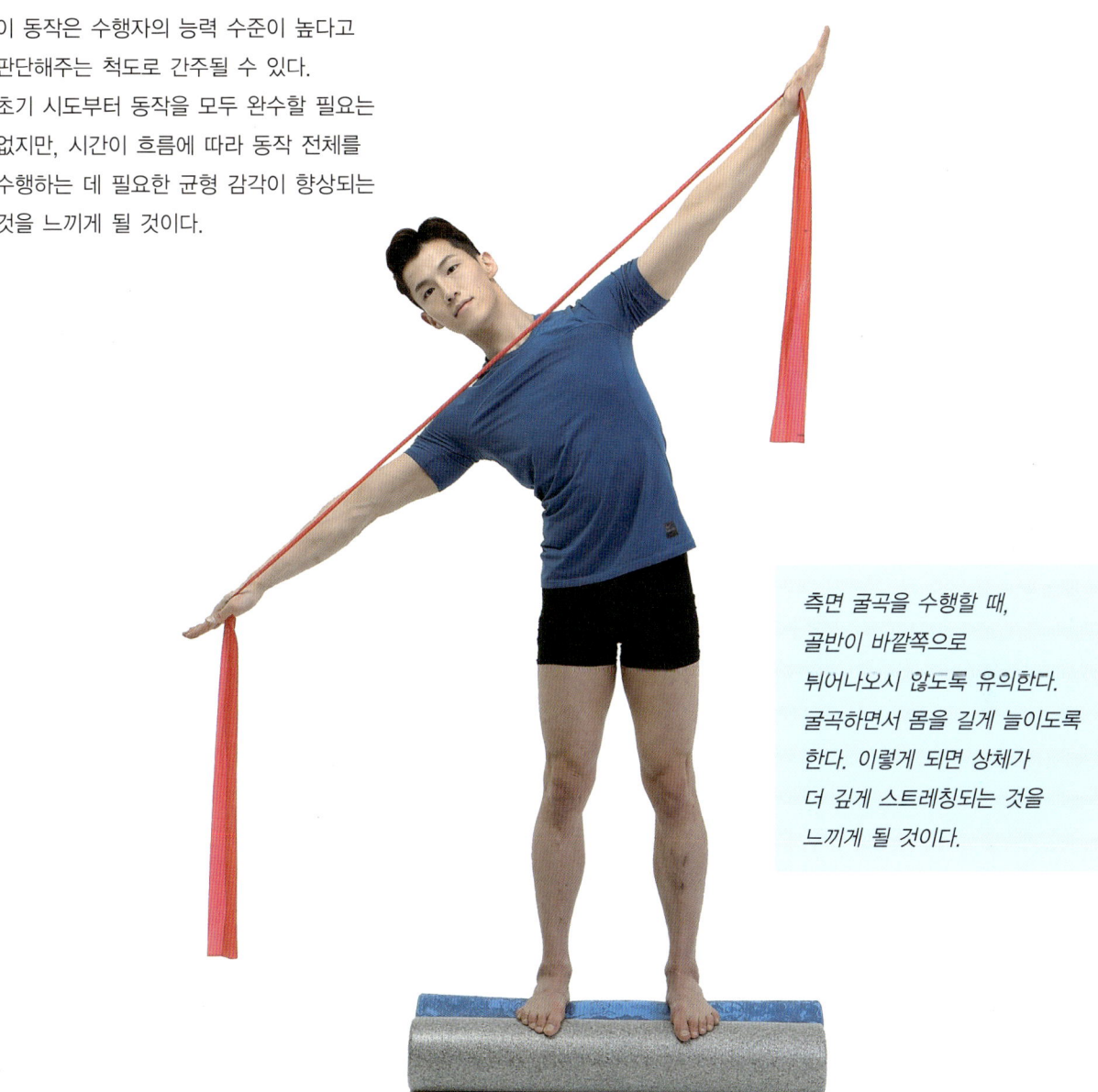

측면 굴곡을 수행할 때, 골반이 바깥쪽으로 튀어나오시 않도록 유의한다. 굴곡하면서 몸을 길게 늘이도록 한다. 이렇게 되면 상체가 더 깊게 스트레칭되는 것을 느끼게 될 것이다.

수행 능력은 다수의 요인이 합쳐진 결과이며, 3가지 운동 면에서 서로 얽혀 일어나는 움직임들을 본능적으로 일으키도록 한다. 수행 능력을 향상시키면, 그저 좋은 스윙과 뛰어난 수준의 스윙 사이의 거리가 좁혀진다. 수준이 높은 수행자는 스윙에서 의식적으로 변화시켜야 할 부분과 실제로 변화를 일으킬 수 있는 능력을 정확하고 빠르게 연결할 수 있다.

PILATES & GOLF

폼롤러 위에서 균형 잡고 회전하기
Rotation on Foam Roller

4~6회 반복 수행

이 동작의 목표는 회전 시 균형을 유지하는 것이다.

이 동작에서는 회전이 일어나는 동안 몸통의 아래쪽 부분을 분리하여 움직이도록 할 것이다. 지지 기반이 불안정해질수록 더욱 도전적으로 동작을 수행해야 할 것이며, 등 상부에 걸려 있는 골프채는 어깨 사이의 정렬을 엄격히 유지하도록 할 것이다.

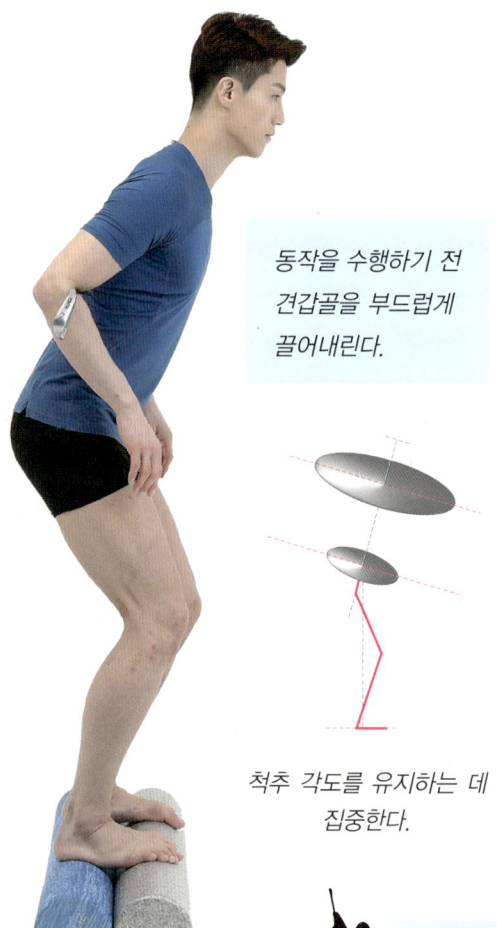

동작을 수행하기 전 견갑골을 부드럽게 끌어내린다.

척추 각도를 유지하는 데 집중한다.

회전 시 허리 부위가 신전되지 않도록 유의한다. 양쪽 방향 모두 이 점을 살피면서 수행하도록 한다.

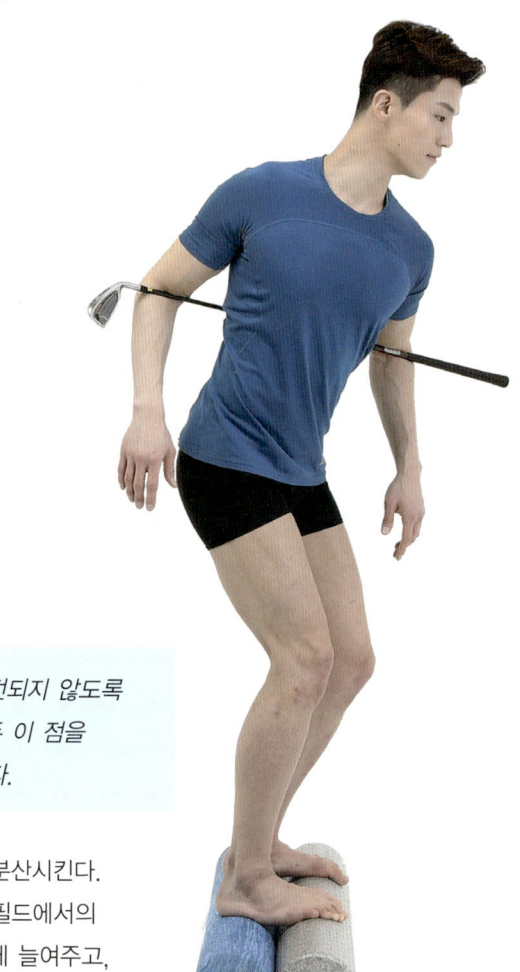

두 개의 폼롤러 위에 올라서서 양쪽 발바닥에 무게중심을 균형 있게 분산시킨다. 첫 번째로, 회전하기 전에 균형을 잘 잡도록 해야 한다. 시작 자세를 필드에서의 스탠드 자세와 연결해서 생각한다. 숨을 들이마시면서 척추를 부드럽게 늘여주고, 내쉴 때 상체를 회전하기 시작하면서 배꼽이 척추 쪽으로 가까워지는 것을 느낀다. 코어의 제어력이 높아질수록 더욱 안정적으로 움직일 수 있을 것이다.
회전 시 시선은 공을 향하도록 하고, 움직이는 동안 골프채의 궤도를 시각화하도록 한다.

균형 잡은 상태에서 스윙
Swing on Foam Roller

4~6회 반복 수행

이 동작의 목표는 정렬을 바르게 유지하고 무게중심을 잘 분산한 상태에서 균형 잡힌 스윙 동작을 수행하는 것이다.

불안정한 지표면 위에서 수행하는 동작은 균형 감각을 향상시키는 연습 과정 중에서 마지막 단계에 해당한다. 매우 불안정한 기반 위에서 스윙을 제대로 수행하는 것이 가능하려면 균형 감각, 지지 기반 위에서 밸런스를 잡기 위한 고유수용감각, 유기적으로 구성된 움직임 등의 요소들이 함께 어우러져 일어나야 한다. 폼롤러와 비슷한 훈련 효과를 발휘할 수 있는 다른 여러 가지 도구를 활용해도 좋겠지만, 폼롤러는 훈련 단계 중 이 수준에서 도전할 수 있는 모든 조건을 갖추었다고 생각한다.

회전 움직임이 하나의 축을 중심으로 이루어지지 않는다면, 척추는 회전함과 동시에 기울어지고, 그렇게 되면 폼롤러가 불안정해지면서 지지 기반이 흔들릴 것이다.

균형 감각이 어느 정도 수준에 이르지 못한 상태에서 불안정한 기반 위에서 수행하는 훈련 단계로 넘어가서는 안 된다. 폼롤러 위에서 연습할 때는 부드럽고 유기적인 움직임부터 시작한다. 코어를 강하게 수축할수록 더욱 균형 잡힌 동작을 수행할 수 있을 것이다.

척추의 정렬이 바르지 못하면, 스윙 시 여러 가지 보상 작용이 나타난다. 이 동작을 통해 정렬을 최대한 유지하는 연습을 하도록 한다.

상지에서는 힘을 발휘하는 데 척추 각도를 유지하는 것이 불가피하다는 점을 명심하도록 한다. 한편으로는 온몸에 균형 감각을 고르게 분산시키면, 스윙이 진행되는 내내 견고한 안정성이 보장될 것이다.

신체 정렬이 바른 상태에서 코어가 잘 강화되어 있다면, 지지 기반이 매우 안정적인 모습을 보여줄 것이고, 실제 속도에서도 좋은 스윙을 수행할 수 있게 될 것이다. 스윙 동작을 부분적으로 나눠서 독립적으로 훈련하면 더욱 유익하겠지만, 실제 속도에서도 좋은 스윙을 수행할 수 있을 것이다. 마지막으로 수행 능력이 충분히 갖춰진다면, 이 단계에서는 창의성을 주도적으로 발휘하게 될 것이다.

PILATES & GOLF

수건을 이용한 스윙
Towel Swing on Foam Roller

회전 동작 시 상지는 훈련 전체에 주도적인 역할을 한다. 후반 단계에서는 스윙의 특정 부분에 해당하는 움직임들을 탐색함으로써 온전하고 좋은 스윙에서 나타나는 견고하고 매끄러운 움직임들을 연습할 것이고, 실제 수행에 시간을 투자할 것이다. 이번에 활용할 도구는 속도의 여러 레벨을 탐색하도록 도와줄 것이다. 수건을 이용한 훈련은 스윙의 여러 단계를 통합하는 데 효과적일 것이다. 이 연습 동작에서는 골프채를 다룰 때보다 관성이 적게 일어날 것이기에 척추와 어깨에 가해지는 부담과 스트레스를 감소시켜줄 것이다. 이 훈련의 목표는 스윙 시 불필요한 힘을 줄여주고, 움직임이 더욱 자연스러워지도록 변화시켜주는 몇 가지 디테일을 체화시키는 것이다.

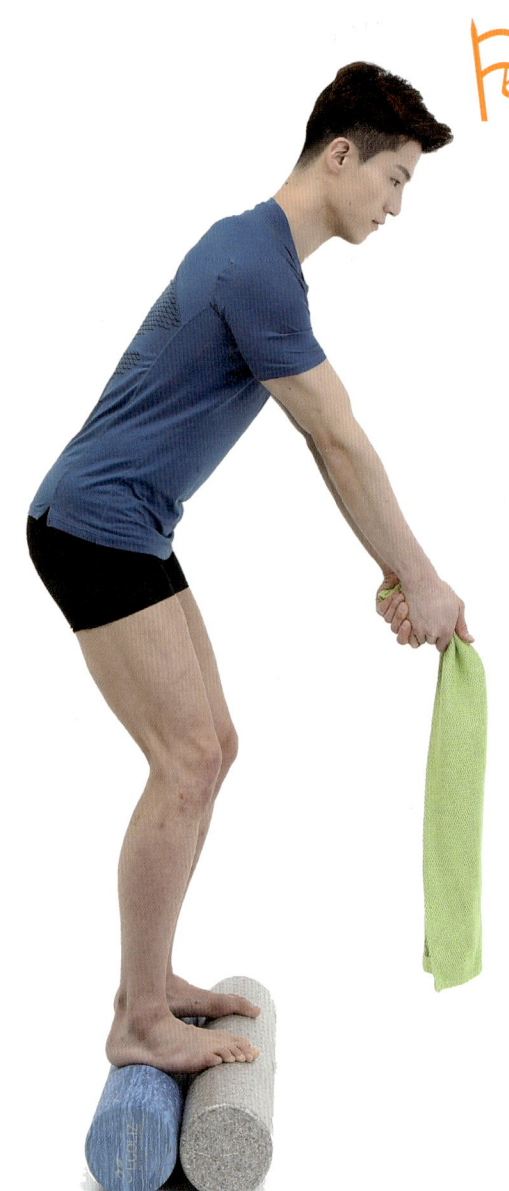

초반에는 자세 정렬의 기능적인 면을 다루면서 이 작업을 스윙의 스탠드 자세와 연결시키려고 노력했다. 이제는 이에 더하여 불안정한 기반 위에서 두 팔이 견고한 힘으로 바른 움직임 궤도를 유지하는 연습을 추가하도록 한다.

PILATES & GOLF

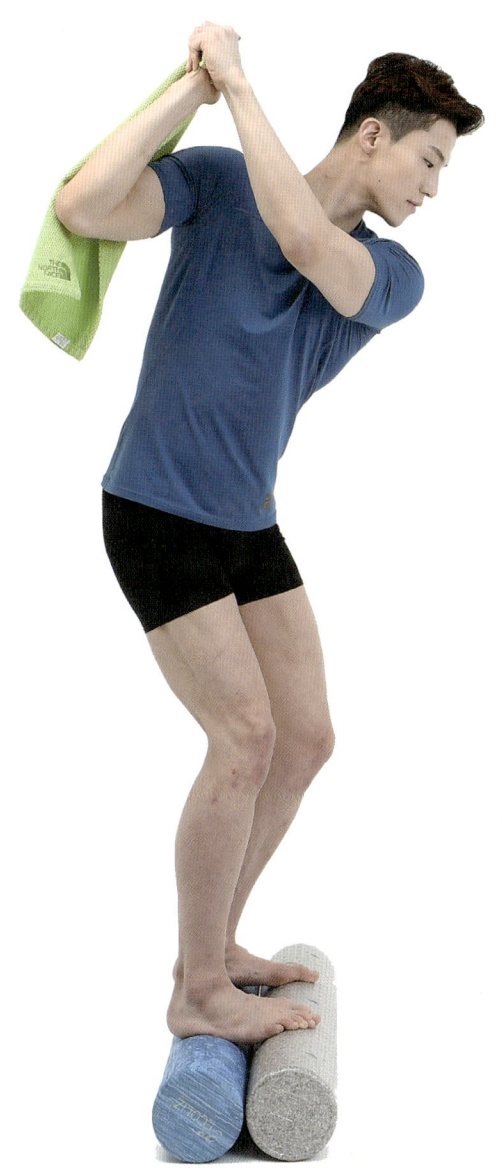

이 연습 동작의 목표는 스윙의 기술적인 부분을 변화시키려는 것이 아니라 스윙을 더욱 완성도 있게 개선하기 위해 우리 몸이 더 잘 적응할 수 있도록 하는 것일 뿐이다. 스윙의 기술적인 부분을 향상시키는 일은 골프 전공 교수의 몫이다.

전체 동작 시퀀스

훈련 / 마무리 자세 / 스트레칭

PILATES & GOLF

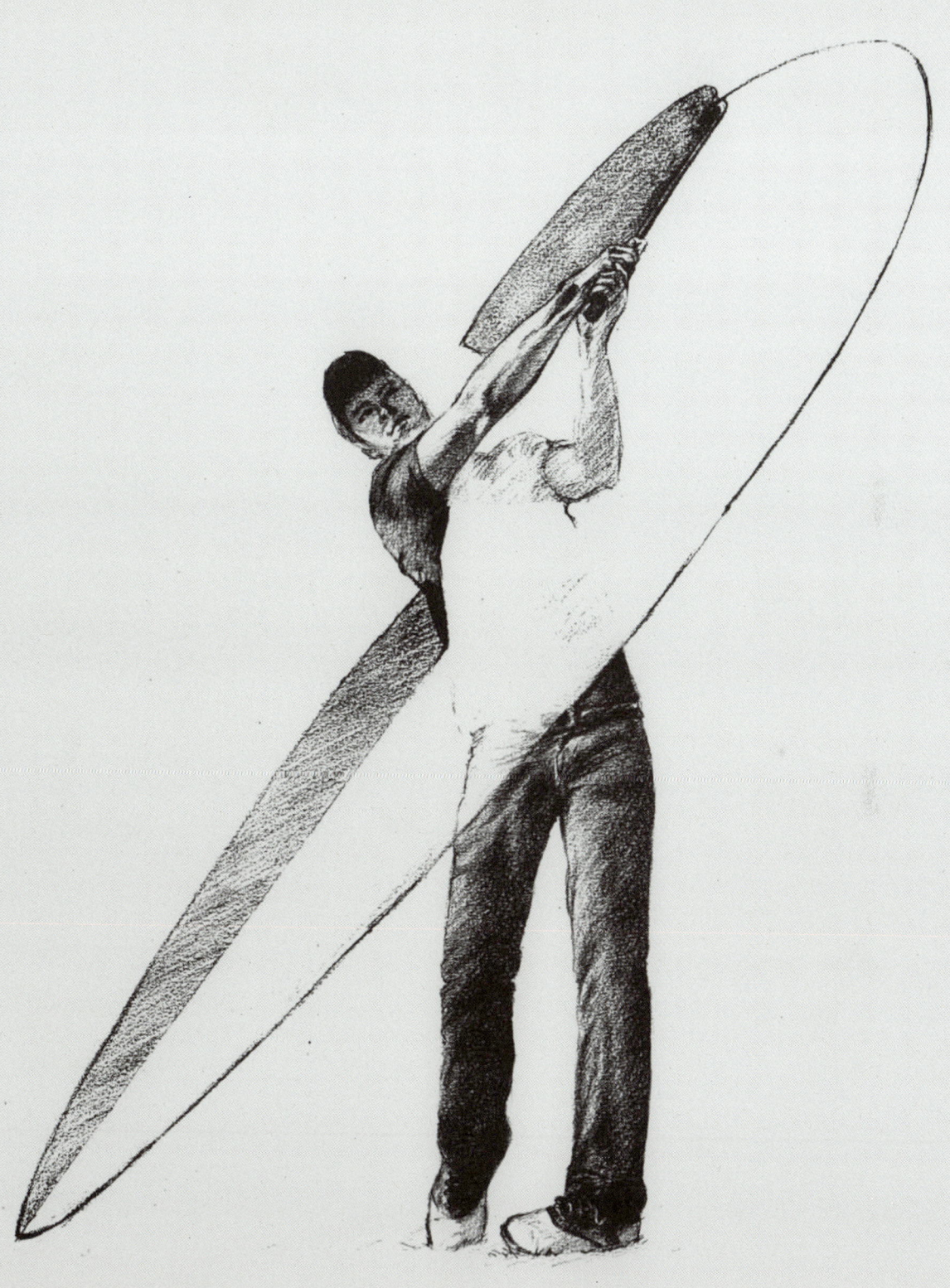

PILATES & GOLF

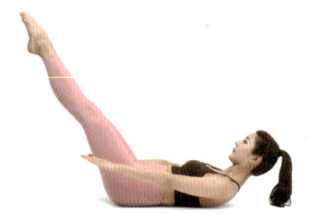
1. 헌드레드 87쪽

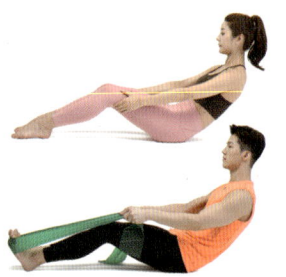
2. 등 말기 120~122쪽

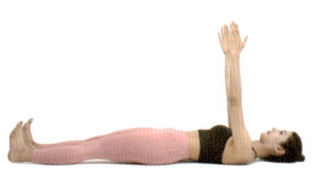
3. 롤 업 89쪽

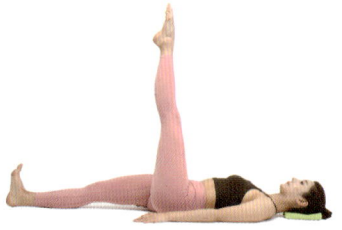
4. 한쪽 다리로 원 그리기 91쪽

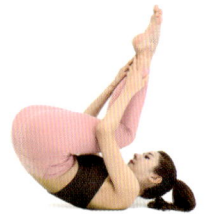
5. 공처럼 구르기 93쪽

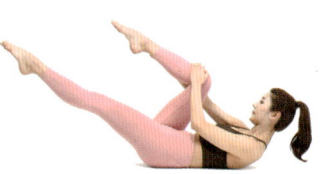
6. 한쪽 다리 스트레칭 95쪽

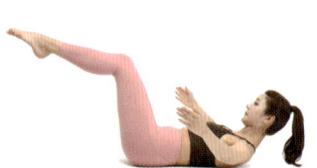
7. 양쪽 다리 스트레칭 96쪽

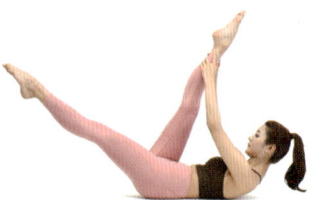
8. 햄스트링 당기기 97쪽

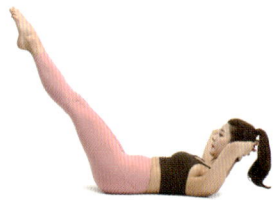
9. 다리 모아 균형 잡기 99쪽

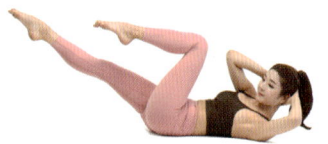
10. 크리스크로스 100쪽

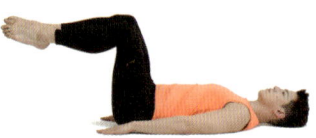
11. 옆으로 기울기 III 148쪽

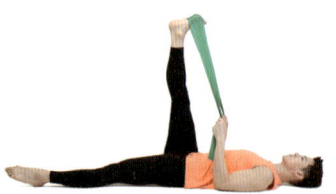
12. 햄스트링 스트레칭 125쪽

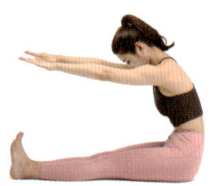
13. 척추 스트레칭 101쪽

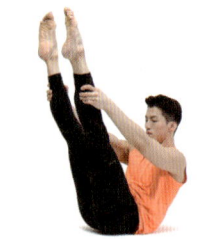
14. 해먹 자세 128쪽

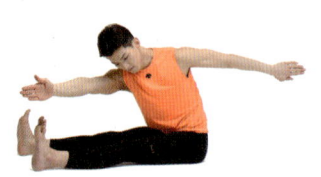
15. 소우 130쪽

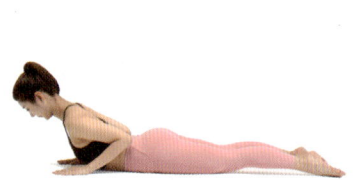
16. 상부 척추 들어 올리기 102쪽

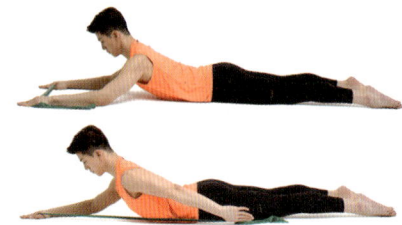
17. 밴드를 이용한 스위밍 동작 준비 135쪽

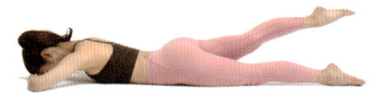
18. 골반 신전 103쪽

PILATES & GOLF

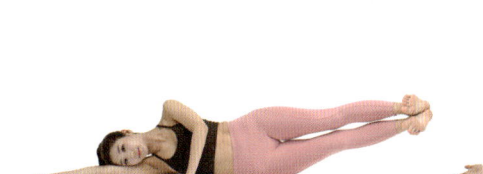
19. 옆으로 누워 들어 올리기 104쪽

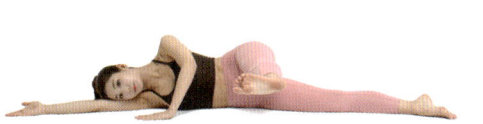
20. 옆으로 누워 차기 105쪽

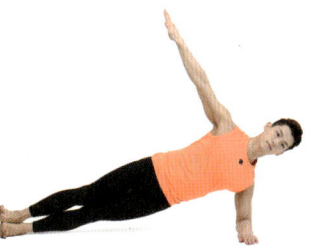
21. 측면 들어 올리기 139쪽

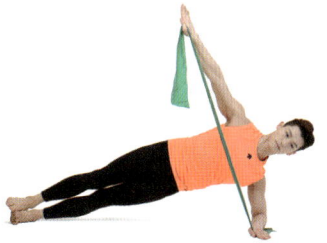
22. 밴드를 이용한 측면 들어 올리기 I 141쪽

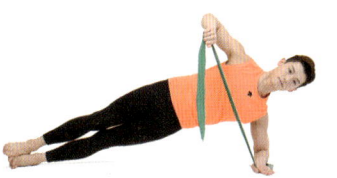
23. 밴드를 이용한 측면 들어 올리기 II 142쪽

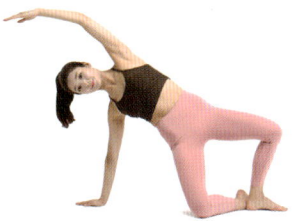
24. 옆으로 구부리기 106쪽

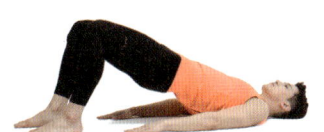
25. 골반 들어 올리기 138쪽

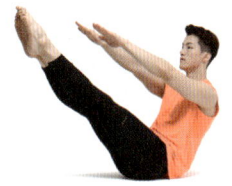
26. 티저 132쪽

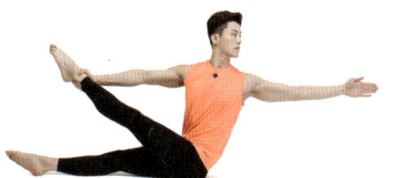
27. 클라임 어 트리 회전 133쪽

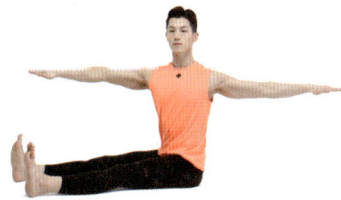
28. 척추 비틀기 143쪽

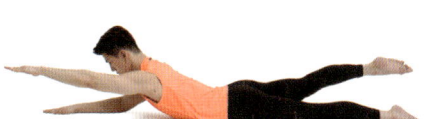
29. 스위밍 136쪽

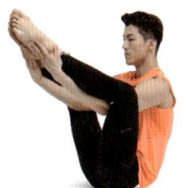
30. 물개 자세 137쪽

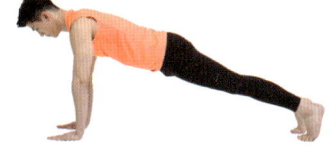
31. 푸시업 145쪽

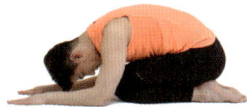
32. 휴식 자세 158쪽

위의 동작들은 중급 레벨까지 포함한 여러 수행자에게 제안할 수 있는 시퀀스다. 이 전체 동작 요약판은 훈련의 전반적인 방향성을 알려줄 뿐이므로 각 동작의 상세 설명에서 난이도에 따른 다양한 변형 동작을 찾아볼 수 있을 것이다. 이 동작 중 몇 가지는 처음에 시도할 때 제대로 수행하지 못할 수도 있다. 이럴 경우 좀 더 단순한 변형 동작을 활용하거나, 동작을 수행할 수 있는 충분한 수행 능력이 갖추어질 때까지 그 동작을 당분간 프로그램에서 제외하도록 한다.

PILATES & GOLF

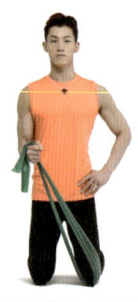
33. 밴드를 이용한 외회전 159쪽

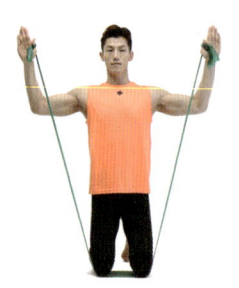
34. 촛대 자세에서 어깨 회전 161쪽

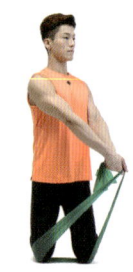
35. 밴드를 이용한 회전 I 163쪽

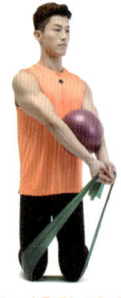
36. 밴드를 이용한 회전 II 165쪽

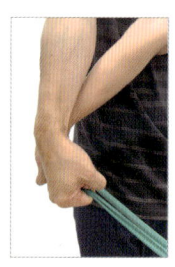
37. 손목과 전완의 강화 및 유연성 향상 166쪽

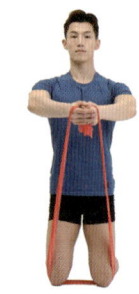
38. 손목과 전완 강화 167쪽

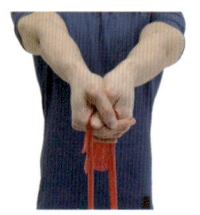
39. 손목과 전완 강화 168쪽

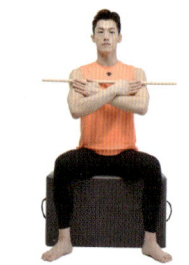
40. 앉아서 비틀기 준비 150쪽

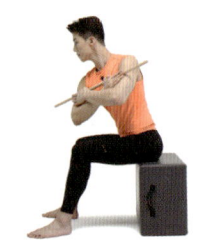
41. 앉아서 비틀기 152쪽

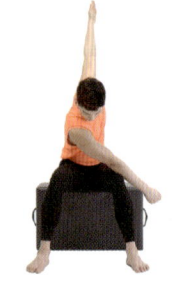
42. 골반 사선 비틀기 156쪽

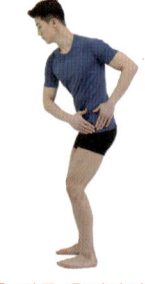
43. 척추 만곡 유지하기 I 169쪽

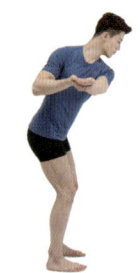
44. 척추 만곡 유지하기 I 170쪽

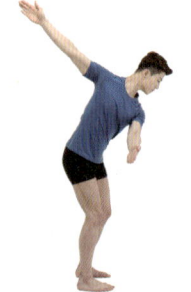
45. 척추 만곡 유지하기 II 171쪽

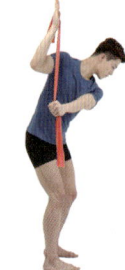
46. 밴드를 이용하여 척추 만곡 유지하기 172쪽

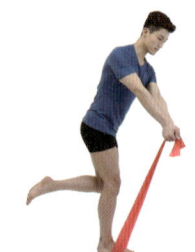
47. 밴드를 이용하여 한 다리 서서 회전하기 173쪽

PILATES & GOLF

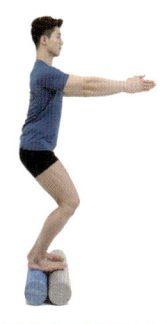
48. 폼롤러 위에서 균형 잡기 181쪽

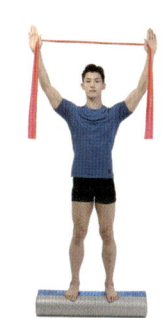
49. 폼롤러 위에서 측면 굴곡하기 182쪽

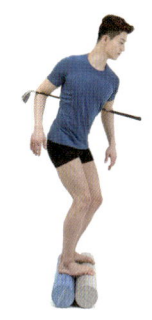
50. 폼롤러 위에서 균형 잡고 회전하기 184쪽

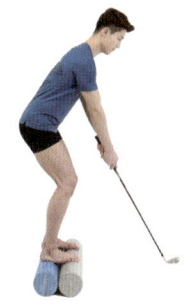
51. 균형 잡은 상태에서 스윙 185쪽

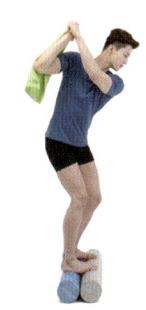
52. 수건을 이용한 스윙 186쪽

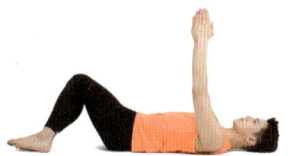
53. 옆으로 기울기 I 146쪽

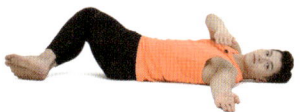
54. 옆으로 기울기 II 147쪽

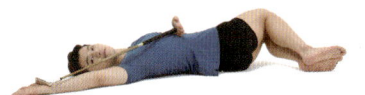
55. 근육 사슬 스트레칭 170쪽

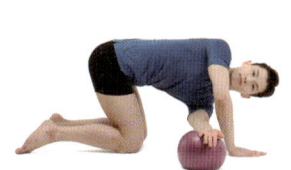
56. 바늘 꿰기 175쪽

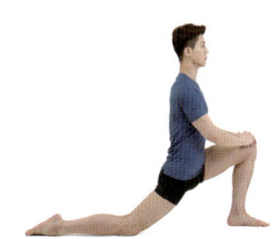
57. 엉덩이 굴곡근 스트레칭 176쪽

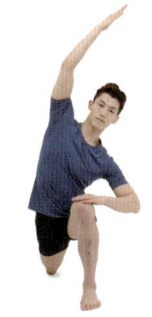
58. 무릎 들고 측면 굴곡 178쪽

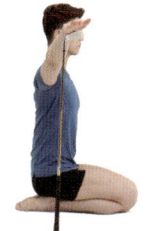
59. 흉근 스트레칭 180쪽

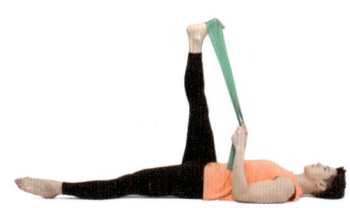
60. 햄스트링 스트레칭 125쪽

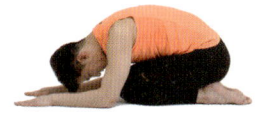
61. 휴식 자세 158쪽

PART 4 중급 레벨

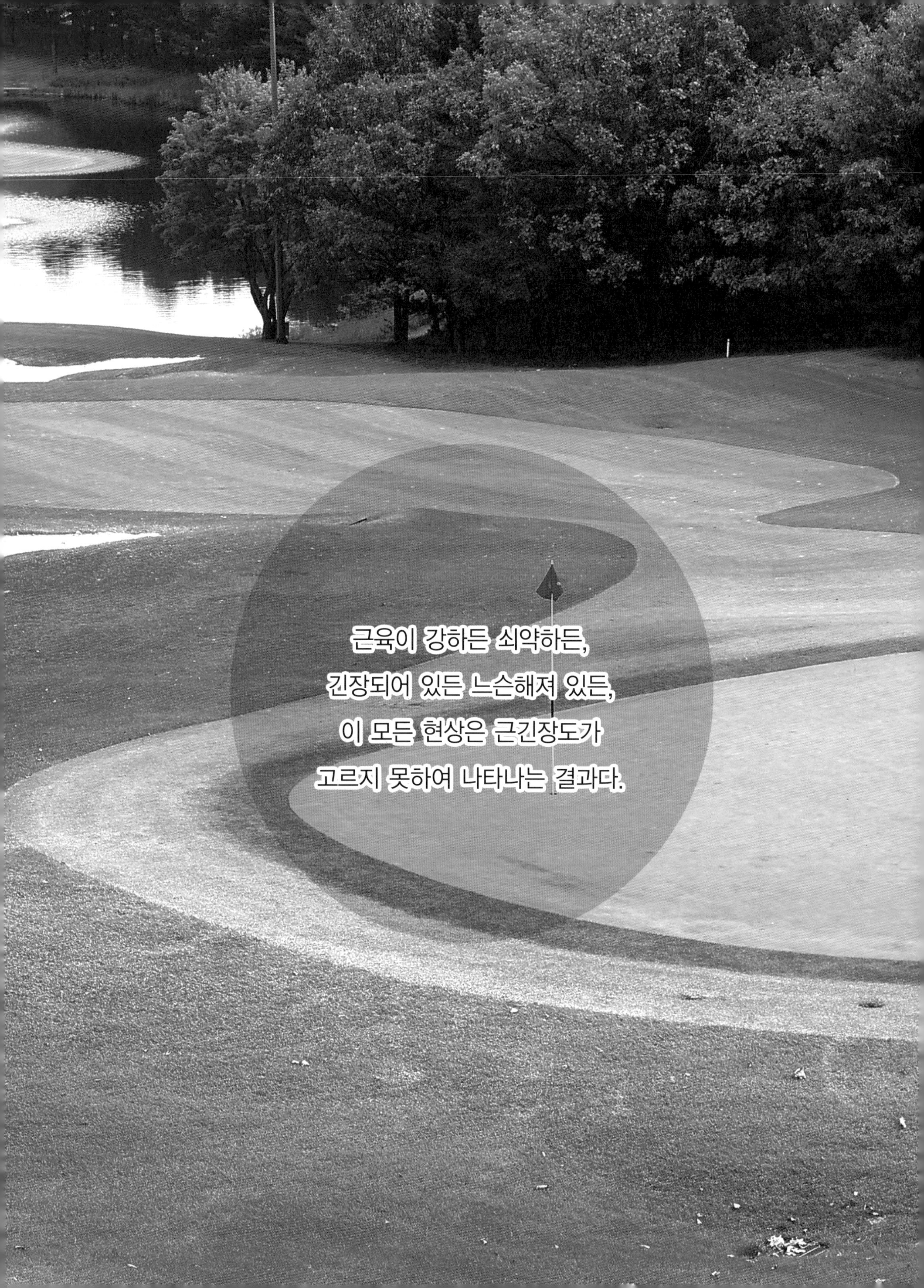

근육이 강하든 쇠약하든,
긴장되어 있든 느슨해져 있든,
이 모든 현상은 근긴장도가
고르지 못하여 나타나는 결과다.

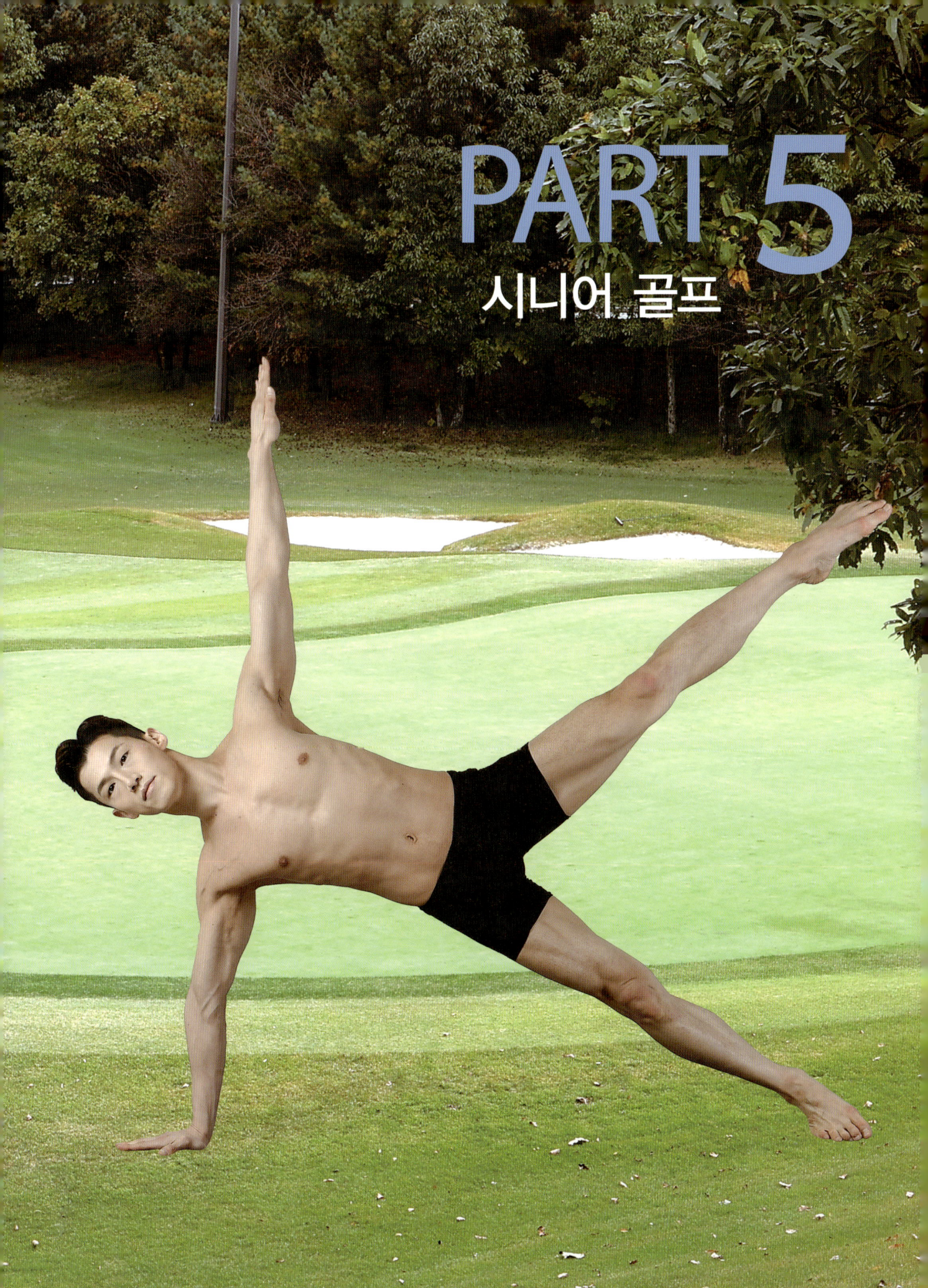

PART 5
시니어 골프

노인을 위한 골프

요즘 시대에는 신체 활동에 상당한 시간을 투자하는 노령 인구가 꾸준히 증가하는 것을 볼 수 있다. 이들에게 골프는 탁월한 선택지이고, 사실상 매일 상당수의 원로 골퍼들이 필드를 찾고 있다. 바로 이러한 이유로, 골프라는 종목이 이 연령층에 미치는 효과를 특수하게 다뤄보려고 한다.

일반적인 관점에서 말하자면, 건강이라는 요소는 야외에서 어떤 종류의 신체 활동을 했을 때 증진시킬 수 있으며, 많은 사람은 골프 필드가 설비된 환경에 들어가는 것만으로도 활기를 얻게 되면서 탁월한 치유 효과를 볼 것이다.

필드에서는 잘 가꿔진 자연 경관을 배경으로 야외 환경이 가져다주는 생기와 경기 참여 목적의 상당 비율을 차지하는 사회적 관계가 조합된 양상을 볼 수 있다.

이처럼 여러 스포츠 중에서 노년층에게 신체적인 건강뿐 아니라 정신적인 건강까지 모두 관리해주는 이보다 더 적절한 조합을 찾기는 어려울 것이다.

다른 한편으로는 이 소규모 분석 파트를 통해 모든 사람이 특정 연령에 들어섰을 때 갖게 되는 다양한 신체적 특징들을 살펴볼 것이다. 이러한 측면에서 봤을 때 개인별로 편차가 꽤 존재하는 것은 사실이지만, 일반적인 면에서 몇 가지 사항을 염두에 둘 수 있다.

노화와 관련된 신체적 변화는 우리 몸의 여러 가지 체계에 영향을 끼치지만, 근골격계에만 초점을 두고 살펴보면 다음과 같은 점에 주목할 수 있다.

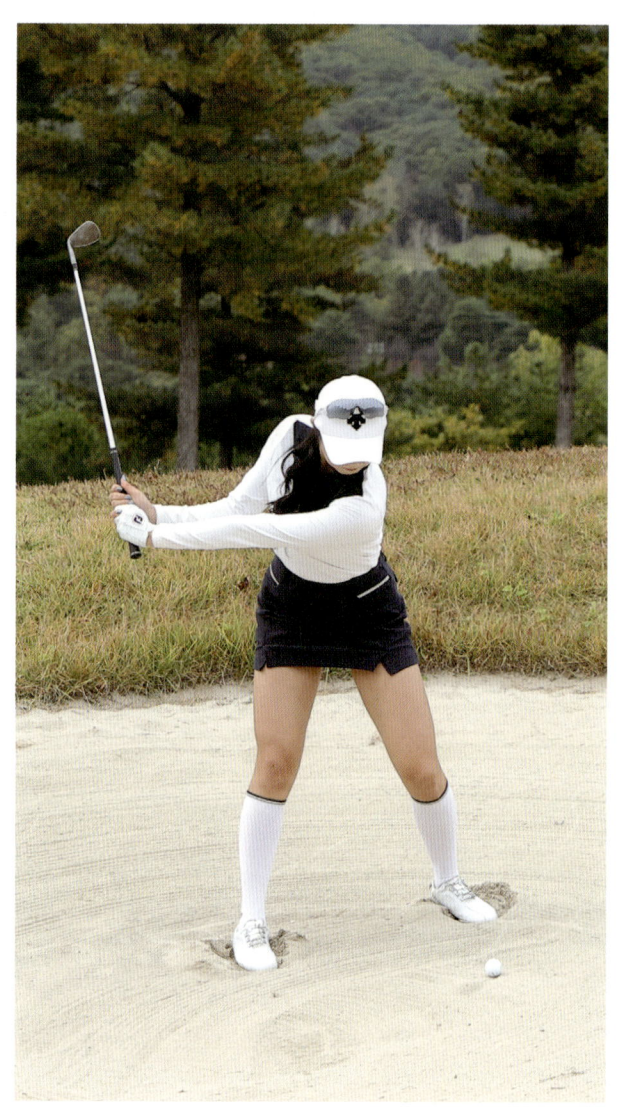

- 골질량 손실의 증가(골다공증)는 관절이 움직이는 동안 부상당할 확률을 높인다. 흔히 이런 경우 골반과 척추는 더욱 취약한 상태가 된다. 여러 연구 결과에서는 55세부터 3~5% 정도의 골질량 손실이 일어난다고 보고된다.
- 근육계 힘도 감소되면서 체력 저하가 나타난다. 몇 가지 움직임에서도 젊은 사람과 비교했을 때 신체 골격이 버티는 힘이 상대적으로 저하된다. 이러한 근력 감소는 65세 경 대략 20% 정도 육박할 가능성이 있다.
- 근골격계를 이루는 요소 중에서 유연성도 노화가 진행됨에 따라 변화하는 또 다른 요소다. 우리 몸은 시간이 흐름에 따라 유연성이 점점 감소하는 것을 관찰할 수 있다. 이러한 유연성 감소는 단순히 비활동적인 생활습관이 원인이 되거나, 좀 더 드문 경우 퇴행성 질환과 연관될 수 있다.
- 신경계 또한 연령에 영향을 받는데, 이 장에서는 반응 속도가 느려진다는 점만 단순하게 언급한다. 근육이 이완하고 수축하는 속도가 느려지면서 신체는 원하는 모든 움직임을 일으키기 위해 충분한 시간을 필요로 하게 된다.
- 직전에 언급된 사항의 연장선상으로 고유수용감각과 균형감각 또한 저하된다는 점도 강조할 수 있다. 60세에 40% 정도 감소되는 것으로 추정된다.

마찬가지로 관절염, 통풍, 골다공증은 이 연령대에서 흔히 발생하는 질병들이다.

앞서 언급된 모든 증상과 변화들은 실제로 나타날 수도 있고 그렇지 않을 수도 있지만, 의사들은 이 질병들을 예방하거나 질병을 앓게 됐을 경우 적절한 정보를 가지고 대처하기 위해 위의 사항들에 관심을 기울이는 것이 중요하다. 따라서 필요한 정보를 갖추고 있으면, 경각심을 갖는 계기가 될 것이다.

골프 인구 중 40세 이상 수행자의 운동 수행 능력을 살펴보면, 시간이 지나도 저하되는 요소가 많지 않다는 것을 확인할 수 있다. 이는 아마추어 골퍼가 연령대를 적용한 특수 훈련을 수행한다면, 수행 능력 수준이 향상될 가능성이 높아질 것이라는 결론에 도달할 수 있다. 유연성, 체력, 균형 감각을 향상시키기 위한 목적으로 구성된 훈련 프로그램에서는 골프 수행에 알맞은 특정한 신체 조건을 개선시켜줄 것이다. 골프 수행자의 신체 조건이 개선되면, 스윙에 관한 여러 가지 기술적인 디테일들을 적용하기 위한 능력 수준도 더욱 향상될 것이다.

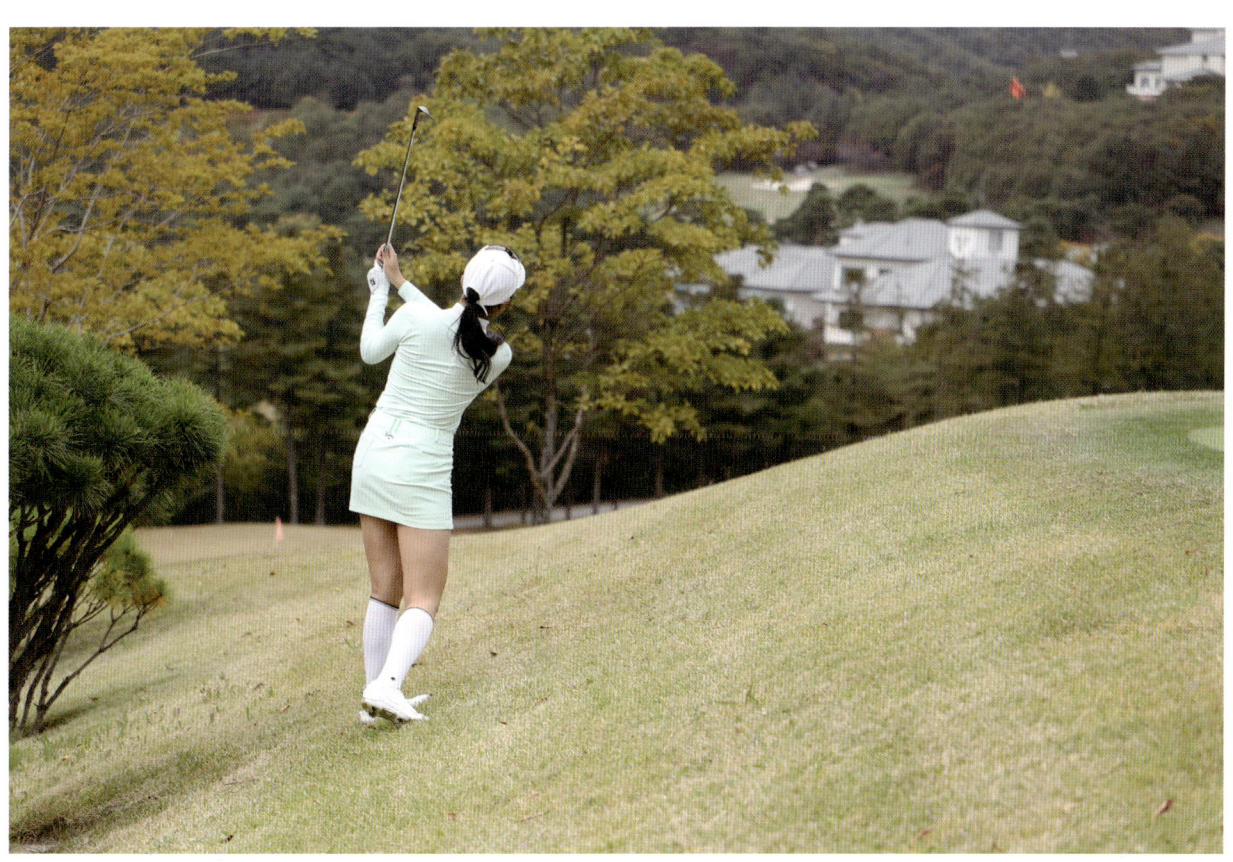

50세 이상 골프 수행자들이 핸디캡을 75까지 유지할 수 있다는 점을 강조하는 연구들이 여럿 존재한다. 이는 대략적으로 10년마다 한 타수를 올린다고 가정하고, 적절한 훈련 프로그램을 기반으로 한다는 전제하에 산출된 결과다.

PILATES & GOLF

이 항목에서는 연령의 제한 없이 스윙을 최적화하는 연습을 하게 될 것이며, 가장 흔히 발생하는 부상들을 효과적으로 예방할 수 있는 기반을 형성하게 될 것이다. 연령이 높아질수록 신체 골격이 취약해진다는 점을 최대한 감안했을 때 이 마지막 사항을 간과해서는 안 될 것이다.

요약하자면, 전반적으로 봤을 때 다음과 같은 두 가지 측면을 다뤄볼 수 있을 것이다.

- 상지를 구성하는 신체 부위와 어깨. 손목, 팔꿈치, 어깨의 회전근개를 강화하는 프로그램은 부상을 현저히 감소시킨다.
- 요추 부위를 강화하고 유연성을 증가시키면 부상 사고를 줄여주고, 더 빠르게 회복하도록 해준다.

스윙의 생체역학적인 측면을 개선하면, 수행자가 지닌 가능성을 최대치로 끌어내면서 운동을 수행하도록 보장해준다. 골격근계의 상태를 개선하면, 스윙의 생체역학적인 측면이 개선되는 것을 보장해주며, 더불어 부상을 예방하거나 더 빠른 시간 내에 회복할 수 있도록 한다.

골프를 수행하는 데 어떤 연령대를 시니어나 베테랑으로 간주해야 하는지를 정의하는 일은 분명히 엄격한 경기 상황일 때는 간단한 문제일 것이다. 개개인이 같은 연령대에 속하더라도 서로 다른 신체적 특징들을 일반화하는 데 어려움이 있는 것은 분명하다. 이 경우, 이 훈련 프로그램은 노년층에 속한다고 간주할 수 있는 모든 사람 중 골프를 열심히 수행하는 사람들을 대상으로 계획될 것이다.

이 프로그램에서 동작을 소화할 수 있는가의 여부는 유전적인 요인, 노동 활동의 종류, 신체적 조건 혹은 이전에 겪은 여러 가지 외상 등에 따라 결정될 것이다. 따라서 우리는 신체 골격을 기능적인 수준에서 개선시키고 최적화하는 작업을 가장 우선적인 목표로 설정할 것이다. 다른 한편으로는 경기 수행 능력을 향상시키는 데만 주력하고, 신체가 잘 정렬되거나 안정화되지 않은 상태에서 움직였을 때 겪을 수 있는 손상들을 염두에 두지 않을 수도 있다.

요약하자면, 신체의 심미적인 요소를 먼저 개선하고 그 후에 스윙 능력을 향상시키도록 하자는 것이다. 이러한 제안의 핵심은 우리 몸이 매일 유지하는 자세적인 습관을 개선함

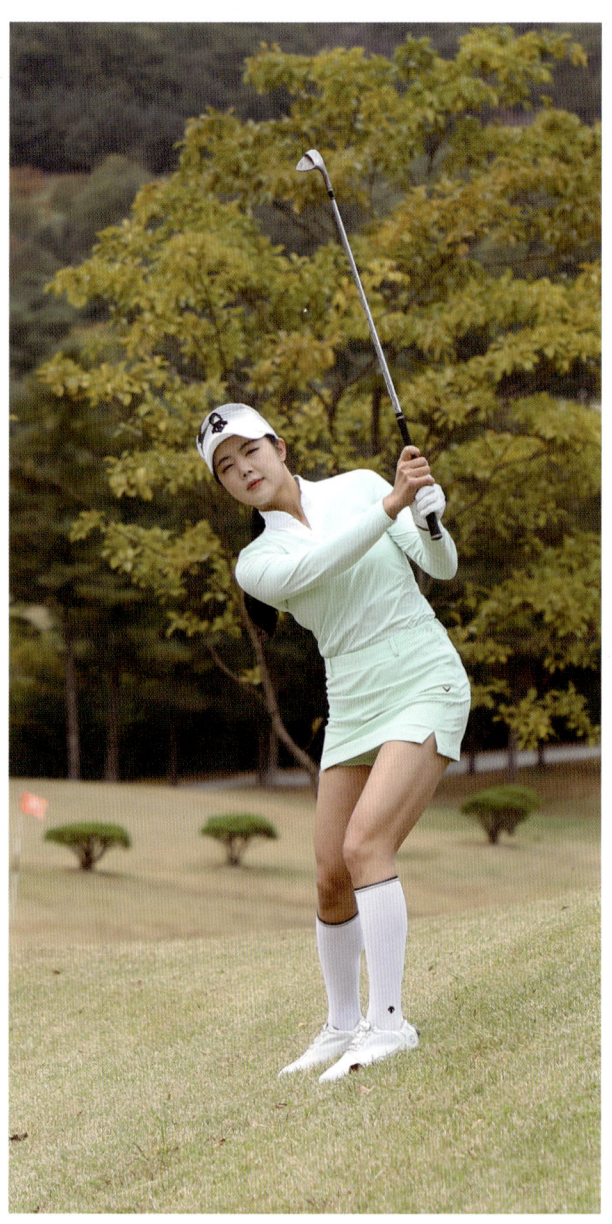

으로써 스윙 동작을 향상시키고, 이를 통해 최종적으로 경기 능력을 향상시키는 것이다.

척추의 정렬을 개선하려면 기초 자세를 재교육하는 과정이 필요하다. 이는 척추의 분절들이 축을 중심으로 바르게 정렬된 상태가 되도록 신체를 길들이는 과정이다.

다른 한편으로는 좋지 않은 자세를 가진 신체가 근육 통증, 근긴장, 관절 부상 또는 심지어 추간 연골 문제를 겪고 있는 경우에 대해 매우 정밀하게 분석한 연구들이 존재한다.

시간이 지나면서 척추는 점차 성인 척추 정렬의 전형적인 특징들을 갖추기 시작하는데, 대부분의 경우는 중력의 영향을 받게 되면서 척추 전만이나 후만 같은 형태를 띠게 된다. 이러한 측면은 이전 장에서 자세하게 다룬 바와 같이 스윙에도 부정적인 영향을 미치게 될 뿐만 아니라 그만큼 부상을 당하기 쉬운 상태가 된다.

실버 세대를 위한 신체 컨디셔닝 프로그램을 제대로 이해하기 위해서는 우선 근본적으로 신체가 이 프로그램을 소화해낼 수 있는 충분한 저항성을 갖추고 있어야 한다(각 연습 동작을 수행하는 시간을 정확하게 계산하고, 연습 시간을 분 단위로 아주 점진적으로 더하면서 수행하여 자신의 신체적 한계를 넘어서지 않도록 유의한다). 이와 마찬가지로 모든 훈련 프로그램을 시작하기에 앞서 관절이 약화된 상태인지, 골다공증 혹은 의심될 만한 어떤 종류의 병적인 요소들이 존재하는지 등에 대해 정확한 데이터를 갖추고 있어야 한다.

연습 동작은 부드럽고 정확하게 수행해야 하고, 연습 강도는 건강을 해치지 않는 선에서 조절해야 한다.

유기적이지 못하고 과격한 움직임은 연습 과정에서 가장 큰 적이 될 것이다. 이로써 훈련 프로그램은 자세의 불필요한 긴장감을 해소하고, 신체 축의 바른 정렬을 유지해주는 지지 기반을 적당히 활성화시키는 등 분명한 목표와 방향성을 갖게 될 것이다. 호흡을 올바르게 수행하는 것은 간단한 문제로 생각될 수 있으나, 실제로는 늘 주의를 기울여야 하는 부분이기에 각 연습 동작에서 호흡을 최적화하는 데 충분한 시간을 투자하도록 한다. 호흡을 잘 다루지 못하면 코어의 힘을 제대로 발휘할 수 없다는 사실을 잊지 않도록 한다.

또한, 노령의 골퍼가 부상을 당한다면, 경기에 복귀하기까지 상대적으로 오랜 회복 기간이 필요할 것이라는 점을 감안했을 때, 전형적으로 일어나는 부상들을 예방하는 것을 2차적인 목표로 설정할 수 있다.

PILATES & GOLF

이미지에서는 젊은 골퍼의 백스윙을 관찰할 수 있다. 이 골퍼의 척추 정렬은 흠 없이 완벽하고 견갑대의 가동성 또한 무난한 수준을 뛰어넘으며, 복부의 힘은 움직임에 완벽하게 개입하고 있다. 이러한 움직임의 과정은 순전히 생체역학적으로 분석했는데, 다른 말로 표현하자면, 이 동작에서 기술이나 동작 효율성을 평가하지는 않았다. 만약 이 동작을 좀 더 일반적인 시각으로 설명한다면, 이 골퍼는 폭넓게 회전하면서 척추의 각도를 안정적으로 유지하는 데 집중하고 있다고 할 수 있다. 운동 사슬의 첫 번째 사슬부터 다시금 간단한 분석을 이어가자면(혹은 '시작하자면'), 발목, 무릎, 골반을 관찰해볼 것이다. 이 시점에서 사진 속 골퍼의 동작 구성에서 몇 가지 흥미로운 결론을 도출해낼 수 있을 것이다. 척추는 매우 넓은 폭으로 회전하고 있지만, 골반에서는 어깨에서만큼이나 균형 잡힌 회전이 일어나고 있지는 않다. 이 경우 '좋은 샷을 날리는 것'이 수행자의 목표라면, 비록 골반이 움직임을 주도했을 때 샷이 더 효과적일 수 있었겠지만, 연습 상황에서는 분명히 이러한 목표를 달성하는 데 지장을 주지 않을 것이다. 가동성이 뛰어난 척추를 통해 움직임에 필요한 범위를 최대한 확보할 수 있다. 이러한 세부 사항은 이전 장에서 골반과 흉추가 움직임을 고르게 분산시킴으로써 척추의 압력을 감소시키는 것의 중요성을 다룬 대목과 연관성이 있다. 골반이 적절하게 회전해주지 않는다면, 척추는 원하는 정도의 회전 범위에 도달하기 위해 부족한 만큼 추가적으로 움직여야 할 것이다.

이러한 예시는 이 장에 정확하게 들어맞는 경우인데, 그 이유는 (이 젊은 골퍼가) 청년이 아닌 노년의 나이였다면 이러한 움직임 패턴으로는 경기 수행을 능률적으로 유지하지 못했을 것이다. 약간의 제한을 가진 신체에서 골반이 바르게 움직이지 않는다면, 그저 가동범위를 잃게 되거나 움직임 반경이 줄어들게 된다. 이는 마지막으로, 여러 연령층 중 특히 시니어층 골퍼들이 스윙 동작을 제대로 수행하는 것이 얼마나 중요한지를 보여주고 있다.

다른 한편으로는 동작을 수행할 때 작은 제약들을 일으킬 만한 좋지 않은 자세 습관들이 나타나는 것을 최소화하는 것도 못지않게 중요하다. 여기서 체형과 동작의 완성도 모두 동등하게 중요하다고 할 수 있다.

스윙의 완성도를 높여줄 훌륭한 골프 지도자가 함께한다면, 골프에 적합한 체형을 만드는 과정을 최상으로 보완해줄 것이다.

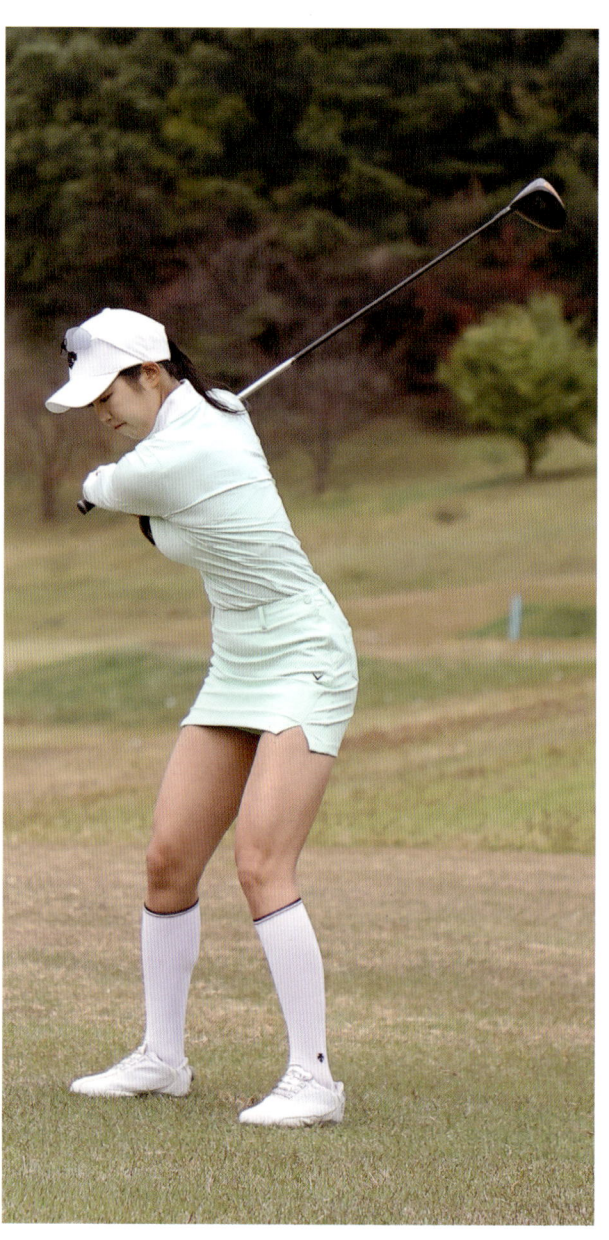

위의 사진 속 골퍼는 어깨에 비해 골반에서 회전 움직임이 눈에 띄게 미흡하다는 인상을 주고 있지만, 다른 각도에서 사진을 찍었더라면 다르게 평가될 수도 있을 것이다.
따라서 단지 이 사진 각도에서 관찰되는 동작을 평가한 것임을 참고하길 바란다.

골프 수행에서의 어깨 통증

어깨 통증은 골프 수행에만 국한된 문제는 아니지만, 골프라는 스포츠 종목의 특성상 경기 도중 어깨 통증이 일어날 경우가 다수 발생한다. 이러한 경우, 항상 의사의 진찰을 권고해야 할 필요성에 대해 아무리 강조해도 지나치지 않겠지만, 어깨 통증을 일으키는 가장 흔한 메커니즘에 관해 몇 가지 의문점을 풀어보려 한다.

어떤 종목의 스포츠를 수행하고 있는지와는 별개로, 의사를 찾는 사람 중 어깨 통증을 원인으로 찾아온 사람이 4명 중 한 명꼴이라는 통계가 있다. 이러한 통계적 연구뿐만 아니라 전체 인구의 90% 정도가 생의 전반에 걸쳐 최소한 한 번쯤은 척추와 관련된 통증을 겪게 될 것임을 나타내는 데이터를 추출할 수 있다.

이 문제를 다루기 위한 최선의 방법에 대해 단순하지만 효과적인 논리로 고찰해보았다. 어깨 통증이 유발되지 않도록 하는 것이 최선의 해결책이며, 단지 주의나 관심을 기울이는 방법으로 척추에 가해지는 위험 부담이 현저하게 감소할 것이다.

골프를 수행하면서 나타나는 통증의 주요 원인을 다음과 같이 정리할 수 있다.

- 척추 구성 요소의 손상과 마모
- 척추 주변 근육들의 긴장성 수축

사실상 엄밀하게 말하자면, 어깨 통증을 유발하는 원인들로 다른 요소들도 작용할 가능성이 높지만, 모든 가능성 있는 원인들을 두 가지로만 추려서 나타낸 것이다.

척추 관절에 손상이 발생하면, 치료사가 권장하는 모든 주의 사항들을 따르면서 마땅히 주의를 기울여야 하는 것이 의무적인 권고 사항이다.

두 번째로, 통증의 원인이 되는 근긴장이 나타나고 있다는 가정하에는 위험 부담을 최소화할 수 있는 방법에 대해 단지 일반적인 관점에서 설명할 수 있다.

물론 적절한 타이밍에 휴식을 취함으로써 모든 통증을 효과적으로 끊어버릴 수 있을 것이다. 이러한 단순한 방식으로 부상 상태가 가장 심각한 단계로 진전되는 것을 피할 수 있을 것이다.

긴장성 근수축은 근육이 지속적이고 불수의적으로 수축된 상태를 의미하며, 통증의 원인이나 결과가 될 수 있다. 긴장성 근수축은 근육이 실질적으로 감당할 수 있는 강도나 지속 시간에서 역치 이상으로 수축하게 됐을 때 나타날 수 있다. 긴장성 근수축의 예로는 좋지 않은 자세 습관으로부터 발생하는 근긴장을 들 수 있는데, 불균형한 척추로 인해 특정 근육군이 지속적으로 수축하게 되면서 나타난다. 마찬가지로 스윙 구간 안에서 반복적으로 움직이게 되는 근육군도 이와 비슷한 방식으로 반응하게 되는데, 스윙 동작을 지속적으로 반복함으로써 가해지는 일종의 공격들로부터 신체를 보호하기 위해 긴장하게 된다.

스윙 시 주의력이 부족하거나 동작이 몸에 익지 않은 상태에서는 척추가 감당할 수 있는 가동범위를 초월하는 거친 움직임들이 나타날 수 있다. 이는 긴장성 근수축을 유발할 뿐만 아니라 다른 신체 요소에도 직접적으로 부상을 입힐 수 있다. 이러한 이유로 신체의 각 근육군은 관절을 둘러싸고 있는 형태에 따라 제각기 특정한 일을 하게 된다. 예를 들어, 다열근은 척추 체계를 지탱하고 있는 인대를 보호해주는 역할을 할 수밖에 없는 근육인데, 잘 훈련된 신체가 과한 힘을 일으킬 경우 근육계가 가장 먼저 부상을 입을 것이고, 그러한 힘을 지속적으로 일으키게 되면 인대와 척추 구조의 특정 부위들마저 손상을 입을 것이다. 따라서 근육 체계가 잘 형성되어 있지 않다면, 근육계와 동시에 인대나 척추에도 타격을 줄 것이고, 이는 더욱 심각한 부상의 원인이 될 것이다.

PILATES & GOLF

초반 장에서 분석한 바와 같이, 스윙 시에는 굴곡-신전 움직임뿐만 아니라 비틀기, 회전 같은 움직임이 일어난다. 이 두 가지 움직임 모두 신체 조건이 충분히 갖춰지지 않은 상황에서 지속적으로 반복했을 때, 시간이 지나면서 통증을 유발할 수 있는 잠재적인 요소가 될 수 있음을 특별히 언급했다. 또한, 이러한 과정과 유사한 방식으로, 신체 자세가 좋지 않으면 회복하는 데 걸리는 시간도 현저히 길어지는 경우를 볼 수 있는데, 이는 부상이 지속적으로 재발하도록 하고, 심지어 만성적인 통증으로 연결될 가능성을 높이게 된다.

이 장을 읽고 있는 독자들은 알 수 있듯이, 이러한 상황에 처하지 않으려면, 그 상황을 가능한 한 피하는 것이 상책일 것이다. 물론 적절한 훈련이 최선의 방책일 것으로 보인다. 또한, 이 모든 고찰을 통해 알아본 바와 같이 근육 통증을 회복하는 최상의 방법은 부상을 입은 부위에 해당하는 주요 근육군의 역할과 기능을 회복하는 것이다. 척추에서 느껴지는 긴장감을 균형 있게 분산시키면, 근육의 방어 기능이 불필요해지면서 근긴장도가 완화될 수 있다. 분명히 이 과정은 치료사의 몫이겠지만, 개인적으로는 적극적인 회복이 동반되어야 한다고 생각한다. 요약하자면, 의사를 제외한 그 누구도 부상의 원인을 진단할 수 없으며, 따라서 통증을 최대한으로 예방하는 것의 중요성을 늘 염두에 두는 방법밖에 없다. 만약 통증을 겪고 있다면, 논리적이고 유일한 대안은 만성적인 통증으로 진전되지 않도록 예방하는 것이며, 이 경우 전문의의 진찰이 반드시 필요할 것이다.

이 단계 이후에는 같은 문제를 또다시 겪지 않도록 최대한 효과적인 방안을 재설계하는 단계로 넘어가게 될 것이다. 나의 이 작은 고찰을 통해 이미 설득력 있게 언급했듯이, 일반적인 관점에서는 모든 스포츠 선수들, 특수한 범위로 한정한다면 골프 분야 선수들이 신체가 불균형해질 가능성을 예방하는 것을 목표로 맞춤형 특수 훈련을 계획하여 수행해야 할 필요성을 다시 한번 강조하고 싶다. 불균형을 일으키는 원인은 자세적인 요소가 될 수도 있고, 다른 경우로는 스포츠 종목의 특성상 생체역학적인 면에서 비대칭적으로 일어나는 움직임으로부터 비롯될 수도 있다.

어떠한 경우든 부상으로 인해 발생한 통증 단계를 단지 모면하는 것만으로 문제를 온전히 해결하지는 못할 것이다. 이는 통증이 나타나기 전의 단계로 돌아가야 함을 의미한다. 이상적인 방향은 관절들이 편안하게 느껴지는 상태로 돌아가는 것이다. 이러한 방식으로 신체에 부상이 생긴 과정을 역추적함으로써 움직임이 각 관절의 올바른 기능에 지장을 주지 않는 상태에 이르게 된다. 이는 부상이 재발하지 않도록 하는 가장 효과적인 방법일 것이다.

이 과정에서 누구든지 주의력이 부족해지는 상황이 생길 수 있는데, 그로 인해 통증이 진전될 틈을 주게 되므로 신체 컨디셔닝 훈련을 수행할 때마다 적당한 주의가 필요할 것이다. 신뢰할 만한 동작 시퀀스를 수행하는 것만으로도 신체를 바르게 움직일 수 있는 실질적인 가동범위를 몸소 체험할 수 있을 것이다. 개인적으로 깊이 존경하는 한 필라테스 지도자의 말을 여기에 인용하고자 한다.

"필라테스 원리는 움직임에 관한 것이고, 움직임은 우리 몸에 대한 사랑과 존경심을 불러일으킨다."

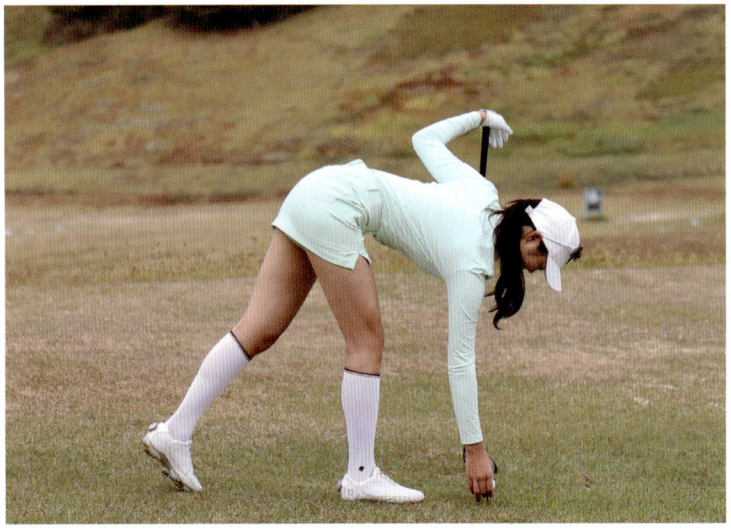

이미지에서와 같은 상황에서 척추를 보호하기 위한 좋은 습관 중 하나는 잔디밭 쪽으로 내린 손의 반대쪽 다리를 들어 올리는 것이다. 이 경우 척추는 좋은 정렬 상태를 보여주고 있으며, 허리 부위의 압박을 최소화해주고 있다.

요추 통증

PILATES & GOLF

모든 스포츠 선수들을 비롯해 특히나 골프 선수들은 그동안 척추를 적절하게 다루지 않았다면, 본인의 스포츠 종목을 계속해서 즐기는 데 조만간 한계에 직면하게 될 것이다.

일반적으로 척추에 가해질 수 있는 스트레스나 피로, 혹은 부상 등을 줄이기 위해서는 운동 제어와 고유수용감각을 재훈련하는 것이 이러한 목적을 달성하기 위한 가장 효과적인 방법으로 받아들여지고 있다. 덕분에 고유수용감각을 향상시키면 운동 제어에 실패했을 때 부상 위험을 감소시킬 수 있다고 주장하는 여러 연구를 찾아볼 수 있다.

간단히 말하자면, 신체는 모든 움직임을 구성하기 위해 운동 제어라는 도구를 이용한다고 묘사할 수 있을 것이다. 운동 제어의 기능은 신체 상태를 감지하고, 균형이 필요한 요소들을 해석하며, 그에 따라 적절한 대응책을 구성하는 것이다. 이 과정의 마지막 결과로 근육에서 유기적인 움직임이 발생하면서 신체가 움직이게 되고, 몸통을 안정화시키게 된다.

필라테스의 원리들을 하나씩 검토해보면, 모든 연습 동작이 몸통의 안정성을 잡아주면서 동작을 수행하는 것을 기반으로 하고 있음을 볼 수 있을 것이다. 각 동작을 수행할 때, 가동성과 안정성이 동시에 동원되기에 척추 관절을 안정적으로 움직여야 한다(역동적 안정화). 이 모든 과정은 횡격막을 지속적으로 이용하는 호흡 패턴과 통합되며, 이 호흡 패턴은 몸통의 안정화를 위한 기둥 역할을 한다.

> 근육이 지나치게 피로해지거나 운동 제어에 오류가 생길 경우 척추 상태가 불안정해질 수 있다.

따라서 필라테스를 규칙적으로 연습하게 되면, 운동 제어의 효율성을 더 높은 수준으로 향상시키는 귀중한 도구가 되어줄 것이다. 또한, 동작의 세부 사항을 엄격하게 지키고 주의를 기울이면서 수행하게 되면, 동시에 고유수용감각이 더 높은 수준으로 동원될 것이다. 그 어떤 움직임에서도 운동 제어와 고유수용감각의 조합은 효율성을 향상시킬 수 있는 가장 중요한 요인으로 여겨질 수 있다.

불안정한 척추는 부상으로 이어질 수 있는 가장 흔한 문제 요소 중 하나다. 따라서 훈련 프로그램에 운동 제어 능력과 고유수용감각을 재교육시킬 수 있는 요소들을 포함한다면, 경기 상황이나 일상 생활 속에서 일어날 수 있는 문제들로부터 발생하는 모든 부상을 예방할 수 있을 것이다. 이전 장에서 자세히 다루었듯이, 필라테스 동작들은 움직임이 진행되는 동안 몸통을 안정화시키기 위해 특정 근육군을 사용하도록 하고 있다. 복횡근, 골반기저근, 다열근, 횡격막은 움직임을 일으키는 원동력의 기반을 형성한다. 힘의 중심인 파워 하우스는 동작이 진행되는 동안 역동적인 안정화라는 분명한 목적을 갖고 움직임에 관여한다.

요즘 저명한 치료사들이 요추 통증의 예방과 재활에 관련된 치료 모델을 연구하는 서적들을 볼 수 있는데, 이 서적들 모두 이러한 특정 근육군을 기본으로 다루고 있다. 따라서 필라테스가 요추 부위의 부상을 회복하고 다른 부상들이 발생하지 않도록 예방하는 운동 체계로 다년간 여러 나라에서 자리 잡고 있다는 사실은 놀랍지 않은 일이다. 복횡근, 횡격막, 골반기저근, 다열근의 주된 역할은 허리 부위가 통증 없이 제 기능을 하는 데 불가피하다는 사실은 널리 받아들여지고 있다. 가령 이 근육군은 요통이 일어나는 과정에서 사실상 그 기능이 대체되곤 한다.

마지막 남은 고찰에서 논하고자 하는 점은 움직임의 병가를 통해 부상을 일으킬 수 있는 잠재적 요인을 지닌 변화들을 알아차릴 수 있게 한다는 것이다. 이와 같은 분석과 더불어 몸통의 안정화를 담당하는 심층 근육들이 바르게 기능하는지의 여부를 알아낼 수도 있다.

> 척추를 과격하게 다룰 때나 빠른 움직임들이 일어나는 초반에 근신경계는 복횡근, 다열근, 횡격막 같은 근육들을 미리 활성화시키는 작전을 펼치며, 이와 동시에 복강의 압력이 증가하게 된다. 이런 식으로 안전하고 안정적인 기반을 형성하면서 몸통의 다른 근육들이 비트는 동작들을 일으킬 수 있게 된다.

PILATES & GOLF

회복 과정이든 예방 차원이든, 어떤 경우에서나 필라테스는 앞서 언급한 근육군이 자신의 주된 역할을 회복할 수 있도록 도움을 줄 수 있다. 또한, 자세 패턴이 척추를 취약하게 만들기도 하기에 위의 과정에는 자세가 교정되는 측면도 있다는 점을 간과할 수 없다. 스윙을 평가한다는 것은 매우 피상적인 일인 것 같고, 실제로도 그렇다고 볼 수 있으며, 이 동작을 통해 이끌어낼 수 있는 결과들은 근골격과 관련된 문제들의 원인이나 근원을 찾기 위한 여러 가정을 제시해줄 뿐이다.

아래의 이미지는 테크닉적으로 좋은 스윙 동작을 보여주고 있지만, 스윙 단계 중에서 때로는 요추 통증을 유발할 구간을 나타내고 있다. 각 사진의 다양한 각도를 통해 척추와 척추를 지지하는 신체 요소들의 정렬 상태가 드러나는 의미 있는 시점들을 살펴볼 수 있다.

스윙 동작을 깊이 있게 검토하면, 분명히 다양한 대안이나 가정을 도출해낼 수 있겠지만, 이 장에서는 스윙의 이론을 실제로 연습해보고, 그 결과를 관찰하는 목적만 가지고 좀 더 단순하게 접근할 것이다.

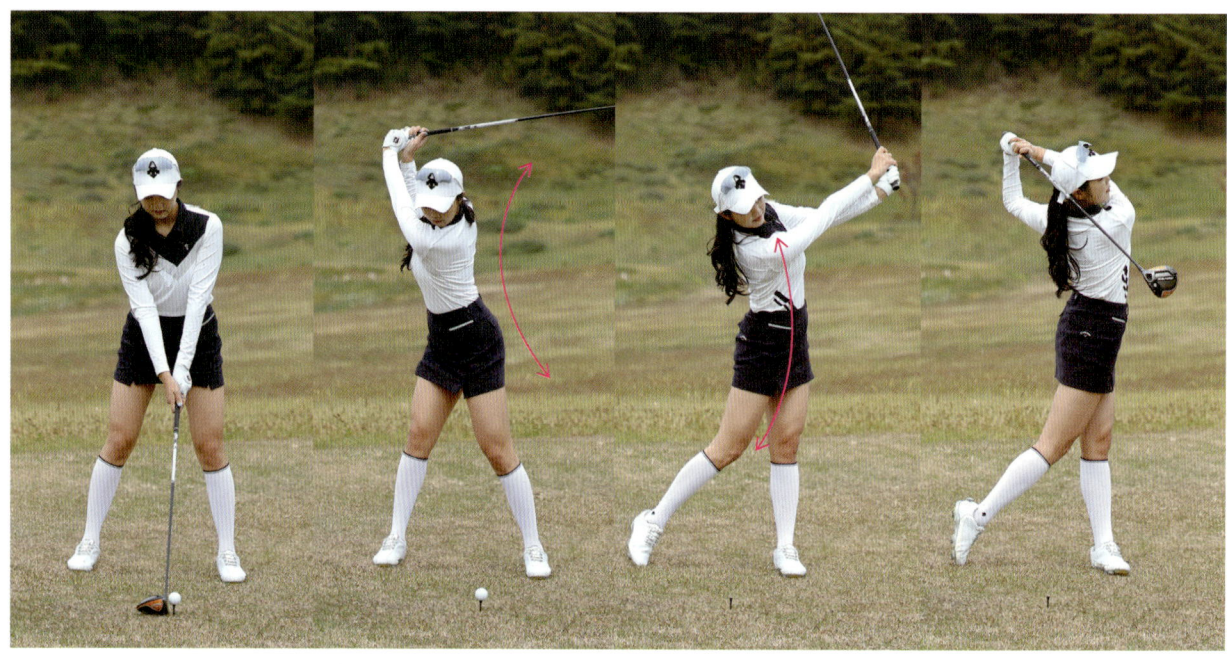

이 사진들은 척추 움직임의 두 가지 적응 기제를 보여준다. 사진 속 모델 같은 가동범위가 나오기 위해서는 모델처럼 요추가 전만(요추 위쪽 부위와 등 아래 부위의 과신전)된 상태여야 가능할 것이다.

아래의 백스윙 동작 이미지를 통해 신체의 지지 기반과 척추의 정렬 상태를 눈여겨보도록 한다. 이 동작에서는 골프 지도자들이 자주 지목하고 교정하는 테크닉적인 측면들을 언급할 일은 없을 것이다.

우리의 유일한 목표는 문제를 야기하는 원인을 찾아내어 추후 경기 도중에라도 증상이 재발하는 것을 제한하고자 노력하는 것이다.

1° 회전 시 척추는 요추 상부와 등 하부가 부드럽게 전만된 상태가 된다. 따라서 회전 폭이 넓어질수록 요추에서는 긴장감이 더욱 두드러지게 나타날 수 있다. 운동 수행 시 척추를 그리고 있는 아치 라인의 끝지점에 의해 척추 신장근들의 비대칭적인 수축이 다시 일어나게 되며, 이 근육들은 백스윙이 진행되는 동안 척추의 아치 라인에 긴장감을 형성하는 줄과 같다고 묘사할 수 있다. 이러한 과정의 결과, 신체는 일직선상으로 회전하게 되고, 전반적으로 신전되는 모습을 나타낸다. 또한, 골반의 회전 각도가 육안으로 봤을 때 45° 이하인 점을 감안했을 때, 흉추에서의 회전 각도는 어깨와 수직을 이룰 정도로 상대적으로 폭이 넓다는 사실을 눈여겨보는 것도 의미 있다. 이전 장에서 살펴보았듯이, 어깨에서 회전이 일어날 때 골반의 제한적인 회전 범위로 인해 요추의 비트는 동작에 한계가 생긴다는 점을 염두에 두었을 때, 골반이 움직임에 참여하는 비율은 낮고, 척추는 두 개의 축을 가지고 회전하게 되는 모습을 볼 수 있을 것이다.

2° 앞서 소개한 모습에 추가하자면, 왼쪽 다리는 살짝 내려가면서 안쪽으로 기울어지는 것을 볼 수 있다. 이는 육안으로 봤을 때 왼쪽 골반의 위치가 더 낮다는 점을 통해서도 관찰할 수 있다. 이러한 식으로 요추는 왼쪽으로 살짝 측면 굴곡된 상태가 되며, 이때 요추의 정렬 상태는 다음과 같이 정리할 수 있다.

신전
회전
측면 굴곡

> 회전과 측면 굴곡은 서로 어우러져 나타나며, 여기서 골반으로 인해 측면 굴곡이 증가하면, 해당 높이의 요추 부위에 회전을 증가시킬 수밖에 없게 된다.

척추의 움직임 축이 3개로 늘어나면서 움직임이 진행되는 동안 나타나는 긴장감도 그만큼 증가하게 될 것이다.

3° 마지막으로 한 가지 가정을 더 세운다면, 다음과 같다. 백스윙 동안에 왼쪽 다리의 발목이 고정된다면, 골반의 회전 움직임에 영향을 주어 이 시점에서 왼쪽 골반을 동시에 내려주어야만 회전 동작을 진행할 수 있게 된다. 왼쪽 대퇴골은 외회전 움직임에 동참하게 되고, 오른쪽 다리의 무릎은 살짝 신전되면서 오른쪽 골반이 올라간다. 마지막 위치에서 골반은 오른쪽이 올라간 반면 왼쪽은 내려간 상태가 되며, 요추는 측면 굴곡함과 동시에 움직임이 연결되어 반대쪽으로 회전하게 된다. 이 복잡한 메커니즘을 통해 요추 부위나 흉추 하부가 비틀어지는 움직임이 더욱 수월해진다.

내측 상과염(골프엘보)

스포츠 분야에서 내측 상과염은 공통적으로 '골프엘보'라는 명칭으로 알려져 있다. 이는 팔꿈치 부위(내측 상과, 외측 상과)를 정지점으로 하는 근섬유에 염증이 생기면서 나타나는 증상이다.

이 부상의 원인과 문제 요인을 이해하기 위해서는 팔꿈치에 정지하는 다수의 근육은 손목의 기능에 관여하는 비율이 더 높다는 사실을 염두에 둘 필요가 있다. 팔꿈치의 바깥쪽 부분(외측 상과)에는 손목과 손가락의 신전에 관여하는 근육들이 정지하는 반면, 안쪽 부분(내측 상과)에는 손목의 굴곡과 회내 동작에 관여하는 근육들이 존재한다. 손목에서 일어나는 움직임들은 다음과 같이 정리할 수 있다.

- 굴곡
- 신전
- 회진
- 회내-외전

외측 팔꿈치의 바깥쪽 부분에 외상과 통증이 발생하는 경우는 흔히 '테니스엘보' 혹은 '외측 상과염'이라고 불린다. 염증은 반복적이거나 미세한 외상을 일으키는 움직임들로 인해 발생한다. 손목을 반복적으로 신전하는 움직임은 통증을 유발할 가능성이 있는데, 일상 생활에서 손목은 컴퓨터 마우스를 사용할 때와 같이 신전 방향으로 움직이는 비율이 높으므로 스윙 시 손목 신전이 일어나게 되더라도 문제의 진정한 원인을 찾아내기 어려울 것이다.

또 다른 경우로는 팔꿈치 외측면 안쪽에서 통증이 발생하기도 한다. 이 경우는 골퍼들에게 흔히 발생하므로 '골프엘보' 혹은 '상완 완척 상과염'이라고 불린다. 손목의 굴곡과 회내 움직임에 관여하는 근육들이 기시하면서 형성되는 근섬유 집합체에 염증이 발생하는 것이다. 손으로 물건을 쥐는 행위는 바로 이 근육군의 수축을 통해 일어나게 되는데, 앞서 언급한 경우와 같이 일상 생활에서는 이 부위에 손상을 야기하거나 부상을 당하기 쉽게 만드는 요인들이 무수히 많이 존재한다.

골프엘보의 경우 문제를 유발하는 몇 가지 요소를 열거해 볼 수 있는데, 공을 타격하기 위해 손목을 회전할 때, 손목에서 굴곡과 회내 동작이 반복적으로 일어나는 경우, 다운스윙 시 잔디 쪽으로 골프채를 반복적으로 내려칠 때 전완이나 팔꿈치에 미세한 외상이 발생할 수 있고, 이는 팔꿈치 외측의 안쪽 부위에 통증을 유발하는 요소가 될 수 있음을 가정할 수 있다.

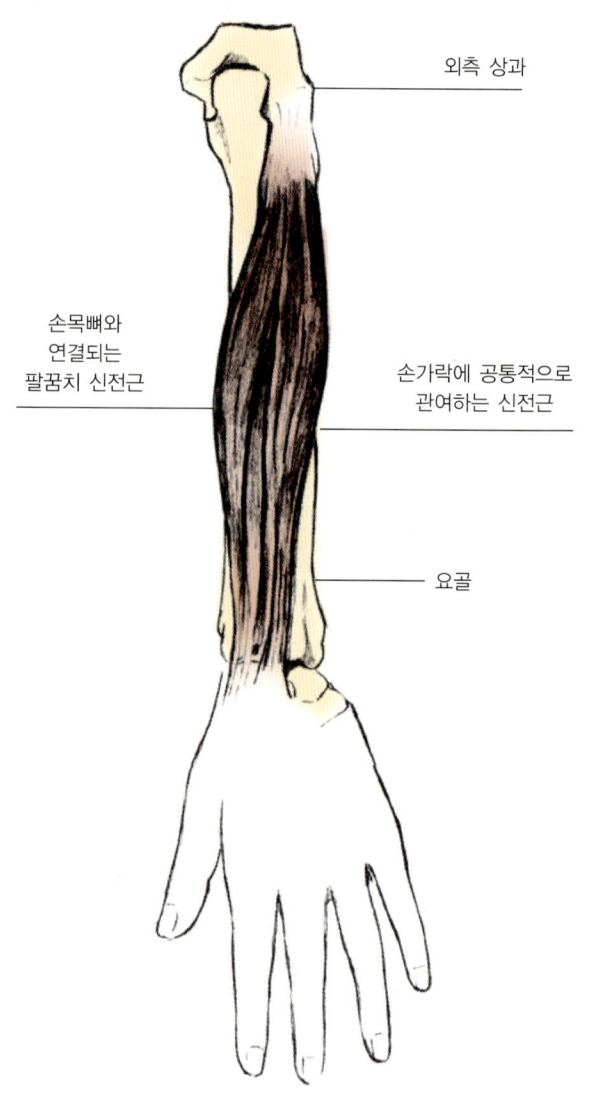

외측 상과

손목뼈와 연결되는 팔꿈치 신전근

손가락에 공통적으로 관여하는 신전근

요골

많은 치료사는 반복적인 스윙이 전적인 원인이 되어 상과염이 발생하는 경우를 흔치 않게 접하는데, 이러한 문제가 발생했을 경우에도 운동 수행을 지속한다면 증상이 악화될 것은 당연하다.

우리의 목표는 이러한 문제가 일어나지 않도록 미리 예방하는 것이고, 따라서 팔꿈치에 통증이 나타났을 때 문제를 파악하고 치료하기 위해 치료사를 찾아가는 것을 전적으로 권한다. 통증이 가장 예민한 단계를 지나고 나면(통증이 없는 시기), 근섬유가 정상적인 기능을 회복하는 단계로 넘어갈 수 있다. 손목의 굴곡근과 신전근 사이의 균형을 찾는 작업이 필수다. 이 근육들을 스트레칭하는 것이 회복 프로그램의 첫 단추일 것이다. 관절을 움직이고 주변 근육들을 단련하는 운동에는 상지 전체, 즉 견갑대, 손목, 팔꿈치, 어깨, 견갑골, 견쇄 관절과 흉쇄 관절에 해당하는 부위들을 전반적으로 다루어야 한다.

골프 상과염의 몇 가지 증상은 다음과 같다.

- 내측 상과 촉진 시 통증
- 손목 굴곡 시 통증
- 상완 내측 근육들(손목 신전근) 스트레칭 시 통증
- 상완과 전완 내측 부위가 저린 증상. 이 증상은 손 안쪽 부위까지 연결되어 나타날 수 있다.

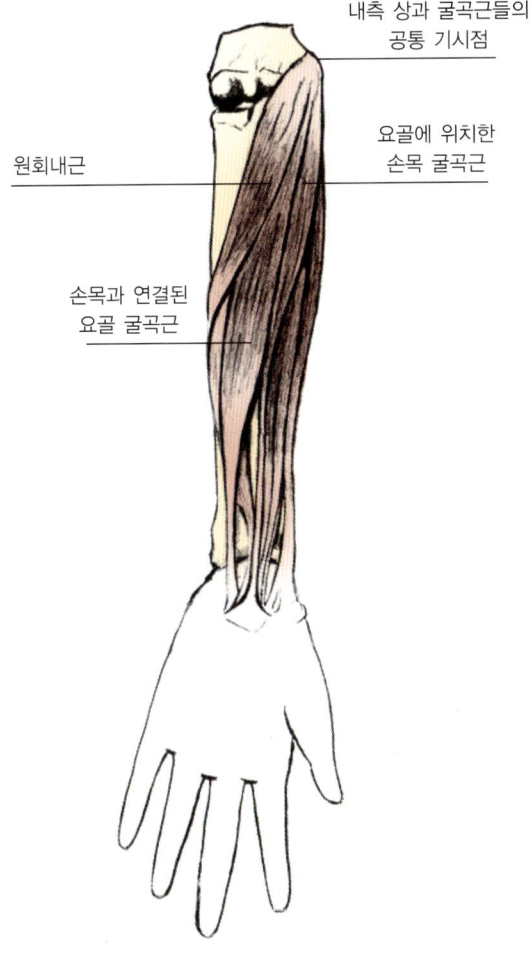

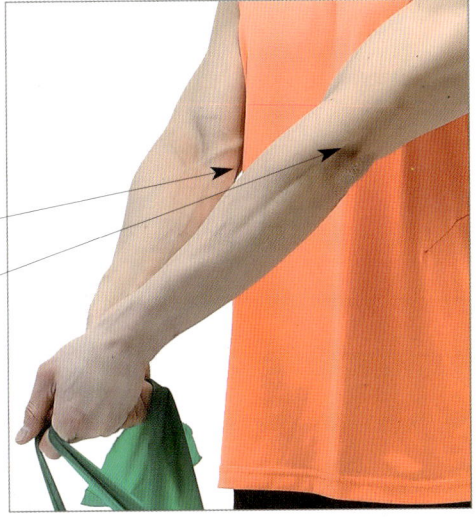

시니어 세대를 위한 골프 훈련 프로그램

이 프로그램은 적절한 수준의 신체 조건을 유지할 수 있도록 골프 훈련을 보충하는 역할을 하는 것이 목표다. 시니어 골퍼들이 이러한 측면을 반드시 염두에 둘 필요가 있다. 이 간단한 프로그램을 통해 부상 위험을 가능한 한 멀리할 수 있을뿐더러 골프를 더욱 유익하게 즐길 수 있게 될 것이다. 각 동작은 최소 4회 이상, 최대 6회 정도 반복 수행한다. 어떠한 종류의 프로그램을 수행하든, 훈련을 시작하기에 앞서 항상 주치의와의 상담을 거친 후 수행하도록 한다. 골다공증을 앓고 있다면, 자격이 있는 지도자의 감독하에 훈련을 하기를 권장하며, 마찬가지로 의심이 될 만한 다른 유사한 증상을 갖고 있다면, 전문 병원에서 훈련 받는 방향을 택하도록 한다.

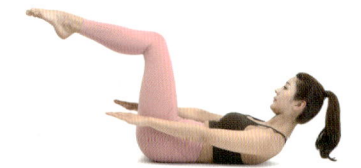

1. 헌드레드 87쪽

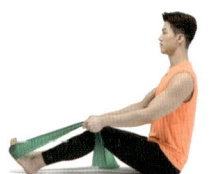

2. 밴드를 이용하여 등 말기 120쪽

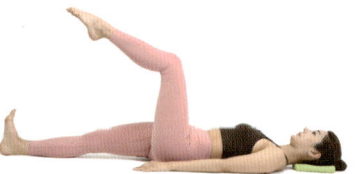

3. 한쪽 다리로 원 그리기 91쪽

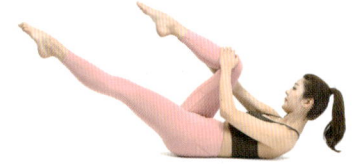

4. 한쪽 다리 스트레칭 95쪽

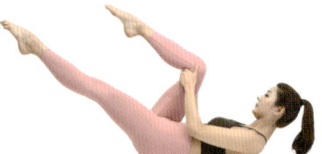

5. 햄스트링 당기기 97쪽

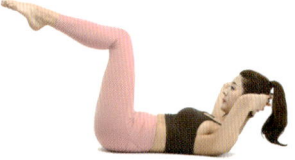

6. 다리 모아 균형 잡기 99쪽

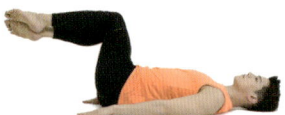

7. 옆으로 기울기 III 148쪽

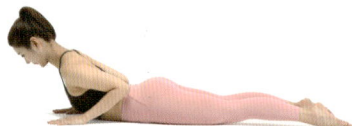

8. 상부 척추 들어 올리기 102쪽

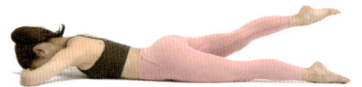

9. 골반 신전 103쪽

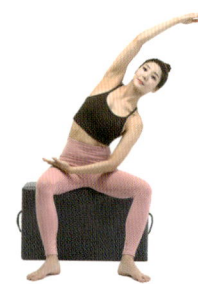

10. 측면 굴곡 112쪽

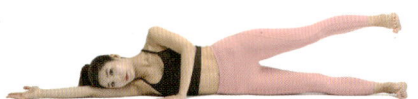

11. 옆으로 누워 들어 올리기 104쪽

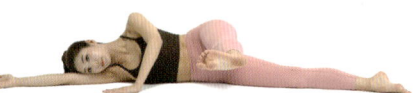

12. 옆으로 누워 차기 105쪽

PILATES & GOLF

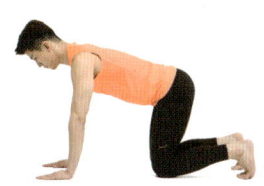
13. 푸시업 준비 144쪽

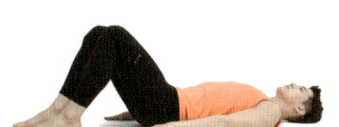
14. 골반 들어 올리기 138쪽

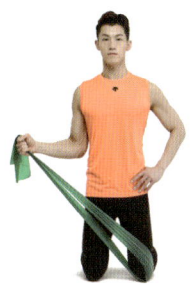
15. 밴드를 이용한 외회전 159쪽

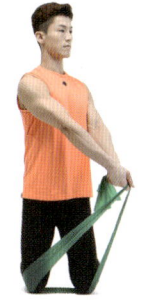
16. 밴드를 이용한 회전 I 163쪽

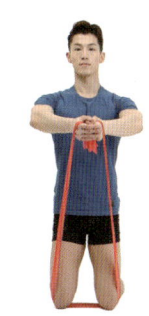
17. 손목과 전완 강화 166쪽

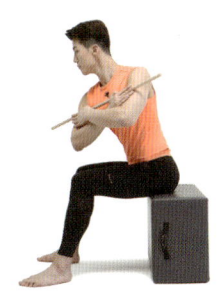
18. 앉아서 비틀기 152쪽

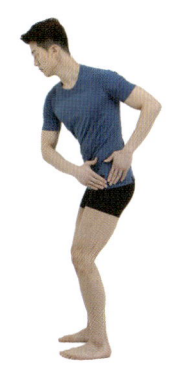
19. 척추 만곡 유지하기 169쪽

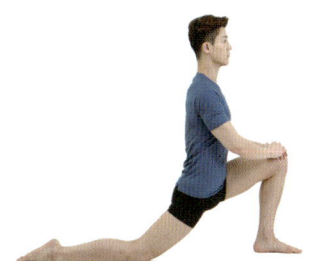
20. 엉덩이 굴곡근 스트레칭 176쪽

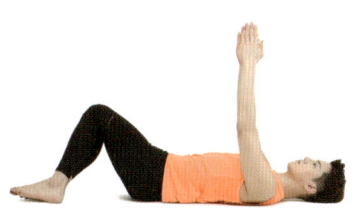
21. 옆으로 기울기 I 146쪽

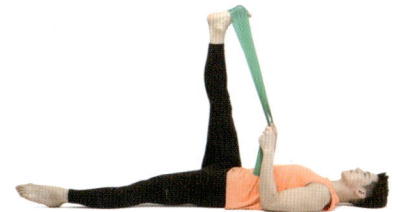
22. 햄스트링 스트레칭 125쪽

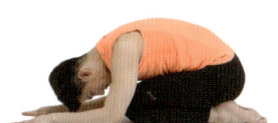
23. 휴식 자세 158쪽

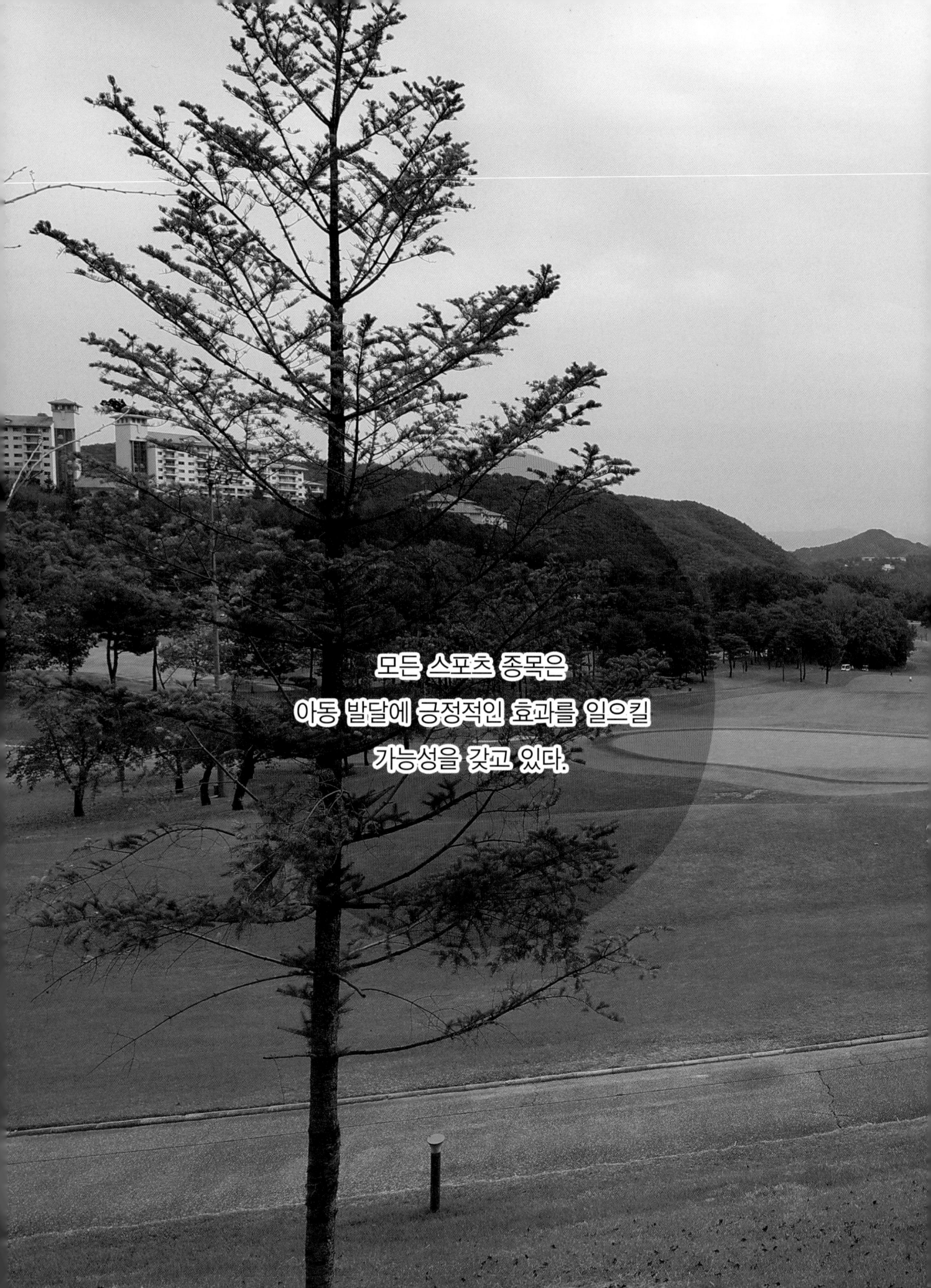

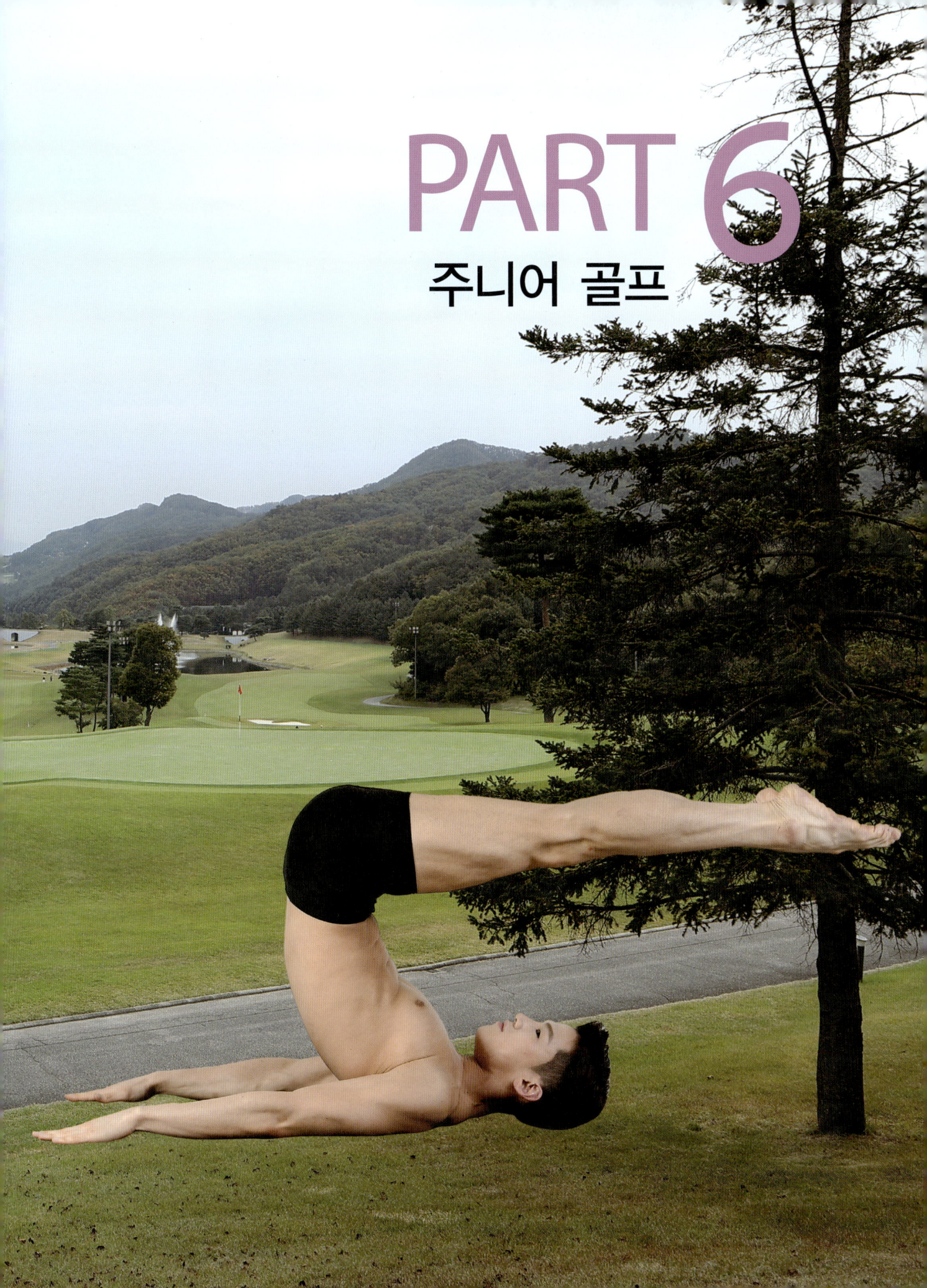

PART 6
주니어 골프

아동을 위한 골프

취학 연령의 아동 발달기에 스포츠 활동에 참여하는 것은 요즘 세대에게는 중요한 요소가 되었다. 자녀와 부모는 서로 상의를 통해 스포츠 종목을 결정하곤 한다.

결과적으로 부모의 즐거움과 자녀의 의욕 사이에 합의점을 찾음으로써 아이가 참여할 스포츠 종목이 결정된다. 성인 아마추어 골퍼 중에서는 자녀들도 같은 종목을 좋아하게 되는 경우를 흔히 볼 수 있다. 우리 아이들이 어떤 스포츠 종목을 선택하는 것이 좋을지를 결정하기 위한 여러 가지 선택지 중에서 실제로 오늘날 권장되지 않는 종목이 하나도 없을 정도로 모든 종목은 아동 발달에 긍정적인 요소를 가져다주거나 긍정적인 효과를 일으킬 가능성을 갖고 있다.

골프라는 종목으로만 한정해서 살펴보아도 긍정적인 효과를 가져오는 잠재 요소들을 무수히 많이 언급할 수 있다. 주니어 골퍼 연구에 매진하는 교수들 덕분에 이 분야는 꾸준히 발전하고 있고, 그러한 의미에서 딱히 주목해서 다룰 만한 부분은 없는 것 같다. 하지만 이 주제를 언급하게 된 김에 골프 현장에서 아동의 훈련 루틴을 보충해줄 만한 운동에 더 비중을 두도록 한다.

첫 번째로는 아동의 나이별로 공통된 특징이 존재하며, 이 특징들을 눈여겨보면서 조화롭고 온전하게 발전시킬 필요가 있다. 정신 운동, 좌우 차, 협응력, 균형 감각, 공간 지각 능력은 균형을 잡는 움직임에 관여하는 몸통의 제어 능력과 마찬가지로 한 번에 발전시킬 수 없는 요소들이며, 각각의 요소는 아동의 발달 단계에 맞춰 제 역할을 하게 될 것이다. 따라서 훈련을 구성할 때, 위의 요소들을 해당 연령에 따라 구분하여 주니어 골퍼의 테크닉적인 측면과 함께 동시에 발전시키고 평가해야 한다.

다음에 이어지는 논리들은 아동 가라테 지도자로 12년간 활동한 나의 개인적인 경험을 토대로 삼을 수밖에 없었음을 참고하기 바란다. 가라테와 골프 사이에는 큰 차이점이 존재하고, 각각의 종목을 균형 있게 발전시키기 위해 필요한 훈련 요소와 계획들도 다를 것이다. 아이들을 상대로 했던 장기적인 훈련을 통해 다양한 데이터를 쌓을 수 있었고, 이는 작은 스포츠인들의 육체와 정신이 성장하고 발달하는 것과 관련된 몇 가지 측면에 대해 고찰할 수 있는 계기가 되었다.

골프라는 종목의 특성상 이 운동을 수행하는 사람들에게는 자존감, 자기 제어, 감정 처리, 사회적 관계와 적응 양상 등과 같은 요소들이 유익하게 작용한다는 사실은 의심할 여지가 없기에 이 주제들은 굳이 다루지 않는다. 그보다는 모든 아동이 성장하면서 자연스럽게 겪게 되는 비대칭적인 요소들이나 근골격계 관련 측면에 집중하는 편이 나을 것이다.

골프에서는 신체를 특히 더 비대칭적으로 움직이게 되는데, 앞선 장에서 살펴보았듯이 척추도 그만큼 비대칭적으로 움직이고 적응한다. 아동의 경우는 성인과 달리 통증과 부상이라는 요소 때문에 운동 수행 중 발생하는 문제점들을 찾아내기가 상대적으로 어려울 것이다. 하지만 아동의 신체는 근육에 생길 수 있는 잠재적 제한 요소들을 해결하거나 이에 적응할 수 있는 방법들을 무수히 많이 갖고 있다는 것은 사실이다. 아이들은 매우 유연하다고 생각되겠지만, 아직 성장 단계에 있다는 점을 감안할 때 아동도 얼마든지 근육 활동에 제한이 생길 수 있다.

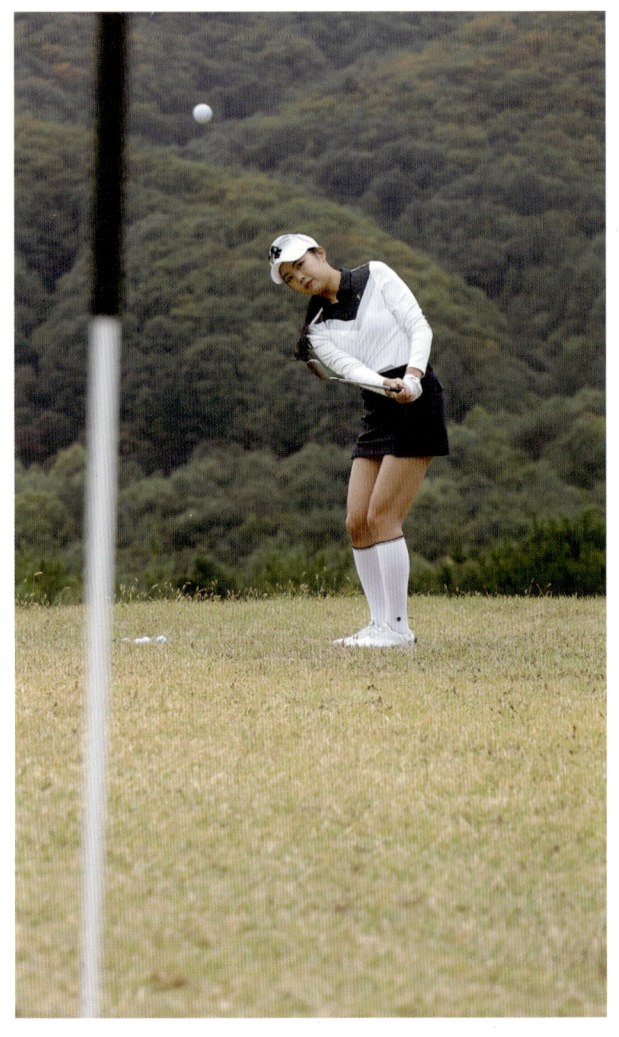

사실상 나의 경험을 토대로 봤을 때, 아이가 장시간 동안 텔레비전이나 컴퓨터 앞에 앉아 있는 것은 공부하는 시간과 더해지면서(앉은 상태의 지속), 앉은 자세에서 비롯되는 전형적인 근육 단축 상태가 성인과 다름 없이 나타난다. 골반 굴곡근과 햄스트링이 단축되고 둔근과 복근은 약화된다. 매우 어린 나이에 후면 근육 사슬이 바르게 작동하지 않게 된다.

물론 다행스럽게도 어린 선수 중에서 근육 상태가 부러울 정도로 균형 잡힌 선수들도 흔히 볼 수 있다. 아이들의 발달과 성장 사이에 대칭적인 관계를 추구한다는 것은 모든 스포츠 종목에서 쉽게 가능한 일이 아니므로 훈련 전반에 걸쳐 나타날 가능성이 있는 비대칭적인 요소들에 적응하고 미흡한 점을 보충하기 위해 각 종목의 특성에 따라 어느 정도 연구된 동작 시퀀스가 추가되곤 한다.

이러한 의미에서 모든 아동 골퍼는 신체 자세에 영향을 줄 가능성이 있는 그 어떤 종류의 비대칭적 요소에 대해 안정화나 촉매 역할을 해줄 수 있는 신체 컨디셔닝 루틴을 계획하여 이 루틴으로 현장에서의 테크닉 훈련을 보충하는 것이 반드시 필요하다고 주장한다. 스윙 동작으로 인해 신체는 어쩔 수 없이 비대칭적인 상태가 되기 마련이고, 이를 회복하는 것을 목표로 하는 프로그램을 추가로 구성할 필요가 있음은 논할 여지가 없다.

이러한 목표를 가지고 적용된 필라테스는 아동들에게 매우 인기가 있다. 목표를 엄격하게 계획한다면, 아이들을 훈련하는 데 문제가 될 수 있다고 생각한다.

아동은 운동 수행의 효율성을 저해하는 체계를 자연스럽게 받아들이지 못할 수도 있다. 이럴 경우 전략적인 방법이 그 어떤 측면보다 우선시되어야 한다. 동작 시퀀스는 짧고 쉬워야 한다. 너무 쉬우면 흥미를 잃을 것이고, 마찬가지로 너무 어려워도 기대한 만큼의 효과를 얻지 못할 것이다. 15분 정도 소요되는 시퀀스만으로 충분할 것이며, 일정한 간격을 두고 다양하게 변형되어야 할 것이다. 지도자의 창의력은 아동의 도전 정신을 항상 자극하게 되고, 그에 따라 아동의 창의력은 매 수업마다 증진될 것이다.

모든 훈련에 필라테스의 원리들을 적용할 때는 훈련을 받는 아동의 나이에 맞추어 구성해야 한다. 아동의 협응력과 정신 운동 능력은 무한대로 발전할 것이기에 각 훈련은 나이별로 난이도를 다르게 하여 구성해야 할 것이다.

아동을 위한 신체 훈련에 관해 깊이 있게 논하려면 분명히 책 한 권을 따로 써야 할 것이다. 따라서 우리는 아동 스포츠 분야를 더욱 일반적인 관점에서 다룰 것이고, 이는 스포츠에 입문하려는 자녀나 제자를 둔 부모 혹은 지도자에게 호기심을 불러일으키는 목적 그 이상도 그 이하도 아니다. 골프 지도 교수와 필라테스 지도자는 매우 만족스러운 성과를 이끌어낼 수 있겠지만, 아동이 받아들일 수 있는 수준이 어디까지인지 항상 주의를 기울여 살펴야 할 것이다.

결론 conclusion

마지막 장을 빌려 모든 골프인이 본 교재에 관심을 가질 만한 이유 중 가장 중요한 점을 나 나름의 생각으로 정리해보고자 한다. 이로써 이 장은 필라테스의 고전적인 범주 안에서 본래부터 명시되어 있지 않은 온갖 논평, 추론 혹은 주장들을 더욱 명확하게 정리해줄 것이라고 생각한다.

1. 골프를 포함한 모든 종목의 스포츠에서 각 종목에 맞게 체형을 최적화하는 작업은 신체 요소 간의 차이점들이 드러나게 하는 요소다.

2. 동작 시퀀스를 수행할 때 자세를 엄격하게 교정하면서 적용하지 않는 이상 시퀀스를 수행하는 것만으로 이 책에서 목표하는 바를 반드시 성취할 것이라고 보장해주지 않는다. 이 장의 이해를 돕기 위해 내가 개인적으로 훈련해본 경험이 있는 가라테, 자이로토닉, 메지에르 기법, 접골 요법 등과 같은 다른 운동 기법들을 통해 이끌어낸 예시와 고찰을 추가했다.

3. 골프에서는 척추의 움직임이 필수이고, 더불어 척추와 연결된 모든 구조도 바르게 작동해줄 필요가 있다.

4. 독자들은 이 책에서 다수의 해부학적 설명들을 접하게 될 것인데, 이는 각 동작을 최대한 정확하게 이해하기 위한 용도로 수록한 것이다. 개인적으로 필라테스를 기반으로 한 백그라운드를 가지고 있다 보니 책 속에 자연스레 반영될 수밖에 없었고, 오리지널 동작들이 보여주는 관점들이 나의 개인적인 시각으로 인해 약간씩 바뀌게 된 점이 없지 않아 있다. 해부학 연구실에서 2년간 실습한 경험을 통해 움직임에 대한 나의 시각이 분명히 변화했음을 인지한 데 대해 언급할 필요가 있다. 몇몇 장에서는 개인적 색채가 일정 부분 가미된 것은 분명하지만, 전반적으로 봤을 때 이 교재는 전적으로 필라테스를 기반으로 했다고 할 수 있다.

역자소개

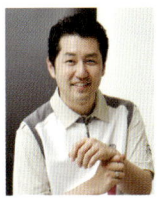

김재환 (대표역자)
- 서경대학교 인성교양대학 교수
- 싸이프레스골프아카데미 대표원장
- 골프다이제스트 위대한 교습가 30인 선정
- 포춘지 골프레슨 칼럼 연재

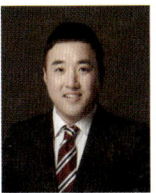

강량호
- 한국프로골프협회 정회원(KPGA TOUR PRO)
- 골프포트 헤드프로·주니어&프로 아카데미 원장
- 한국골프학회 이사
- 국민대학교 골프산업학 석사

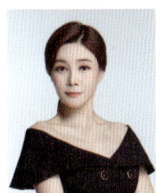

박지윤
- AIO PILATES 대표원장
- 경희대학교 체육학 박사
- 대한필라테스연합회 상임이사
- 골프학회 부회장

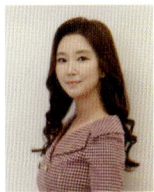

원희영
- 대한필라테스연합회 부회장
- MPA 운영위원장·교육위원·심사위원
- 국제요가필라테스아카데미(IYPA) 협회장
- 원필라테스 대표

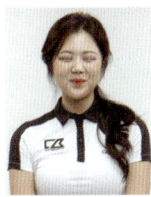

임서희 (골프 동작 시범)
- KLPGA 프로
- 국민대학교 골프과학 및 산업전공 석사
- 국민대학교 골프융합과학 박사과정
- 커터앤벅 소속 프로

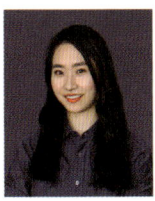

장영진
- 연세대학교·서강대학교 외 출강
- PILATES/GYROTONIC® 국제지도자
- 트리거포인트 마스터 트레이너
- 대한필라테스연합회 상임이사

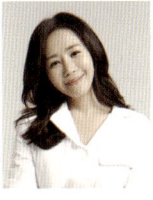

허지은
- 인터내셔널필라테스협회 회장
- 국민대학교·경기대학교 요가필라테스 주임교수
- 단국대학교 문화예술대학원 석사
- 대기업 임원 및 국가대표 멘탈코치

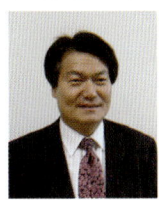

윤재량 (감수)
- 한국체육대학교 체육학과 교수
- 한국운동생리학회 부회장
- 전 한국체육과학연구원 수석연구원
- 서울대학교 운동생리학 박사

필라테스 동작시범 지도자

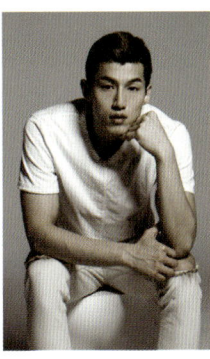 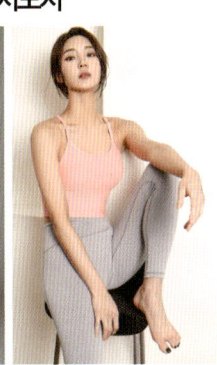

강천일　　　이수지

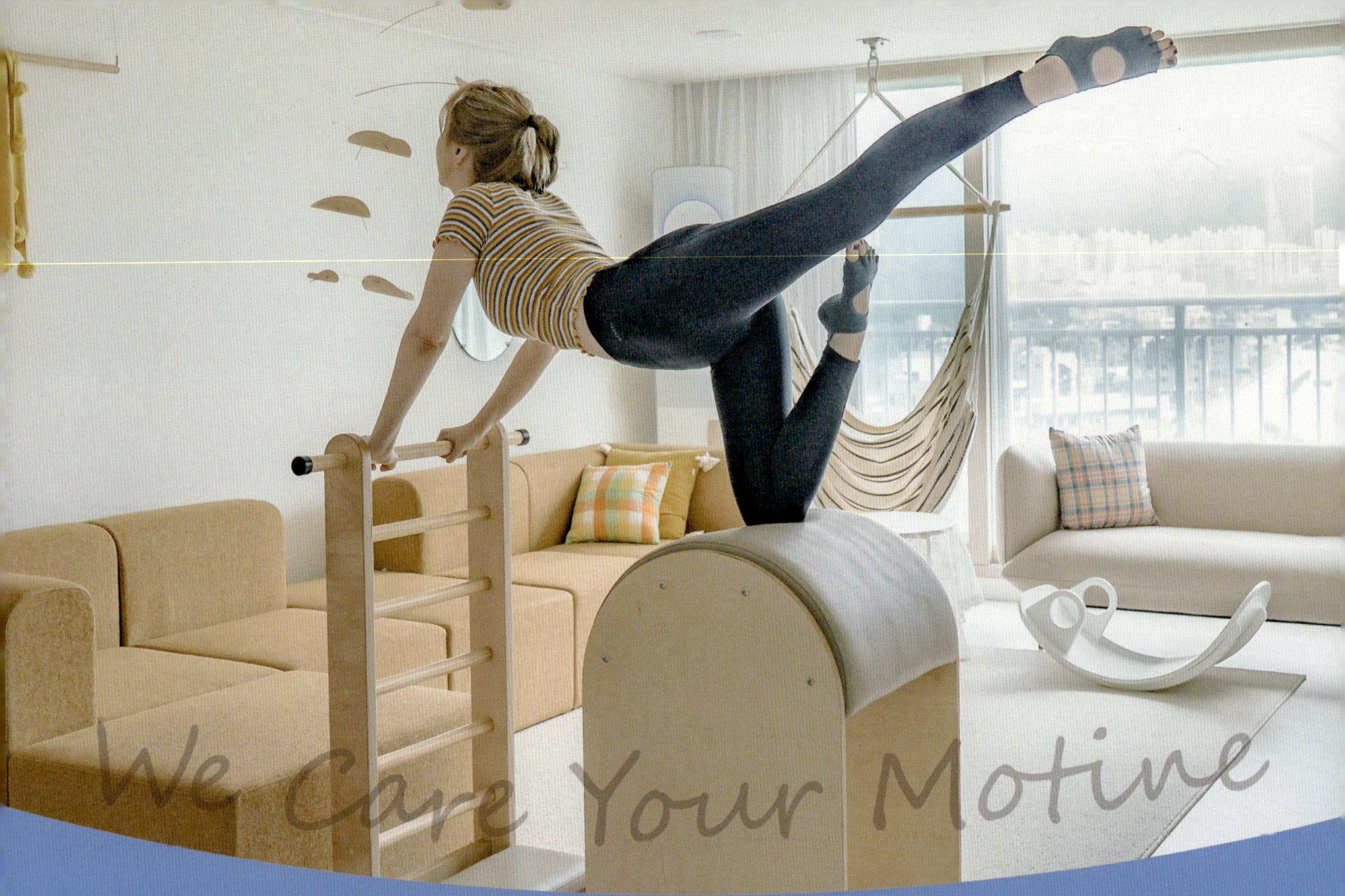

모션케어 필라테스

친환경 자작나무 / 모던한 디자인 / 차별화된 기능성

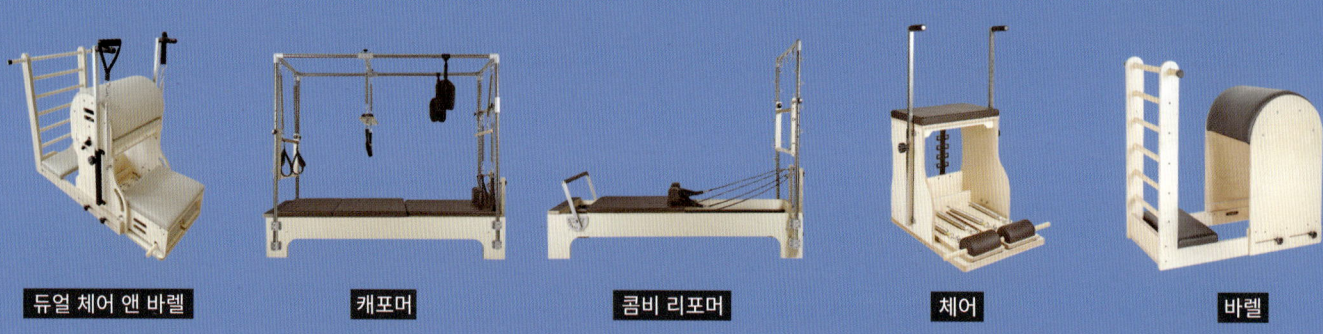

| 듀얼 체어 앤 바렐 | 캐포머 | 콤비 리포머 | 체어 | 바렐 |

www.motioncaremall.com   제품 문의 T.1661-9896